八木聖弥著

近代京都の施薬院

思文閣出版

目次　――近代京都の施薬院――

近代京都の施薬院

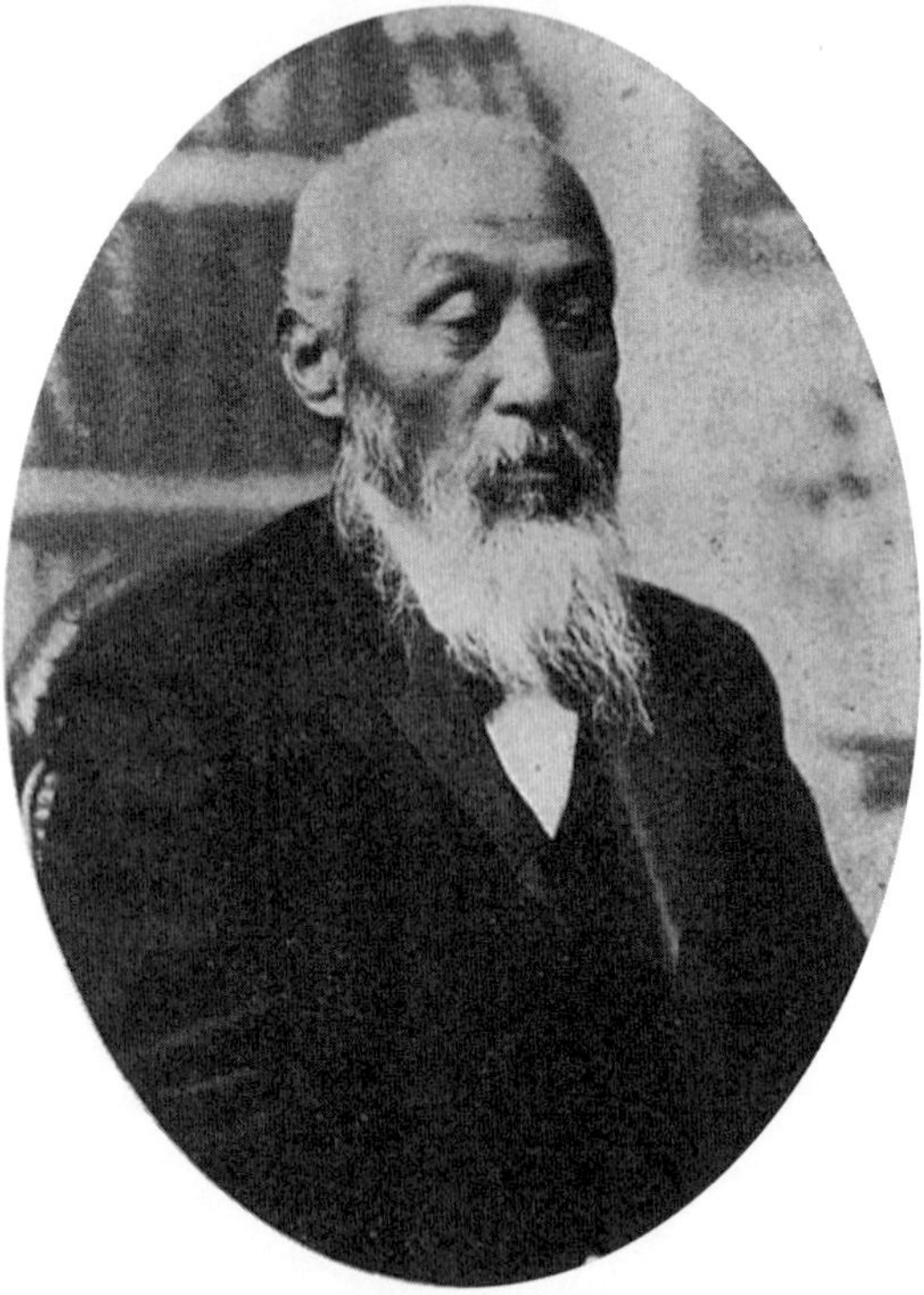

安藤精軒

序 ――施薬院再興前史――

施薬院の歴史は古く、奈良時代にさかのぼる。『続日本紀』天平二年（七三〇）四月一七日条に「始置二皇后宮職施薬院一。令下諸国以二職封并大臣封戸庸物一充レ価、買二取草薬一、毎年進上レ之」というように、皇后宮職に置かれて職封や藤原不比等家の封戸庸物が薬草を買い取るために充てられた。皇后宮職とは、前年に安宿媛《あすかべひめ》（光明子）が立后されたのに伴って設置された令外官である。施薬院の運営には光明皇后の意思が強く働いていた。

同書の天平宝字二年（七五八）八月朔日条に、淳仁天皇即位に際しての皇太后上表文として「大慈至深、建二薬院一而普済。弘願潜運、設二悲田一而広救」とあり、同四年（七六〇）六月七日条の光明皇后崩伝にも「太后仁慈、志在レ救レ物。創二建東大寺及天下国分寺一者、本太后之所レ勧也。又設二悲田・施薬両院一、以療二養天下飢病之徒一也」というように、施薬院は光明皇后の仁慈によって貧窮病者を救済するために設置されたと位置づけられている。

光明皇后は不比等の娘であり、聖武天皇の后である。神亀四年（七二七）には基王《もとい》が生まれたが、まもなく死去した。聖武には県犬養広刀自《あがたのいぬかいのひろとじ》との間に安積《あさか》親王がいたが、不比等の四子（武智麻呂・房前・宇合・麻呂）は安宿媛を皇后にすることによって藤原氏の政権を安定化しようと画策する。神亀六年（七二九）、かねて藤原宮子

（不比等の娘、聖武の生母、光明皇后の姉）の称号問題で対立し、皇位継承でも争っていた長屋王を自殺に追い込み、ついに先例を破って臣下からの立后を実現させた。

史書に描かれる光明皇后像は、こうした政治背景をもとにして多分に美化されたものであるといえる。のちには施浴伝説などが生まれる素地もそこに形成されたと考えられるが、光明皇后が施薬院の運営に深くかかわったことは歴史的事実である。

平安時代に編纂された『扶桑略記』養老七年（七二三）条に「興福寺内建二施薬院悲田院一。施二入封戸五十烟、伊予国水田一百町、越前国稲十三万束一」とあり、天平二年（七三〇）五月条にも「置二悲田施薬両院一、以養二天下飢病之徒一也」という。後者が『続日本紀』によったことは明らかであるが、皇后宮職の文字は見えない。前者は施薬院が悲田院とともに興福寺内に設置されたと記している。

さらにくだって『続日本紀』天平宝字元年（七五七）一二月八日条にも「勅、普為レ救二養疾病及貧乏之徒一、以二越前国墾田一百町一、永施二山階寺施薬院一。伏願、因二此善業一、朕与二衆生一、三檀福田窮二於来際一、十身薬樹蔭二於塵区一、永滅二病苦之憂一、共保二延寿之楽一、遂契二真妙之深理一、自証二円満之妙身一」とあり、施薬院が興福寺にあったことを示している。

施薬院と興福寺との関係について、井山温子氏は天平二年四月一七日条にいう「始置」が初めて置かれたという意味ではないこと、皇后宮職内に設置されたとは記載されていないこと、光明皇后が立后まもなく興福寺で仏教事業をすすめていたことなどから、両者は同一で皇后宮職が興福寺の施薬院を管下においたと考えた[1]。勝浦令子氏は皇后宮職施薬院が藤原氏と関係が深いことは認めつつ、皇后宮職施薬院が興福寺だけでなく複数の寺院（大安寺・四天王寺・西大寺）における施薬活動を支えていたと指摘した[2]。

「始置二皇后宮職施薬院一」をすなおに読めば「はじめて皇后宮職に施薬院を置く」という以外になく、両者は別の施設であると考えるのが自然であろう(3)。ただ、皇后宮職施薬院が複数寺院の施薬活動を支えていたとまでいえるかどうかは疑問である。むしろ光明皇后は寺院の施薬活動とは一線を画する形で施薬院を運営しようとしたのではなかろうか。

天平宝字元年の史料は孝謙天皇の勅であるが、その願うところは仏教的な内容となっている。興福寺施薬院に対して越前国の墾田百町を施入するというものである。布施行から生じる幸福の因を限りなきものとし、仏の薬樹をけがれの多い世界に広め、病苦の憂いを永遠に滅し、ともに長寿の楽しみを持ち、ついに深遠な真理を悟り、おのずから円満な身になることを願う。施薬院への関与が福田思想の布施行とみなされていたことに注目される。

平安時代に著された『聖徳太子伝暦』や『四天王寺御手印縁起』によると、太子が施薬院・療病院・悲田院・敬田院の四箇院を建てたことを伝えている。施薬院は薬草を栽培し、病に応じて分け与えた。療病院は縁なき病人を寄宿療養させ、病を得た僧侶を収容した。悲田院は貧しく孤独な人々に食を授け、健康を回復すれば仕事を与えた。敬田院は戒律の道場である。

これら慈善的な救済活動は、慈悲行の実践にほかならない。林陸朗氏も指摘するように、とりわけ施薬にはあまねく人々を救うことによって末劫のときにいたっても疫病の苦しみにあうことがないとの意味を含むものであった(4)。同時に病者や高齢者、あるいは「鰥寡孤独」への賑給は、本来儒教の精神に基づく政策であった。治世者の徳を万民に知らしめる理世撫民の一環なのである。たしかに光明皇后は仏教への信仰も厚かった。しかし、施薬院に関する限り、仁慈を示す手段としての側面がより強かったといえよう。

施薬院は天平宝字年間には活動を停止していたとの説もあるが(5)、その後も民衆の救済を継続していたようであり[6]、奈良時代を通じて機能を果たしていたとみてよかろう。続く平安時代においても施薬院は設置された。『日本後紀』弘仁二年（八一一）二月五日条に「山城国乙訓郡薬園一町賜二施薬院一」とあり、この年までに平安京に施薬院が置かれていたことがわかる。位置は左京九条三坊三町（北は九条坊門小路、南は信濃小路、西は西洞院大路、東は町尻小路に囲まれた方一町）であったと考えてよい[7]。今はわずかに京都市南区の城興寺内に薬院社（施薬院稲荷）として名残を留めている（図1）。

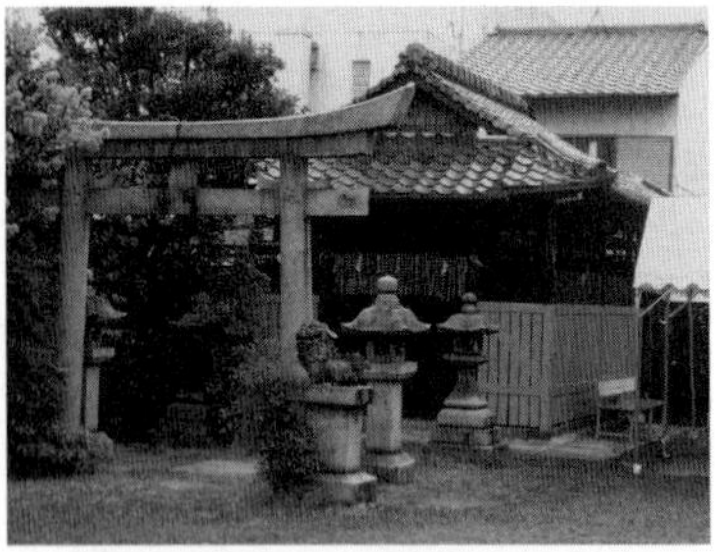

図1　薬院社（施薬院稲荷）

もと施薬院の東北に位置する施薬院御倉跡に施薬院稲荷として祀られた。文久2年(1862)焼失、まもなく再建されるが、明治11年(1878)、城興寺茶枳尼天堂に合祀された。

やがて施薬院の運営は、藤原冬嗣によって行われることになった。『続日本後紀』承和三年（八三六）五月二六日条に「故左大臣贈正一位藤原朝臣冬嗣、情深二謙挹一、義貴二能施一。遂乃折二割食封千戸一、貯二収於施薬勧学両院一、藤原氏諸親絶乏者、同氏弟勧学之輩、量班二与之一」というように、一族師弟のうち孤児となったものを対象として施薬院と勧学院に食封一〇〇〇戸を施入したのである。左大臣の食封は二〇〇〇戸であったから、その半数を充てたことになる。

新村拓氏も指摘するように、冬嗣が施薬院に経済援助をした背景は、自身の仏教信仰に加えて光明皇后の孫としてその事業を引き継ぎ、一族の結合を図るためであろう[8]。いわば私的な施設になったわけである。表面的には光明皇后の事業を引き継ぎながら、儒教的な意味づけはやや薄れることになる。右の史料は藤原緒嗣らが太政官に提出した上表文の一部で、引用部分以降は冬嗣死後、食封からの納入が滞っているため、速やかに検送するよう国守への厳命を請願したものである。公的施設では起きにくい問題が生じたのである。

天長二年（八二五）一一月二日の太政官符によって施薬院の官制が改められ、使・判官・主典・医師各一人が置かれることになった。冬嗣のころ置かれていた院預を別当に改め、外記・藤原氏各一人とした。別当の下には知院事・知院事判官を配し、実務に当たらせた。いくぶん公的性格を付与させたが、次官は置かれず、職務俸も給与されないというものであった(9)。

『三代実録』貞観元年（八五九）二月一一日条によれば、冬嗣の子良相は崇親院を建て、一族のうちで居宅なきものを救護した。これによって施薬院を公的機関に戻そうとしたが、崇親院の運営は施薬院が行ったので、両者は一体化した。しかし、徐々に藤原氏に限定されず、多くの病者が施薬院を利用するようになる。

冬嗣の孫基経（良房の子）は施薬院の東隣に九条殿を設け、基経の子忠平は九条京極東方に法性寺を創建するなど、左京九条あたりは摂関家にとって大きな意味を持つのであった。そのため一二世紀半ばにいたるまで、施薬院は摂関家からの寄進を受けて存続する。しかし、やがて摂関家が政権から遠ざかると、施薬院に対する経済的支援も途絶える。

一方で施薬院使の地位については、典薬頭にいたる最短ポストという位置づけがなされ、一一世紀以降は丹波氏が世襲し、一三世紀になると和気氏と争うようになった。以後も院使は補任されるが、はたしてどれだけの実効性があったか疑問である。こうして中世には施薬院が有名無実化するのであった。

時移って天正一三年（一五八五）、豊臣秀吉は薬樹院の僧全宗を施薬院使に任じ、施薬院を再興させた。門前に掲げられたという高札には、

一、来ル六月朔日より九月十日迄、百日之内、薬を施し候間、貧賤孤独、婦人小児を論せず、病症によつて可令治療之条、所望之旁は可被申来者也

一、大病にて来る事難成仁は、たとひ洛外たりとも行て可令診脈者也
一、病人幷薬所望之人々、明六つ時より日中迄に可被来者也

五月吉辰　　施薬院

と記された[10]。秀吉による平安時代の職制復興の一環であったが、多くの庶民を対象とした慈善事業であったことがうかがわれる。全宗は施薬院を名乗ることが許され、子の秀隆とともに秀吉に仕え大いに栄えた。しかし、それゆえ本来の目的は忘却され、再び形骸化するのである。子孫の宗順は西洋医学を学んだというが、やがて明治維新となり施薬院は廃された[11]。

江戸では享保七年（一七二二）に医師の小川笙船《おがわしょうせん》が幕府に対して目安箱を通じて施薬院設立を建議した。窮民が病気になっても治療も看護もされない現状を憂いてのことであった。笙船は幕府が彼らを救済すれば仁政につながると指摘している。将軍吉宗はこれをうけて小石川薬園の一角に施薬院を設置した。施薬院はほどなく養生所と改称され幕末まで続いた。明治維新後は貧病院と改称したが、まもなく廃された。患者への虐待や物品横領など多くの問題を抱えながら百数十年にわたって施療が行われたのは、運営費が幕府によって賄われたからである。笙船は「肝煎」として医療に集中できた。「肝煎」は笙船の子孫が世襲した[12]。

京都では維新に際して病院の必要性を感じた明石博高（図2）が、錦小路頼言に建議して病院の設立を太政官に上申した。

方今天下ノ維新ニ当リ万機更始衆庶闕下ニ群在ス医治救療所ノ備一日モ欠ク可カラス。臣祖先以来医道ヲ管ス門流子弟又少カラス。今之ヲ擁シ闕下ニ病院ヲ設置シ以テ病傷治療ノ所ニ充テム。

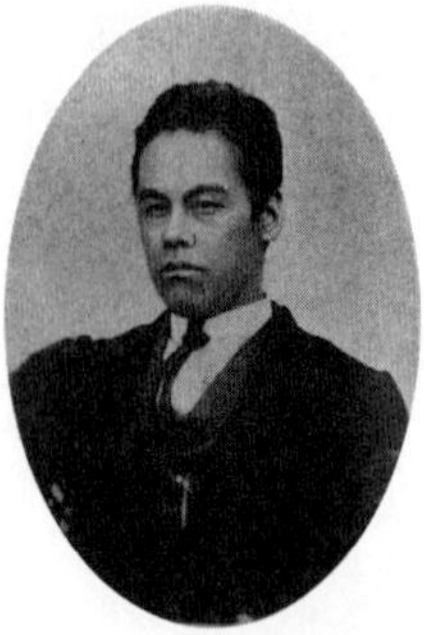
図2　明石博高

官はこれを許可し、施薬院邸（烏丸通一条下ル東側。現・京都御苑中立売御門内北側）を下賜した。明石はさらに外国人医師を招聘しようとしたが、これは認められなかった[13]。ほどなく建物自体が取り壊され、明石は京都療病院の設立へと向かう。

療病院の名は天明七年（一七八七）に刊行された『拾遺都名所図会』に見えるとはいえ、これは浄土宗の寺院であり、どれほど本来の機能を有していたか不明である。明石は市内寺院などから多くの寄付を得て近代的な病院として療病院を再興させた。明治五年（一八七二）のことである。

ちなみに悲田院は平安京に東西二か所設置され、施薬院の管轄下に入っていたが、流失や焼失を繰り返し、西悲田院はまもなく廃れ、東悲田院も三条河原に移されたが一四世紀には記録が途絶える。中世になって悲田院は安居院に寺院として再興された。これを上悲田院と呼んだ。一方で一五世紀には因幡堂近くに下悲田院があったと伝える。安居院悲田院は一七世紀半ば、泉涌寺内に移築されて現在に至っている。それまで収容されていた人々、いわゆる非人は岡崎の無税地に移された。彼らは悲田院村を形成して四座雑色の支配を受け、警刑吏役や屎尿処理に当たった[14]。

施薬院は明治の半ば、安藤精軒（序冒頭）によって再興された。慈善事業を行うには高邁な精神が必要とされる。同時に現実問題としてこれを継続させるには、人材と経済的基盤の確保が必須である。一開業医である精軒が、なぜ施薬院を再興しようとしたのか。また、なぜそれが可能であったのか。本書ではまず精軒がいかなる人物であるかを探り、彼が施薬院を再興した経緯について明らかにしたい。

ほどなく精軒は施薬院事業から手を引くことになるが、その後事業はどのように受け継がれていったのかも追跡する。半世紀にわたる近代施薬院の歴史を通じて、慈善とは何か、医療とは何かを改めて考えてみたい。

(1) 井山温子「施薬院と悲田院について――竪子(内竪)との関係から――」(薗田香融編『日本古代社会の史的展開』所収、塙書房、一九九九年)。同一とするのは宮城洋一郎「光明皇后の悲田院・施薬院」(同著『日本佛教救済事業史研究』所収、永田文昌堂、一九九三年)など。

(2) 勝浦令子「七・八世紀の仏教社会救済活動――悲田・施薬活動を中心に――」(『史論』第五四集、二〇〇一年三月)。西山良平「平安京施薬院・悲田院考」(栄原永遠男ほか編『律令国家史論集』所収、塙書房、二〇一〇年)も勝浦説を踏襲する。

(3) 両者が別の施設であるとするのは、新村拓「古代における施薬悲田院について」(『日本歴史』三四三号、一九七六年一二月。のち同著『日本古代医療社会史の研究』所収、法政大学出版局、一九八五年)、林陸朗『光明皇后』(吉川弘文館、一九六一年)、青木和夫ほか校注『続日本紀』二(『新日本古典文学大系』一三、岩波書店、一九九〇年)、岩本健寿「奈良時代施薬院の変遷」(『早稲田大学大学院文学研究科紀要』第四分冊・第五四号、二〇〇八年二月)など。

(4) 林陸朗『光明皇后』(吉川弘文館、一九六一年)。

(5) 瀧川政次郎「紫微中台考」(同著『律令諸制及び令外官の研究』所収、角川書店、一九六七年)、藤本佳男「悲田院とその周辺」(日野昭博士還暦記念会編『歴史と伝承』所収、永田文昌堂、一九八八年)。

(6) 井山、前掲論文。

(7) 菅澤庸子「平安京施薬院の位置について」(『京都市歴史資料館紀要』第八号、一九九一年三月)および西山、前掲論文。

(8) 新村、前掲論文。

(9) 山崎佐「施薬院史」(同著『江戸期前 日本医事法制の研究』所収、中外医学社、一九五三年)および新村、前掲論文。

(10) 辻善之助『慈善救済史料』(金港堂、一九三二年)による。

(11) 「施薬院文書」(辻、前掲書所収)による。

（12）東京市役所編『東京市史稿　救済篇』第一巻（東京市、一九二一年）、同『東京市史稿　市街篇』第二〇巻（東京市、一九三四年）。
（13）田中緑紅『明治文化と明石博高翁』（明石博高翁顕彰会、一九四二年）。
（14）井上清ほか編『京都の部落史』第一巻（京都部落史研究所、一九九五年）、山本尚友『被差別部落史の研究』（岩田書院、一九九九年）。

第一章　東三本木治療場の創設

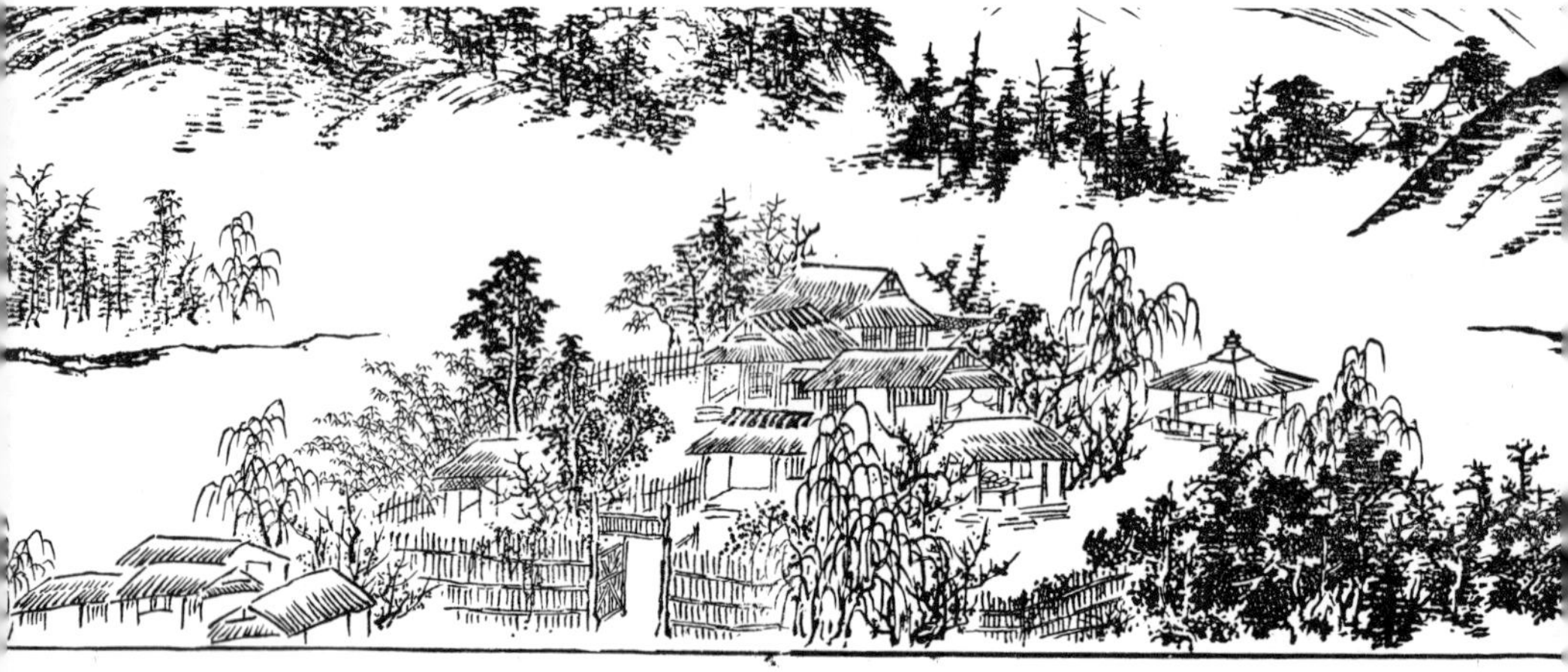

江戸時代の水西荘

安藤精軒の生い立ち

安藤精軒は天保六年（一八三五）六月九日、福井藩医山田道意の次男として生まれた。嘉永元年（一八四八）一四歳のとき、笠原良策（白翁）について蘭方医学を学び、同六年（一八五三）一九歳になって京都に出て安藤桂洲の門下となった。[1] 桂洲は福井小浜の出身で、蘭方医日野鼎哉《ひのていさい》の門下にして一時はその養子でもあった。同二年（一八四九）、鼎哉が京都ではじめて種痘に成功したとき、桂洲もこれに協力したというから、このころすでに京都にいたのであろう。同五年（一八五二）の『平安人物志』には医家の項に「日野　室町丸太町南　安藤圭洲《ママ》」と見える。安政六年（一八五九）にはイギリスの宣教医ホブソンの著作を翻訳し、『婦嬰新説』を出版している。

天然痘（痘瘡）は、古代から日本のみならず世界の人々を苦しめてきた。感染力がきわめて強く、致死率も高い。治癒しても瘢痕が残り、これは生涯のものとなった。イギリスの医師ジェンナーは、牛痘にかかった人が天然痘にならないことに注目し、一八世紀末にワクチンを開発した。牛痘接種法はやがて中国に伝わり、さらに中国から日本へと伝わった。寛政四年（一七九二）に筑前国秋月藩の緒方春朔《しゅんさく》が人痘接種を成功させていたが、これははなはだ危険を伴うものであった。やや遅れて択捉島の番人小頭であった中川五郎治は、シベリアに抑留された際、牛痘接種法を習得し、帰国後の文政七年（一八二四）、日本ではじめて実践した。

そのころ清の邱浩川《きゅうこうせん》によって著された『引痘略』が輸入され、数名の医家がこれを紹介した。その一人小山《こやま》肆成《しせい》は『引痘新法全書』と題して翻刻した。内容は四種の図のあと引痘説、首在留養苗漿、次在認識瘋疾、引泄法、度苗法、出痘時宜弁、出痘後須知から成っており、さらに附録として洋痘釈疑（周純熙）、引痘明弁（羅如錦）、堅信洋痘説（黎光曙）を加えている。冒頭には天保一三年（一八四二）に書かれた序を添え、弘化四年（一八四七）に出版した。肆成はさらに嘉永二年（一八四九）になって「漢文のよみがたきは靴を隔て癢《かゆき》を抓《かく》が如き人もあらむ。是余が已むを得ずして翻訳する所なり」（跋）といって和文による同名の書を出した。

これらの書は多くの医家に影響を与えたが、折しも翌年天然痘の大流行が起こる。蘭方医の伊東玄朴《げんぼく》は佐賀藩主鍋島直正に牛痘苗の入手を訴え、直正は藩医楢林宗建に命じて長崎のオランダ船と交渉させた。嘉永元年（一八四八）、オランダ医モーニッケが来日、牛痘漿をもたらしたが失敗に終わった。翌年、宗建はモーニッケと相談してバタヴィアから牛痘痂を取り寄せ、多くの子どもに種痘して成功を収めた。痘痂の方が鮮度を保つことが出来たからである。(2)

モーニッケの痘苗は分苗されて、そのうち八粒が長崎の大唐通詞頴川《えがわ》四郎八《しろうはち》から鼎哉のもとに届いた。九月一九日のことである。鼎哉は豊後国の出身で、長崎に出てシーボルトの鳴滝塾に入った。ここで中国およびオランダの医師から種痘を学んだという。天保四年（一八三三）京都に出て小石元瑞のもとで蘭学の研鑽を積み、東洞院通蛸薬師下ルで開業した。鼎哉もまた天然痘大流行にかんがみ、痘苗の入手を強く望んでいたのである。

鼎哉の門人の一人笠原良策も同様であった。良策は福井の人で、はじめ古医方を学んでいたが、ある日加賀の山中温泉で蘭方医大武了玄に出会って蘭学に目覚めた。ただちに京都に出て鼎哉の門をたたいた彼は、鼎哉邸で『引痘略』を読み、何としても種痘を実践させたいと念願した。福井に戻るや弘化三年（一八四六）、福井藩に痘苗取り寄せの嘆願書を提出したが、放置されたため嘉永元年に再度提出した。藩士中根雪江や侍医半井元冲《なからいげんちゅう》らの口添えもあって藩主松平春嶽《しゅんがく》の取り入るところとなった。春嶽は幕府を通じて長崎奉行に痘苗輸入を下命し、良策は藩命を受けて長崎に出向くことになった。その途中、京都に立ち寄り師の鼎哉を訪ねたところ、くだんの痘苗がすでに届いていたのであった。(3)

鼎哉は良策・桂洲らとともに早速種痘を開始した。まず孫朔太郎（桂洲の子）に接種したが、三日経っても変化がなかった。九月二二日、今度は門人桐山元中の子万次郎に接種すると善感が認められたので、二七日にその痘漿を朔太郎と元中の姪に接種、これも善感した。その後多くの子どもに接種するが、なかには桂洲の娘お弘も含まれていた。(4)このとき朔太郎は三歳であったから、逆算すると弘化四年の生まれとなる。朔太郎がいながら精軒が桂洲の養子になった理由は明らかでない。あるいはその後朔太郎が早世したのかもしれない。また、お弘（六歳）はのち精軒の妻となった弘子である。弘化元年（一八四四）の生まれだから、精軒とは九歳違いである。

精軒の長男得太郎による「略歴書」には、次のように書かれている。

家父安藤精軒ハ医師日野鼎哉ノ孫ニシテ、父ヲ桂洲ト云フ。故アリテ姓ヲ安藤ト改ム。鼎哉弱冠ノ時、長崎ニ遊ヒ和蘭医師「シーボルト」氏ニ就テ医術ヲ学ブ。西洋医術ノ率先者也。後、京師ニ来リ業ヲ開ク。当時世人西洋医術ヲ嫌忌ス。鼎哉堅ク取ツテ動ス。百方世人ヲ説諭シ、遂ニ信用ヲ来ス。就中、除痘法即チ種痘術ヲ「シーボルト」氏ノ伝ヲ受クモ、其種苗ヲ得ルニ困ス。仍テ門人越前福井藩ノ医笠原良策ナル者ヲ以テ藩主春嶽侯ニ説カシメ、幕府ニ出願シ同氏ヲ和蘭ニ派遣セシメン事ヲ謀ル。偶々長崎港町年寄高島四郎太夫ヨリ急報アリ。曾テ托セシ痘苗ノ到着ヲ告ク。時ニ桂洲ノ弟元良、長崎ニ在ルヲ以テ之レヲ齎シテ帰ル。是ニ於テ其苗種ヲ以テ試ニ家人ニ施ス。大ニ効験アリ。皇后陛下ヲ始メ奉リ有栖川親王、其他公卿等へ接種シテ其賞ヲ蒙リタリ。遂ニ京都市内種痘ヲ施ス者千万人ニ及ブ。是レ全ク桂洲ノ尽力スル結果也。精軒、其志

ヲ襲キ業務怠ラズ。(5)

これによると桂洲には元良なる弟が長崎にいたので痘苗を持ち帰らせたという。笠原良策の日記によれば、桂洲の弟に右近なる者がいて長崎に留学していたというが、(6)元良と右近との関係は不明である。なお「故アリテ姓ヲ安藤ト改ム」というのは桂洲のことである。どのような「故」なのかは不明であるが、改姓というより本姓に戻したのだから養子縁組を解消したのである。鼎哉の性格が狷介で人の不正は断じて許さなかったためとの説もある。(7)しかし、医家として厳格さは必要である。桂洲もまた、養父であり師でもある鼎哉の人格を拒絶するわけにはいかないから、離縁の理由にはなりえないであろう。

精軒自身の懐旧談によると、

嘉永の初め豊後の人日野鼎哉、蘭医を以て業を京都に開き、始めて種痘を行へり。之を京都に於ける種痘の嚆矢とす。後新町三条上る処に除痘館を設けて広く之を行ふ。鼎哉は本と養子にて家の子に三郎と云へるありしかば、之に家を譲れり、三郎東洞院四条下る処に住して医を業とし、維新の際九条公に随従して奥羽戦争抔に赴けり。而して実子桂洲は室町丸太町下る処に別居せしめ、安藤姓を冒さしむ。精軒翁は其子にして、父子共に専ら種痘に従事し、安政二年一条公の息女即ち姉君は太尾姫、妹君は即ち皇太后陛下にして富貴姫と申し奉り九歳の御時に御種痘を申上げたり。当時翁は二十二歳なりしと云ふ。(8)

と述べ、桂洲は鼎哉の実子であったという。しかし、それでは「安藤姓を冒さしむ」という部分が理解できず、やはり「実子」は「養子」の誤りであろう。なお、鼎哉に三郎なる子がいて医業を継いだという。鼎哉の墓石に「次子四良」(嘉永二年閏四月六日没、一〇歳)なる名前が見出せるので、三郎が実子であった可能性が高い。おそらく精軒が鼎哉の直系の孫であることを主張したかったのであろう。「九条公」とは新政府軍の奥羽鎮撫総督九条道孝のことで、東北諸藩に会津征討を命じた人物である。桂洲は日野家を去ってから室町通丸太町下ルで開業している。

文面にあるとおり、鼎哉はのち新町通三条上ル町頭町に除痘館を設け、種痘活動を始めるのであった。開館式を行ったのは嘉永二年（一八四九）一〇月一六日であったが、その年の終わりに除痘館は廃され、翌年三月から鼎哉は病を得て五月一四日死去した。これらのことから、桂洲は鼎哉の有力な弟子という意味から養子となったが、鼎哉没後、実子の後継者がいるのを見て安藤姓に戻して別所で開業したと考えるのがもっとも自然であろう。

この間、鼎哉の入手した痘苗は大坂の緒方洪庵に分苗され、道修町に除痘館が設けられた。一一月七日のことである。同館には少彦名命とともに松平春嶽・顗川四郎八を生祀したという。これは京都でも同様であった(9)。良策は接種した子どもを連れて雪の栃ノ木峠を越え、福井に種痘をもたらした。京都を出発して一〇日目、一一月二五日に到着したその日から種痘が始まった。やがて下江戸町に除痘館が設けられ、近隣諸藩に分苗されて多くの命が救われた。

一方で同年一〇月、鳩居堂の熊谷直恭は楢林栄建・江馬榴園・小石中蔵らと御幸町通姉小路上ルに有信堂なる種痘所をつくった。宗建の兄栄建がもたらした痘苗によるものである。期せずして一時期、京都に二つの種痘所が並立していたことになる(10)。鼎哉没後、桂洲は有信堂の「同志」として種痘に尽力した。精軒もまた種痘に従事し、安政二年（一八五五）には太尾姫や富貴姫に接種したという。

安政六年（一八五九）夏、京都でコレラが流行した。桂洲はやはり熊谷直恭が木屋町通御池上ル一之船入町につくった「病人世話場」で防疫に尽力したが、自身も感染して同年七月一二日、四七歳で死去した。かねて交流のあった緒方洪庵は、鼎哉の門下笠原良策にあてた手紙（八月一日付）のなかで「安藤桂洲コレラの為メ討死。

可悼可惜事に御座候」と嘆いた。(11)「討死」という表現に桂洲の生き様と洪庵の思いが凝縮されている。

精軒が良策に入門したのは嘉永元年であった。まさに種痘実施に向けて奔走していたときである。五年後、精軒は京都に出るが、そのときすでに鼎哉はいない。おそらく良策が鼎哉にもっとも近い桂洲を紹介したのであろう。良策の号に桂山・桂窓というのがある。桂洲と一字共通するばかりか、山と洲で対になっている。二人は鼎哉の兄弟弟子であった。門人を養子に迎えたという点で鼎哉と桂洲とは共通する。

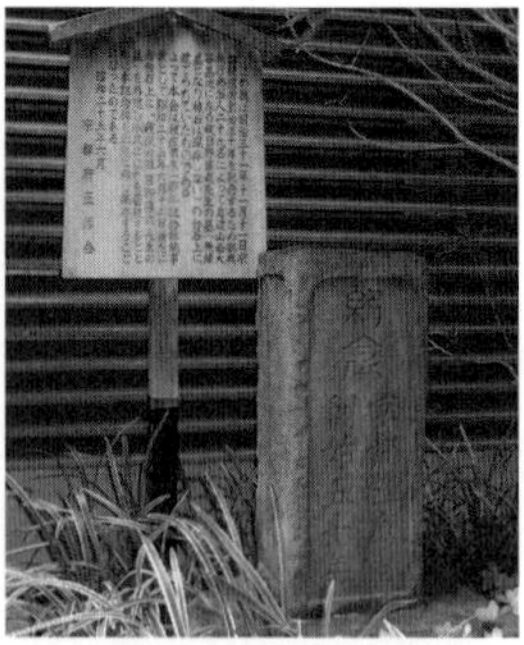

図3　京都種痘術創始五十年記念碑

もと鳥辺山西大谷墓地に建てられたが、現在は京都府医師会館（中京区西ノ京栂尾町）内にある。

鼎哉・良策・桂洲の三人は、みずからの命を賭して種痘やコレラ対策に没頭していた。これらを見聞した原体験が、精軒の人格形成に大きな影響を与えたことは想像に難くない。良策の号である天香楼は、桂洲・精軒が引き継ぎ天香堂といった（『婦嬰新説』および慶応三年『平安人物志』）。明治二七年（一八九四）八月、福井市足羽山《あすわやま》に「笠原白翁之碑」が建立される際、精軒は大武又玄・水野行敏とともに「故旧門人」の主唱者として尽力した。同三一年（一八九八）一一月、「京都種痘術創始五十年記念碑」（図3）が建てられたときも、精軒は発起人として名を連ねている。三人の師への強い敬慕は生涯にわたるのである。

北方での精軒

桂洲亡き後、精軒は室町通丸太町下ルにおいて一人で医業を続けていたと思われる。一方で桂洲の代から梅田雲浜《うんぴん》と親交があり、勤皇家としての側面もあった。雲浜もまた桂洲と同じく福井小浜の出身で、山崎闇斎の学派

（崎門学派）に連なる勤皇の志士である。闇斎の思想はきわめて厳格な道徳至上主義である。門弟は六〇〇〇人に及ぶといわれるが、雲浜・精軒は浅見絅斎の学統に属する。岡次郎『崎門学脈系譜』（晴心堂、一九四〇年）によれば、学統は山崎闇斎―浅見絅斎―若林強斎―小野鶴山―山口風簷―山口菅山―梅田雲浜―安藤精軒となり、精軒に注して「福井の人。医者。京都に住む」と記す。一般的にこの学統は節義を重んじ、幕末には尊皇攘夷思想を持つところに特徴があるといわれている。なお、精軒の実父山田道意は闇斎の直弟子であった。

雲浜ははじめ藩校順造館に学び、文政一二年（一八二九）京都の望楠軒に入った。望楠軒とは闇斎の孫弟子に当たる若林強斎が建てた塾である。翌年、雲浜は江戸に出て山口菅山についた。その後、各藩を遊歴し、天保一四年（一八四三）京都に移り、望楠軒の講師となった。桂洲と出会ったのがいつかは不明だが、嘉永ころとみて大差あるまい。安政二年（一八五五）六月、桂洲は雲浜に住居を提供している。

甚暑之候に候処、愈御清適珍重之事に候、扨先日曾東東一郎方罷出、御咄申候通、三条通東洞院西入北角え当廿四日転宅いたし候、右は安藤桂洲の物にて、第一家賃入り不レ申候、甚都合宜敷事に候、其かはりに、月に五度種痘席え貸し候事に候、世話方も多分出来申候間、何卒洛西の子供御遣し被レ下度御頼申候、此段桂洲よりも宜敷申上候、右仁左衛門殿へも、宜敷御申伝被レ下度候、其中面上万々可レ得二貴意一候得共、先づは転宅為二御知一迄、如レ此御座候、不一(12)

この年、雲浜は先妻信子が死去したので、門人松田重助の世話で村島内蔵進の娘千代子を後妻とした。桂洲は雲浜のため無料で住居を提供した。この家はもともと種痘所として利用していたのであろう。雲浜も子どもの世話をしたという。除痘館が廃され、鼎哉が死去した後も、種痘は確実に続けられていた。翌月には桂洲が雲浜を治療する機会があった。

七月十六日夜中より、下拙時疫にて大熱、諸医療治を仕損じ、甚六ヶ敷相成、陰症に陥り、吐血致し、死生之程も無二覚束一位之処、蘭医安藤桂洲と申者治療にて、漸く快気に向申候、此節未だ牀に罷在候得共、昨日頃より二三町之近処歩行は出来申候、最早気遣は無レ之候間、御安心可レ被レ下候(13)

時疫は腸チブスのことと思われる。何人かの医者に診てもらったら、かえって具合が悪くなり生死の境をさまよったが、桂洲の治療を得て快癒したという。

翌年三月、精軒は福井に帰郷するべきところであったが、雲浜の進言で延期となった。

一事御願申上候は、山田精軒子医術甚出精にて、当時安藤桂洲方塾頭にて、一日も精軒無くては不レ叶位之事に候、安藤は下拙にも従来懇意にいたし申候、精軒甚医者器用にて追々発達、行々能き医者に相成可レ申候、末頼母敷候、承候得者同人兄道中子江戸修行に被レ出候に付、無人に相成候事故、四月頃には精軒子御国へ引取りきりに相成候趣、扨々残念之事に候、只今被レ帰候ては、上達最中之事故、是迄の修行無に相成、発達之先をクジキ候に相成申候、道意君御老人之御事故、御勤御苦労には可レ有レ之候得共、いまだ御達者に候得ば、今一両年之処、御辛保可レ被レ成方可レ宜と奉レ存候、令息御修行成就いたし候ば、是程重畳之事は無レ之候、此段道意翁え貴兄より宜敷御申上被レ下候て、先づ此儘御差置候様、御計被レ下度、此段御願申上候、当秋は安藤之倅を御地え罷出し、吉田・笠原両家え御願申候心得に候間、此段宜敷御咄合被レ下度候(14)

精軒このとき二二歳。いまだ山田姓を名乗っている。桂洲の塾頭として、精軒なくして成り立たないほどの活躍をしていたといい、器用で末たのもしいという。懇意の人の門下生とはいえ、これほどの賛辞はないであろう。精軒には兄道中（道意の長男）がいて、江戸で修行していた。そのため、福井には年老いた父道意だけとなり、精軒が帰郷する予定であった。しかし、雲浜は京都での修行が中断されることを憂い、帰郷を延期するように計らったのである。まもなく桂洲死去のことなどがあって、再び福井の土を踏むことはなかった。だからこそ、その後の京都での活躍が実現したともいえよう。なお、桂洲の子（朔太郎か）がこの年の秋に福井で吉田（東篁、福井藩儒）および笠原（良策）のもとで修行することになっているという。その後の消息は知られていない。この史料はこれまでの精軒伝で紹介されたことがないが、若き日の精軒や兄の存在、雲浜との関係、さらに桂洲の実子のことなどを示す唯一のもので、まことに貴重な証言といえよう。

雲浜は嘉永五年（一八五二）、福井藩主酒井忠義に藩政や海防策についての意見書を出すが、これが藩政批判となり除籍されている。さらに安政五年（一八五八）には将軍継嗣問題で一橋慶喜擁立および大老井伊直弼の排斥を図り、いわゆる安政の大獄の際に捕らえられ、翌年江戸で死亡している。桂洲死去の二か月後であった。その後、妻千代子は娘ぬいを伴って精軒のもとをたずね、世話になったという(15)。

精軒もまた憂国の士となった。文久三年（一八六三）五月二〇日の朔平門《さくへいもん》外の変では、姉小路《あねがこうじ》公知《きんとも》の治療に駆けつけた一人として名を残している。

一姉小路少将殿、去廿日之夜亥刻、御退去がけ不慮之儀有之、早速帰宅之後、医者大町周防守、杉山出雲守、
　安藤精軒、近藤一綱、吉田中亭、海野貞治等診察之処、三ヶ処之手疵、面部鼻下一ヶ所、長さ二寸五分許、
　頭蓋骨些欠損し、斜に深さ四寸、胸部左鎖骨部一ヶ所、長さ六寸許、深さ三寸許、脈微細に付、衆医示談之
　上、甘硝、石精、硇砂、揮発精等相用ひ、連日半身浴、縫合術相行、針数二十八、尚又周防守家法養栄湯等
　相用候得共、何分深手急所之儀、養生不相叶候事(16)

姉小路公知は、通商条約を即時破棄して外国船を無二念に打ち払う即今破約攘夷派の先鋒であった。この日、御所内で三条実美《さねとみ》らとの朝議を終えたあとの帰り道、朔平門外の猿が辻で刺客に襲われた。三条の命で駆けつけ

た丹羽出雲守正雄は三条に復命、三条の要請で精軒らが呼ばれた。丹羽は海野貞治に医学、梅田雲浜に儒学を学んだ人物である。頼三樹三郎や梁川星巌《やながわせいがん》とも交わり、尊皇攘夷論を提唱した。精軒が呼ばれたのは、丹羽との交流があったからであろう。

その後も精軒は国事を論じ、三条に国防のため箱館に役所を置くよう建議した。これをうけて政府は裁判所を設け、精軒に箱館出張を命じた。慶応四年（一八六八）閏四月のことである。すでにこの年一月には鳥羽・伏見の戦いが起こり、四月には討幕軍が江戸城に入り、いわゆる無血開城となって徳川慶喜は水戸へ退去した。「履歴書」に、

閏四月　裁判所附属函館出張被仰付候事　　総督[17]

という。また「略歴書」にも、

明治元年ノ初メ、清水谷侍従、堀基、岡本監輔等ノ諸氏ト謀リ北門社ヲ創設シ、北海ノ発展ト国境ノ忽ニスベカラザルヲ虞リ、又岩倉相公ニ建議シテ函館裁判所ヲ設ケン事ヲ請フ。遂ニ許可ヲ得テ薩州ノ井上石見等ト共ニ函館ニ赴キ、閏四月同所ニ於テ山上病院ヲ置キ、専ラ事務ヲ担任シタリ。

と記されている。これは樺太を踏査した岡本監輔が蝦夷地開拓による国力強化を唱えていたことに呼応するもので、清水谷公考《しみずだにきんなる》と高野保建《たかのやすたけ》の両名が新政府に建議書を提出したのであった。政府はこれを是としたが、なかなか実行されず、再度建議書が提出されてようやく箱館裁判所の設置が具体化するのである[18]。慶応四年四月一二日のことである。同年閏四月二四日には箱館府と改称された。

安政六年（一八五九）に計画され文久元年（一八六一）に竣工した箱館医学所を箱館府民政方に所属させ、箱館府民政方病院と呼んだが、当時の職員録に精軒は参事席として名を連ねている[19]。「履歴書」にも慶応四年のこと

として、

六月　函館病院勤務被仰付候事　　　　　　　総督

とある。

九月八日、明治に改元され、まもなく天皇は京都を出発して東京に向かった。一方、榎本武揚率いる旧幕府軍は、蝦夷地に幕臣を移動させて北方警備と開拓に当たらせようと考えていた。仙台を経て、およそ三〇〇〇名が鷲ノ木港に到着したのは一〇月二一日のことであった。ただちに箱館府軍を撃破し、五稜郭に入城した。旧幕府軍は高松凌雲を招いて箱館府民政方病院を箱館病院と改称させた。「略歴書」にはこのときの様子を次のように記している。

十月、徳川脱兵、鷲木港ヨリ上陸シ軍艦数隻ヲ以テ函館ニ迫ル。判事堀真五郎氏始メ防戦スレトモ、賊兵三千余、官軍僅二小隊、衆寡敵セス。遂ニ青盛ニ退ク。爾后、黒名駅ニ滞陣。精軒、此間軍務ニ従事シ、旁負傷兵ヲ救護スル事数月

懐旧談にも、

翁夙に志士岡本監輔（阿波）、堀基（薩州）、井上石見（薩州）等と交はりて北門社と云へるを結び、大に北門の鎖鑰の厳にせざるべからざるを論じ、二条城の太政官代に大久保・広沢の両参議に面して親しく之を陳じたることありしが、其関係上慶応三年、清水谷侍従の箱館総督となりて赴任せらるゝや、翁三十二三歳の時、随行を命ぜられたり。当時翁は所謂鉄砲火事（会津が長州を追ひ払ふ為めに起せし兵燹）に焼き出されて東三本木なる頼山陽旧居水西荘に転じ、門人の十五六名も居りしが、其中より吉田顕三（広島）、丸山淳平（美濃）と義弟の安藤二朔等を具し、其年の閏四月八日京都を発し、敦賀港より長州の嘉陽丸に搭じて箱

館に至りしに、総督府は箱館奉行（代官）杉浦兵庫より引継を受けて開庁し、十月旧幕の榎本釜次郎等は五隻の軍艦に三千の兵を率ひて箱館を攻め来りしが、我兵は僅に一小隊一寸は戦ひしが、衆寡固より敵せず青森港迄引揚げた、と云へば立派だが、其実米国船を借りて其処迄遁げ出したので、翁も此時宿所で薬籠・刀剣、其他共賊に奪ひ去られしと。

と述べている。なお「義弟の安藤二朔」というのは桂洲の実子のことであろうか。先の史料では「朔太郎」とあり朔の字が共通するが、両者の関係は不明である。万延元年（一八六〇）の『洛医人名録』に「西洋　室町丸太町北〔南カ〕安藤精軒　号天香堂」とする一方で、「西洋　室町丸太町南　安藤桂斎　号梅窗又天香堂」とあり、精軒と号を同じくする安藤桂斎なる人物がいたとしている。住所や桂の字も共通することから、桂斎が桂洲と何らかの関係があることは間違いなかろう。(20)

「履歴書」によれば、精軒は一一月に兵部省医員にも命じられている。

十一月　兵部省医員兼務被仰付候事　　総督

翌年四月、箱館では新政府軍が大挙して上陸し、五月になってついに旧幕府軍を制圧して一連の箱館戦争および戊辰戦争は終結した。この間、精軒は医官として負傷者の治療に従事した。「略歴書」にも、

明治二年四月、官軍更ニ進発スルヤ七重港ニ於テ朝陽艦破裂、死亡五十人。船長以下負傷者廿四名、全治スル者十八名。然ルニ官軍ニ於テハ降伏ノ患者ヲ敵視シ保護ヲナサス。精軒、参謀部ニ建議シテ曰ク、欧米各国ニ於テハ軍人ノ患者ヲ療スルハ彼我ノ別ナシト。縦ヒ賊軍タリトモ降ヲ乞フノ上ハ同シク是レ皇国民ナリ。仍テ同一ノ保護アリタシト申立テタレバ参謀黒田了介氏之レヲ嘉納シ精軒ヲシテ賊軍病院長高松凌雲、庶務掛小野権之丞両氏へ其ノ旨ヲ達セラレタリ。仍テ当時御雇英国海軍医官「デメルキ」氏ト共ニ昼夜勉強、救

護ニ尽力セリ。賊軍是ニ於テ朝旨ノ有リ難キヲ感戴シ、降ヲ乞フ者日ヲ追フテ増加ス。

と記され、敵味方等しく治療に当たったことがわかる。これとは別に精軒は日記もつけていたようで、

当時函館に出張せる安藤精軒の日記に、

前略云々、長州の井上石見と共に函館に赴き、閏四月同所に於て山上病院を置き専ら事務を担任す。十月、徳川の脱兵鷲木港に上陸し、軍艦数艘を以て函館に迫る。〔中略〕明治二年四月、七重港に於て朝陽艦破裂、死亡五十人、船長以下負傷者二十四名、官軍、降軍の患者を敵視し保護をなさす。精軒、参謀部に建議して、欧米各国に於ては軍人の患者を療するは彼我の別なし。仮令賊軍たりとも降を乞ふ上は官軍と同一の保護を加へさるへからすと述へしかは、黒田参謀之を嘉納し精軒をして賊軍病院長高松凌雲・庶務掛小野権之丞の両氏に其旨を達せられたり。乃ち御雇英国海軍医官デメルキ氏と共に昼夜勉強其救護に尽力せしかは、全治するもの多し。賊軍、是に於て朝旨の忝きを感戴し、降を乞もの日に増したりといふ。此他、当時降軍に対して救恤せられし事実少からす。[21]

ともいっている。

五稜郭の戦いにおける客観的な史料としては、箱館病院の病院掛頭取（事務局長）をつとめた小野権之丞の日記がある。

五月二七日　雨天　五稜郭より持参之薬籠並安藤精軒薬瓶入之箱見当候ニて村井・佐野、大病院へ出候節、差出候様との事ニ付、為差出候、英医及安藤精軒始医師共来り、病人夫々見舞ニ及候、額兵隊指図役遠藤良治、俄ニ差迫死去す。

五月二九日　晴　英医・安藤精軒、今日も来ル。[22]

その後、官軍も「大病院出張所」を設けたが、榎本武揚の降伏に伴い五月二二日、高松凌雲は箱館病院を官軍に引き渡し、浄玄寺を仮病院とした。もとより精軒は官軍方であるが、精軒の進言によって敵味方なく治療することになり、みずから使者となって凌雲らに申し入れたことになっている。この点、多くの凌雲伝には触れるところがない。

精軒はイギリスの外科医デメルキーを目の当たりにして、改めて西洋外科の優秀さに驚嘆したことであろう。戦争終結により六月、一旦東京に戻った。「略歴書」に、

六月、賊軍平定、精軒東京ニ帰リ軍務ヲ辞ス。

という。七月から大学東校で研修し、八月には開拓病院一等医師を命じられる。「履歴書」に、

八月　開拓病院一等医師被仰付候事　開拓使

という。これは前月政府が職員令を制定し、新たに開拓使などを設置したことに伴うものであった。精軒は樺太出張を命じられ、九月に出発する。「略歴書」に、

同年夏、政府開拓使ヲ置カル、ニ際シ大学大允岩佐純ヨリ通達アリ。開拓判官島団右衛門君ヨリ依頼ヲ以テ大助教ニ列シ樺太出張、医師総括ヲ命セラル。秋九月九日、丸山作楽氏等ト同船シ東京ヲ発シ、海上月余ニシテ任地ニ着ス。時ニ十一月十一日ナリ。偶々下痢病流行甚シク、且ツ寒天積雪ニ際シ工夫ノ下肢脱疽ヲ生スル者十余名ニ至リシモ、截断手術ニ依テ一モ死亡セシ者無シ。

というように、樺太に到着したのは一一月のことであった。樺太では下痢や脱疽の患者がいたが、手術を行い一人の死亡者も出さなかったという。このことは懐旧談にも、

六月十五日全く平定して開拓使を置かれ、一旦東京迄帰りしも、大学大丞岩佐純の推薦で外務大丞島団右衛

門等の懇嘱を受け、奏任待遇で樺太出張医総轄として

▲樺太行の事

になり、九月の三日に下町の労働者二百五十人許を引連れ開拓の為め樺太に渡りしが、土地と時令の変、冬は凍瘡と下痢、早春は樺太病即ち壊血病に苦めり。壊血病は初め下肢浮腫して紫変し、次に歯齦炎を発し歯牙脱落し、終に心臓麻痺を起して死す。甚しきは二三日にして斃るゝものあり。露国人抔は夜分所謂露西亜浴即ち蒸気浴に浴して後、雪にて身体を摩擦する等、予防方法を行ひ居りしも、我には斯る経験に乏しき為め失敗せり。

と記されている。厳寒の地での勤務は熾烈を極めた。

樺太は幕末の日露通好条約によって国境未定の地とされ、いわゆる日露雑居の地となる。古くから日本の漁民が生活していたが、ロシアは軍隊を派遣して圧迫を加えてきた。明治になっても旧幕府が締結した条約が有効であるかが問題になったが、イギリスの公使パークスはロシアの領地とならないよう指摘した。これをうけて政府は官吏を派遣することにしたが、パークスは一転して樺太はロシア領であるとし、撤退するよう建言した。政府は岡本監輔や丸山作楽ら官吏と三〇〇名ほどの農工民を派遣したが、兵士は伴わず、軽率な行動を控えるようにつとめさせた。こうした事情のなかで精軒は樺太に同行したのである。

翌年春、樺太ではチブスに罹り、九死に一生を得たという。「略歴書」にいう。

翌年春、樺太病流行シ、又窒扶斯病流行シ不幸ニシテ精軒モ亦同病ニ犯サレ腸血多量ヲ降シ、終ニ人事ヲ省ミサルニ至リシモ、幸ニシテ鬼籍ヲ脱セリ。

その後、六月には裁判所から「御賞典」として三七〇〇疋を贈られ（「履歴書」）、出発から約一年後の明治三年

（一八七〇）一〇月、ようやく依願退職し東京に戻った。「略歴書」に、

此年十月ニ至リ一ヶ年余ニシテ業務ヲ后任ニ譲リ東京ニ帰リ、願ニ依テ職ヲ免セラル。

という。懐旧談にも、

漸く暖期に入りて腸窒扶私流行し、翁も亦其重症に襲はれて腸出血を発し、海軍々医の矢野義徹等の手篤き介抱にて稍やく九死に一生を得、保養の為め一度帰京したりと。

と述べ、心身ともに疲れ果てた様子がうかがわれる。翌月、精軒は木戸孝允にあてて就職斡旋を嘆願している。

奉歎願候書付

一私義、一昨辰年御一新に方り箱館府御取開に相成、病院御取立之上、厚く御世話被遊候御趣意に付、彼地え出張被仰付、於彼地参事席、病院頭取被仰付、則奉戴、種々尽力罷在候処、徳川氏脱賊及襲来、尚戦争中御用相勤、御平定後、粗病院仕法も相立候に付、官軍引揚之砌、同じく出府仕候、然るに、更に開拓事御拡張被為遊候に付、樺太出張、医師惣轄被仰付、彼地え罷越、期限全一ヶ年相勤、当十月、病者護送旁出府仕、御用済之上願之通り職務を御免被仰付候次第に御座候、附ては家祖父已来、於西京西洋医術起立之時より開化誘導を旨とし、専ら精力を尽し、方今御国内に流行致候種痘法之如も其創業を起し、且高貴之御方々え御療治指上、多少治験も累候に付、彼是御信用に預候規模にも至り候廉も有之候に付、何卒多少之勤労御恕察被為下、於当地身分相当之御用被仰付被為下候はゝ、祖父已来之素願を徹し格別難有奉存候、此段奉頼願度候、以上

午十一月　　　　安藤精軒(23)

精軒がいかにして木戸孝允と接点を持ったかは不明だが、木戸の妻幾松が三本木の芸妓であったことから知り

合ったのかもしれない。精軒は京都で就職を希望しており、木戸の世話で京都府に出仕したといわれる槇村正直《まきむらまさなお》に口添えしてもらうことを期待したとも考えられる。

京都での精軒

同年末、精軒は久しぶりに京都に戻る。懐旧談にいう。

▲京都の搾乳創業の事

却説、翁は斯くて病後の保養旁、故郷懐かしく展墓の為め明治三年、京都に帰り来り、復東京に行かんとせしも、顧みて当地の衛生設備を問へば、僅に種痘の一事の観る可きものあるのみにて他は絶無なりしかば、聊か其間に尽力せばやと決心し、居を富小路二条下る処（今の基督教会堂）に求めしが、之れは元と大垣藩留守居の邸宅にて、幸に馬厩の在るあれば乳牛を飼はんとて、其名産地たる但馬国養父郡宿南村より牛三四頭を購ひて牛乳搾取業を起せり。然れども当時一日の売高は只の一升位が関の山にて、真に微々たるものなりしかば、残余の分は悉皆粉乳に製し居りしに、中学校教師ボードインは槇村知事に日本の学生は意気頗る強きも体格の極めて弱きは遺憾なれば、宜しく牛乳を飲用せしむべしと建議し、知事は之を納れ乃ち牛乳の効能書を各学校に配布し奨励したれば、需要大に加りて規模狭小の我家にては供給方到底不可能となりたれば、請ふて搾乳の事業を勧業課に移せり。時の課長は木村貞幹にて傭教師レーマン、ワグネル、ジュリーに諮り、牧場の地を相すべく相携へて、山城は勿論丹波迄巡廻し、終に川端丸太町上る処、元会津の調練場（嘗て先帝の行幸もありし所にて今の織物会社より大学医院精神病科等の在る地一円）は水利も好く、土地平坦にて市街にも近く便利なればとて、此処に京都牧畜場（後に小牧牧場）を設け、米人ジョンソンを聘して教師とし、参千円にて最上種のデオン種牛を購入し、種々設備も整ひて面目を一新せり。是れ明治六年の頃なりしと覚ゆとなり。

これによれば、精軒が京都に戻ったのは静養と墓参のためであり、再び東京に出向くつもりであった。しかし、当時の京都の様子を見ると、わずかに種痘が行われるのみであって、医療はお粗末なものであった。精軒は東京行きを取り止め、京都のために尽力する決意をするのである。

維新後の京都の疲弊はすさまじいものがあった。いうまでもなく、最大の要因は天皇の東遷である。禁裏近くに住んでいた公家の多くは、天皇に従って東京に移った。邸宅は空き家として放置されたが、明治一〇年（一八七七）に京都に戻った天皇がこれを憂い、京都府に保存と旧慣維持の沙汰をした。府はこれをうけて大内保存事業を始め、公家屋敷を撤去したり、外周石垣工事を行ったりした。数年をかけて現在の京都御苑の基礎が出来上がったのである。施薬院の三雲宗順邸もこのとき撤去されたのであろう。

一方、新政府は国家神道政策の一環として明治元年（一八六八）に神仏分離令を出した。これをきっかけとして廃仏毀釈の嵐となった。廃仏毀釈は同四年（一八七一）ころには収まったが、同年一月には社寺領上知令が発布された。これによって京都のみならず全国の社寺は現在の境内地を除いてすべて収公されることになった。維新後、旧幕藩領地が新政府によって没収されたが、旧幕府から朱印地や除地として認められた寺社も上知すべきであるとみなされたのである。上知はただちに実行されたわけではなく、その基準も変更されたが、最終的には法要を営む場所を「現境内」とし、それ以外はすべて上知の対象となったのである。寺院の維持運営は困難を極めた。

勤皇家としての側面を持つ精軒が、天皇に随伴するという意味で東京を目指したのは順当なところであろう。

史料にも「聊か其間に尽力せばや」とあるように、しばらく京都に滞在して、いずれは東京に行くつもりであったようである。しかし、結果的に再び東京に行くことはなく、京都の医療界に身を挺することになるのである。

精軒は富小路通二条下ル俵屋町に居を構え、但馬から買い求めた乳牛を飼育して牛乳搾取業を始めた。当初はまったく売れなかったようだが、ボードインが槇村正直に青少年の体力向上のため牛乳の飲用を建議してから需要が高まった。以後、事業は勧業課（掛）に移譲したという。精軒が乳牛の飼育を思いついたのは、たまたま厩があったためとしているが、牛痘からの連想かもしれない。ジェンナーは乳搾りの農夫が自然に牛痘にかかると、天然痘にならないとの伝えをもとに牛痘接種法を研究したのであった。牛は人にさまざまな恩恵を与えている。

当時、牛肉を食べたり牛乳を飲んだりする風習はなく、精軒の先見性には驚かされる。大蔵省からも勧業政策の一環として牧畜が勧められていた。同年一〇月、府は明治天皇の下賜金から二万二九四二円余を支出して兵部省練兵場跡地（現在の左京区吉田下阿達町）を買収し、翌年二月に牧畜場（図4）とした。そして、レーマンらの斡旋によってドイツから農学士ジョンソンを招き指導に当たらせた。カリフォルニアから牛二七頭、羊一四頭を輸入したほか和牛豚も飼育して、生乳の搾取、牛酪・練乳・粉乳の製造、羊毛の採集などを行い、希望者には製品を販売した。同六年（一八七三）五月にはアメリカからウィードを招き、農牧の講習実験に当たらせたという(24)。

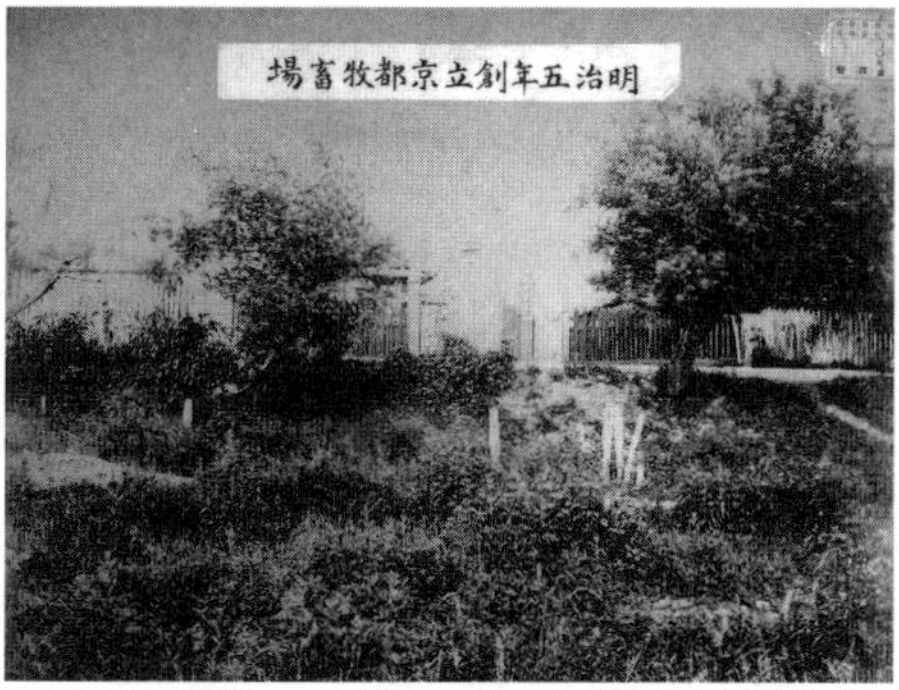

図4　「明治五年創立京都牧畜場」

跡地に牧畜場記念碑がある。碑文は明治13年（1880）、明石博高によって書かれたが、碑が完成したのは昭和16年（1941）である。

これと関連して同五年（一八七二）正月、精軒は府から牧牛羊

掛を命じられる。「辞令」に、

牧牛羊掛中附候条、勧業掛差図請可申相勤事

安藤精軒

壬申正月

京都府

という。ここにはじめて精軒は京都府に勤務することになるが、実は一年前から精軒は府への出仕を希望していた。

口上書

一私義、去辰年御一新ニ当リ函館府御取開ノ砌、病院等御取立ノ上、厚御世話被遊候御趣意ニ付、家産ヲナケウチ一廉ノ御奉公仕度、彼地出張、参事席・病院頭取拝命、種々尽力仕候中、徳川氏脱賊襲来ニオヨビ、尚戦争中病院御用相勤、御平定後、略病院仕法モ相立候ニ付、官軍引上ノ砌、同ジク出府仕候、然ル処、更ニ開拓使御取立ニ相成候ニ付、再椛太出張、医師惣轄被　仰附、彼地出張、期限全一ヶ年相勤、昨十月、病者護送旁出府仕候上、願之通リ職務被免候、就テハ祖父以来、御当地ニオヰテ西洋医風起立ノ時ヨリ開化誘導ヲ旨トシ、専ラ精力ヲ尽シ、方今御国内ニ流行イタシ候種痘法ノ如キモ其創業ヲ起シ、中宮様エモ御種法差上、其余高貴ノ御方々様エモ御療治仕来リ、多少治験モ累シ候ニ付、彼是御信用ニ預リ候規模ニモ立至リ候廉モ御座候ヘハ、於御当地身分相応之御用相勤度奉存候間、多少ノ勤務御恕察被為下、御家来中ヘ被為加被置下候得ハ、祖父以来ノ素志ヲ達シ深ク難有奉存候、以上

未正月

前年一一月、木戸孝允に提出した嘆願書とほぼ同文である。今回はあて先が不明だが、京都府に直接出したものと思われる。医療と直接関係するものではなかったが、鼎哉以来ゆかりの地である京都での勤務がようやく実現したのである。三月にはジョンソンが持参した飼苗を播く手はずを整え、四月には牛乳の価格設定にも関与した。

安藤精軒(25)

牛乳ノ滋養ニ效アルヲ以テ、価格ヲ定メ牧場ノ生乳ヲ四近ニ官売ス

勧業掛ノ申議、且ツ批ニ曰ク、

生乳之儀、入費見積之上、壱合代五百文ニ売捌候ハヽ、至当ニ可有之哉ニ明石権大属・前田松閣・安藤精軒申合相決、当掛ニ於テモ同様奉存候、仍先々生乳売弘方之儀奉伺候

壬申四月　勧業掛(26)

「メリケン牛生乳」は一合につき「価五百文」、「ガラス瓶」が「価三百文」、「牛乳二合五勺入一瓶」が「価一貫五百五十文」で売られた。牛乳の効能は「ソレ牛ノ乳ノ新ニ絞レルモノハ、総テ元気不足ノ病又ハ労症血虚ノ病、ソノ外、大病中或ハ病後ニ用ヒテ元気ヲ助ケ虚乏ヲ補ヒテ、死スベキ命モ助ル程ノ良効アリ」というものであった。

この年四月、府は新英学校及女紅場（現在の上京区丸太町通河原町東入駒之町）（図5）をつくり、女子教育の先鞭をつけた。設立に当たって槇村正直は精軒らに命じて採用予定のイギリス人イーバンスの人となりを調べさせた。懐旧談にいう。

▲高等女学校の前身となる女紅場創立の事

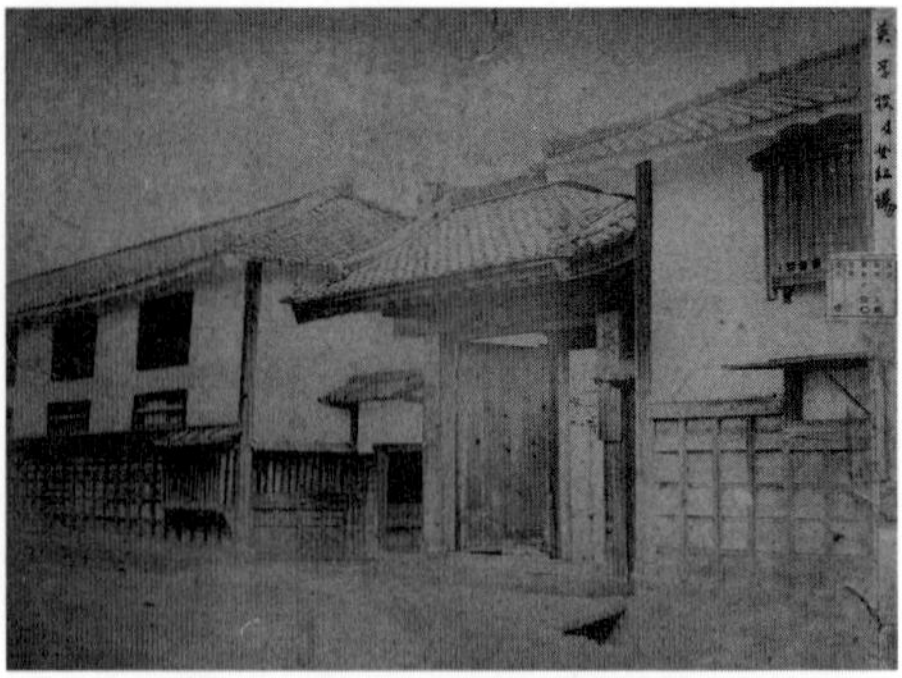

図５　「英学校及女紅場」

明治の五年には府立高等女学校の前身たる女紅場が上京区土手町即ち北垣男爵の北隣にて第二高等女学校の此程迄在りし処へ設けられ、故山本覚馬氏の紹介にて英人イーバンスと云へる宣教師を教師に傭入れ、河原町二条下る今の田中市兵衛の邸（元角倉の本邸）を其寓居に充つることゝなりしが、槇村知事は先づ其人と為りを観る為めに翁と時の参事国重正文に訪問を命ぜり。イーバンスは一寸癖のある様の人なりしも、其夫人が賢婦で而かも世話好で生徒を子の如く愛し、衣服の綻び抔は自から縫ふて遣る抔、親切なりしかば好評で、彼の有名なる梅田雲浜先生の未亡人千代子と云へるを取締に聘して着々歩武を進め、時に消長無きに非ざるも、遂に今の府立第一高等女学校となりしなりと。[27]

すでに精軒は槇村から信任を得ていたのであろう。女紅場の生徒は華族や士族のほか医者・学者・儒者の子女であった。教師はイーバンス夫人が英語を担当したほか、芦澤鳴尾・梅田千代子（製品係・諸礼作法）、梅田ぬい（押し絵・細工物）、三井高福（剪綵）、千玄室（茶道）、池坊専正（華道）、望月玉泉・跡見花渓（絵画）、吉竹さた・平井義直（習字）、岸岡きし（裁縫）、劉ふみ（読書・和洋算術）、山本八重（権舎長兼教導試補）といった布陣であった。[28] 雲浜の未亡人千代子や娘ぬいが採用されたのは、精軒の推薦があったからである。かつての恩を忘れなかったのであろう。[29] 山本八重は覚馬の妹で、のち同志社を創設した新島襄と結婚した。

同年一〇月、精軒は京都療病院（図６）の当直医心得を命じられる。「辞令」に、

安藤精軒

療病院掛申付候事、但、当直医之心得を以可出勤事

壬申十月晦日

京都府

という。

京都療病院は明石博高が中心になって創設された。明石はかつて施薬院三雲宗順邸跡に病院をつくったが、まもなく沙汰止みとなってしまったことはすでに述べたとおりである。当時は検梅と種痘が重大事であったが、明石は外国人医師による病院を建設する必要性を感じていた。明治四年（一八七一）二月、明石は府に上申したが、資金不足を理由に拒否された。そこで岡崎・願成寺の与謝野《よさの》礼厳《れいごん》をたよって仏教界からの支援を願った。

先に記したように仏教界は社寺領上知令で疲弊していたが、病院建設に協力することによって活路を見出そうとした。そこで礼厳のほか慈照寺の佐々間《ささま》雲巌《うんがん》や禅林寺の東山天華が発起人となって府に病院建設を願い出た。これが認められ同年一〇月、療病院建営の告諭が出された。仏教界のみならず花街や一般庶民から多くの寄付が集まり出した。

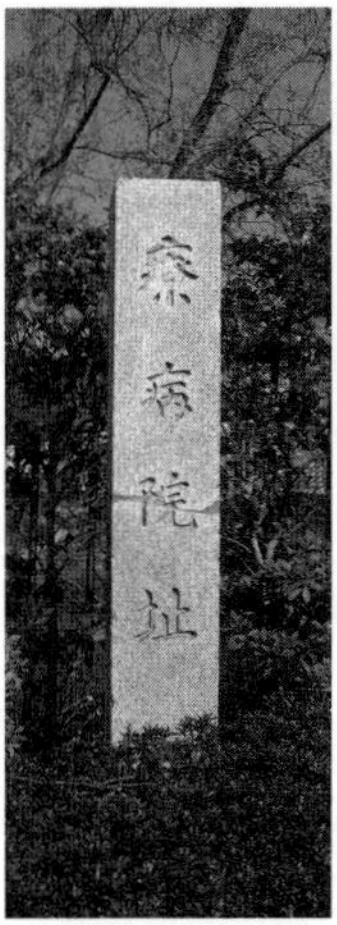

図6　「療病院址」碑
京都府立医科大学創立八〇周年を記念して御池大橋の西詰北側に建てられた。粟田口青蓮院にも同様の石碑がある。

一方で府はレーマン・ハルトマン商社に依頼してドイツ人医師の招聘を準備した。来日したのがヨンケルであった。ヨンケルは同五年（一八七二）九月、木屋町通二条下ルに用意された公舎で診療と医学生への教育を始めた。一一月には粟田口青蓮院に移って仮療病院とした（図7・8・9）。

「辞令」は青蓮院での仮療病院開業に伴う人事であった。「辞令」

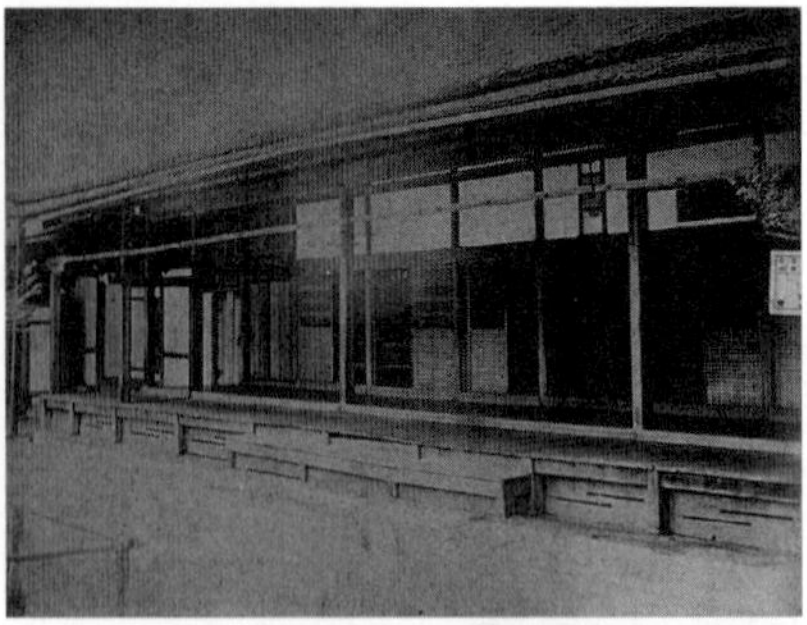

図７　「創立当時の療病院」

粟田口青蓮院に設けられた仮療病院

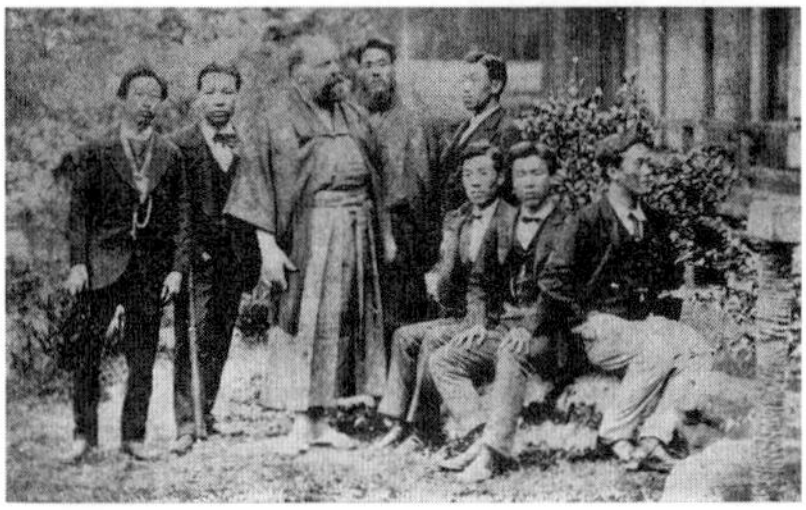

図８　明治９年(1876)の療病院にて

左から江阪秀三郎、田村宗立、ヨンケル、柳下士興、里見時三、山田文友、吉村、伊藤

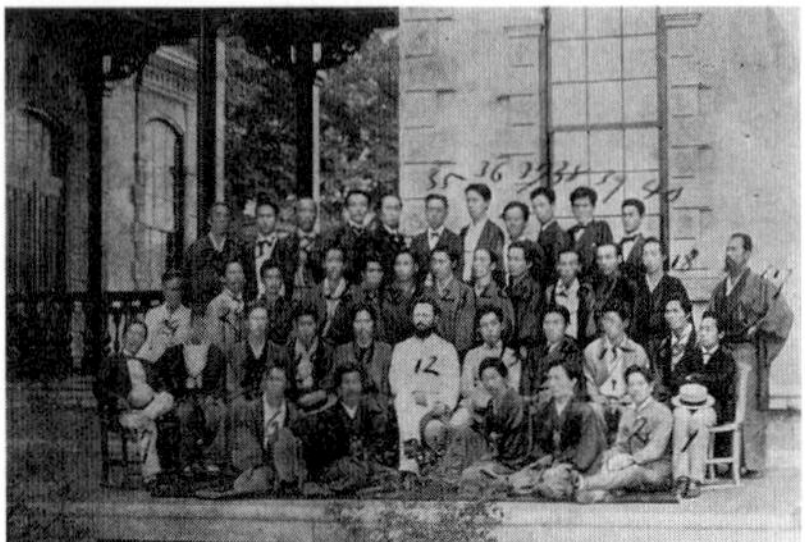

図９　明治13年(1880)の療病院にて

後列左から３人目が安藤精軒、前列中央がショイベ

を発する前に療病院掛は京都府に次のような建議をして陣容整備を図っている。

療病院新ニ建築相成候迄、当分於仮院休日之外日々時間ヲ定メ教師出頭、病者診察施療為致度候、仮院取開候ニ付テハ病者之応接看法等ハ追テ規則相立候迄、当分医業取締並ニ種痘館医員ヲ以日々当直相立出勤為致、且処方授薬調合之儀、輓近西洋一般舎密製薬ヲ相用候ニ付、舎密学相心得候者ヲ以テ丁寧精緻ニ取扱ニ非サレハ不都合ニ付、是亦規則相立候迄、当分舎密処受業生之内、熟達之者相選、右調薬方ニ相用度候

但、病者へ調薬ヲ与候得ハ相応之薬価ヲ示シ、代料上納為致度候

右之条々奉伺候事

壬申九月　　療病院掛

精軒が当直医、心得を命じられたのは、西洋医であること、種痘に実績があったこと、槇村参事と牛乳や女紅場

を通じて交流があったことなどによるのであろう。「心得」とは補佐役のことである。精軒は種痘館（有信堂の後身）員ではなかったので当直医心得に位置づけられたと思われる。一〇月二四日付で「当直医・薬局掛兼務」となったのは新宮凉閣・江馬権之助・真島利民、「当直医」には楢林建吉・前田松閣・小石中蔵、「薬局出仕」には横井俊介・田中元蔵・松岡周吉である。「薬局出仕」以外の七名（精軒を含む）の月給は、二五円であった[30]。「心得」とは名目的なもので、実際は待遇に差がなかったのである（図10）。

一一月一日の仮療病院開業式には長谷信篤知事や槇村正直参事ら多くの関係者とともに精軒も列席した。槇村やヨンケルの演説のあと、舞楽や能・狂言などが上演された[31]。やがてヨンケルによる診察と教育が本格的に始まった。当直医らはヨンケルと患者との間に立ってカルテの作成、薬の受け渡し、診察料の受け取りなどに従事した。初回の診察料は一円で、二・三回目は無料、四回目にまた一円を要した。なおも続く場合はこの法則が繰り返された[32]。

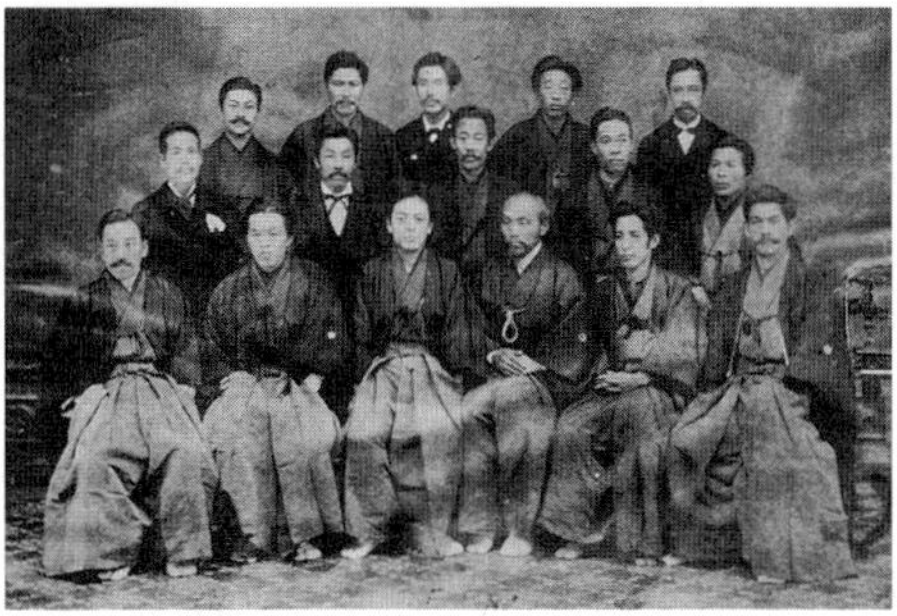

図10　明治17年（1884）の療病院元医員（思友会）

後列左から原広勤、木下熈、鷹取常任、江阪秀三郎、半井澄
中列　〃　猪野宗太郎、某、某、里見時三、某
前列　〃　山田文友、若山春亭、垣東道太郎、安藤精軒、某、武部隆太郎

同六年（一八七三）二月、一年前に竣工していた粟田口解剖場ではじめての解剖が実施された。維新後初の京都での解剖とあって、数百名の医師が見学に訪れた。解剖場は療病院の所属であったので、精軒も説明役の一人として参加している。

同七年（一八七四）二月、療病院では職制の改革が行われ、療病院の生徒や市中の医務取締による入札（投票）によって人員が選ばれた。その結果、精軒は当直医として当選した。「辞令」に、

安藤精軒
療病院当直医申付候事
明治七年二月七日
京都府知事長谷信篤

という。なお、医務取締とは開業医の質を向上させるために設けたもので、西洋医・漢方医から投票で選んだ。このとき半井澄《なからいさやか》が管学事兼通弁となっている。半井は前年一二月一二日に庶務取締兼通弁として採用されていたが、東京にいた半井を京都に呼び寄せたのは精軒であった(33)。半井は精軒とは同郷で、長崎精得館や大阪病院などを経て大学東校に勤務していた。精軒が大学東校で研修した際、知遇を得たのであろう。のち療病院の院長、ついで医学校の校長（院長と兼務）になる。

なお同一三年（一八八〇）、療病院・医学校が上京区河原町通広小路上ル梶井町に移転した際、精軒は一〇円を寄付し、府から木盃を下賜されている。

上京区第三十組俵屋町
安藤精軒
府下療病院建設ニ付テハ人民御保全之御趣意ヲ体認シ金拾円差出候段、奇特之事ニ付、為其賞木盃壱個下賜候事
明治十四年十二月廿四日
京都府㊞(34)

明治七年四月、精軒は種痘館医員を命じられる。「辞令」に、

安藤精軒
種痘館医員申合セ痘瘡済否検査可相勤候事
明治七年四月二十日
京都府知事長谷信篤

という。療病院当直医と兼務である。すでに種痘館は療病院の所轄になっており、前田松閣が総長であった。種痘は精軒の得意とするところである。昼夜にわたって尽力したため、府から賞金・手当金を下賜された。「下賜状」に、

療病院当直医
安藤精軒
種痘規則改訂、一時多人数検査ニ付、右用向申付候処、人民御保全之御趣意ヲ遵奉シ抜群奮励、衆医ヲ指揮シ当市中数区へ出張、速ニ成功為候、神妙之事ニ候、依之為其賞金三円七拾五銭下賜候事
明治七年十二月
京都府(35)

とあり、「履歴書」に、

十二月　種痘規則改訂、一時多人数検査ニ付、右用向申付候処、人民御保全ノ御趣意ヲ奉遵シ抜群奮励、衆医ヲ指揮シ尚市中数区へ出張速ニ成功候条、神妙ノ事ニ候、依之為其賞金三円七十五銭下賜候事
京都府
種痘検査ノ儀ハ天然痘流行ニ際シ至急ノ施行ニ就テハ平常ノ勤務ニ異リ昼夜ニ亘リ勉励致候事ニ付、為手当

金十円差遣シ候事

と記されている。

同一〇年（一八七七）、またしてもコレラが京都を襲った。西南戦争から帰った兵士のなかに患者がおり、たちまち市中に広がった。府は東福寺の空寺となっていた塔頭を避病院とし患者を収容した。精軒は避病院に出張して治療に当たり、翌年八月に府から賞金を下賜されている。「履歴書」にいう。

昨年虎列拉流行ニ付テハ十月一日ヨリ陸軍避病院へ出張、軍人患者陸続入院、実ニ不可言ノ混雑中、日夜詰切、危険ヲ冒シ衆医ヲ励シ治療向引受、其后軍人患者陸軍避病院へ引渡后モ交代ヲ以テ隔日官民仮病院へ出張、格別勉励候ニ付、為其賞金弐十円下賜候事

同一二年（一八七九）夏にもコレラは流行し、このときも精軒は治療に当たり、翌年一〇月に賞金を得ている。同じく「履歴書」にいう。

客年虎列拉流行ニ付テハ避病院へ詰切、患者等ニ直接専ラ治療向引受、昼夜ニ亘リ格別勉励致候ニ付、為其賞金十円下賜候事

このときは東福寺だけでは収容しきれず、大徳寺にも避病院を仮設した。いまだコレラ菌が発見される以前のことであり、はたしてどれほどの治療が可能であったか疑問である。おそらく石炭酸などによる消毒を中心としたものであったと推察される。安政年間のコレラ流行の際には養父桂洲が患者の世話をして、みずからも感染死したことは記憶に新しい。精軒にとってコレラへの対応は特別の意味を持っていたと考えられる。

前後して同年四月には宮内省御用掛を命じられた。「履歴書」に、

宮内省御用掛兼務申付候事

桂宮参診申付候事

宮内省

といい、「略歴書」にも、

四月廿二日　宮内省兼勤申付

仝日付　桂宮参診申付候事

と記す。「桂宮」とは淑子《すみこ》内親王のことで、仁孝天皇の第三皇女である。二年後に病没しているので、晩年の診療に当たったということになる。没後、御用掛は免じられるが、宮内省から遺品や金員を下賜されている。「履歴書」に、

十一月　御用掛差免候事

宮内省

十二月　桂宮御病中勤務勉励ニ付、御遺物及金員下賜

宮内省

と記載される。勤皇家である精軒にとって宮内省御用掛の職は大きな名誉であったと思われる。

このころ精軒はいささか盲唖院（図11）にも関与している。懐旧談に、

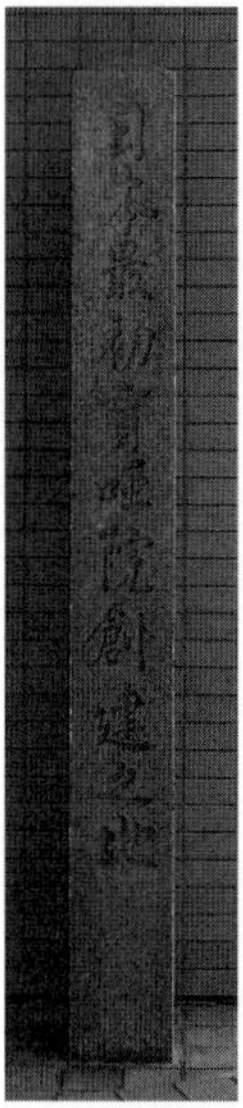

図11　「日本最初盲唖院創建之地」碑

▲盲唖院の事

明治八年には元と寺子屋で後小学教員たりし古川太四郎が盲唖院を起し、岩倉右府も金五拾円を寄附して賛助せられしが、翁は知事に音曲は盲人に極めて適当の

芸なれば是非音曲科を設けらるゝ様勧め、且八雲琴の日本固有の音曲なることを説かれしも、知事は八雲琴を知らずとのことなりしかば、翁は当時之に堪能の鈴木栄琴と木村道子に三条広道西入中村卯兵衛と云へる質屋の娘二人、都合四人を知事の邸に具して演奏せしめ、遂に音曲科の設置せらるゝに至り、同二十年より二十一年の交、盲唖院が財途を誤りし際には翁は婦人慈善会に説きて会費の半額を割ひて補助せしめ、且北垣、三井、半井等各幹事の篤志寄附を求めて極貧生七名の授業料を支弁せしめしとぞ。

とある。明治八年（一八七五）、小学校教導の古河（川）太四郎が待賢校内に瘖唖《いんあ》教場を開き聾児の指導を始めた。その後、盲児も加わり視聴覚障害児教育の必要性が認識されるようになった。同一〇年（一八七七）一二月、遠山憲美は槇村知事あてに訓盲院・訓唖院の設立を建議した。これをうけて開校準備が進められ翌年五月、京都盲唖院が開業式を迎えた。このときの課業表によれば音曲の授業はない。

同一三年（一八八〇）九月、盲生に按鍼術・紙撚細工とともに音曲科が加わった。さらに同一七年（一八八四）の規則改正に際して普通科と専修科に分かれ、盲生普通科の授業に「唱歌」が加わり、「盲生専修科ハ音曲・按鍼術ノ二科トス。其補助科学術部第一科ハ国学・語学・和文・歌学トシ、第二科ハ心学・和漢文・歴史トシ、第三科ハ歴史・和漢文・算術・詩学トシ、第四科音曲、第五科按鍼術ノ如キハ音曲ヲ専修シテ按鍼ヲ補助トシ、按鍼術ヲ専修シテ音曲ヲ補助スルモノ、為ニス」というように、専修科でも音曲の授業が多く取り入れられた(36)。精軒の助言が多少影響しているのかもしれない。

いずれにしても精軒は一開業医の枠に収まらず、多方面にわたる活動を行ってきた。当時の社会状況からいえば、上は桂宮から下は盲生にいたるまで手を差し伸べようとしている。辺境の地で極限の生活を体験したこともあった。病気の前では人々はあまりに無力であり、上下の別は関係なかった。しかし、現実に医療を受けることができるのは富裕層に限られていた。こうした経験から貧窮者にも医療を施すべきだとの考えが高まっていったのであろう。ついに同一四年（一八八一）五月八日、東三本木通丸太町上ルの水西荘（第一章扉裏）に「貧民患者」を対象とした「治療場」を設けるのである。

水西荘での施療

精軒が水西荘に治療場を設けたいきさつについて、まず「履歴書」に、

明治十四年五月、有志者ト謀リ治療場ヲ創設シ、貧民患者ヲ救療スルノ法ヲ設ケシ。以来已ニ十五年、患者ヲ療スル事毎年千数百名ナリ。

とあり、精軒の日記にも、

五月八日　治療場を創設し貧民患者を療するの方を設けし以来、只々殆ど十年毎年患者を療する事千数百名に達す。明治十年行幸に際し、宮内大臣伊藤伯に建議する所あり。慈善会を創設せし以来、着々歩を進め、会務整頓、会員増加し稍其の緒に就りに至る[37]。

と記すように、四年前に明治天皇が京都に行幸した際、伊藤博文に「貧民患者」の施療を建議したことに始まるという。

伊藤博文夫人の梅子は婦人慈善会を立ち上げ、鹿鳴館慈善会（バザー）を開いてその収益金で有志共立東京病院看護婦教育所が創設された。伊藤もまた慈善活動に理解があったものとみてよい。また、同一〇年（一八七七）の行幸には伊藤も随従し、二月一日には精軒も関与する牧畜場の巡覧もあったので[38]、右の述懐は信用してもよかろう。精軒は有志と慈善会を結成して準備を進めていたのである。

同一五年（一八八二）、活版印刷された「治療場演義」には、さらにくわしい事情が記されている（原ルビ。一部略）。

凡ソ人ノ世《よのなか》ニ在ルヤ無病ニシテ其天年《じゆみやう》ヲ保ツヨリ楽シキハナシ。苟《かりそめに》モ身体ニ疾病痛苦アルヤ、寝《ねむり》食《しょくじ》ハ勿論、耳目手足ノ快楽《たのしみ》ヲ失ヒ春花秋月ノ好時節ト雖ドモ独リ臥床《ねどこ》ニ呻唫《たいくつ》シ游観《ゆさんけんぶつ》ノ娯ミヲ遂ル能ハス。人間ノ享福《さいわい》ヲ棄擲《すてなげうち》スルハ豈ニ不幸ノ尤甚シキ者ニ非スヤ。然ルニ財《たから》用ニ富ム者ハ尚療養ヲ尽スヲ得ルヲ以テ又少シク其心ヲ慰ム所アルモ、特リ貧困ニシテ医ヲ迎ヘ薬ヲ求ムルニ力ナク、甚シキハ死ニ瀕《しなんとするとき》シ痛苦堪ガタキモ親戚朋友《しんるいゑんじやともだち》ノ助ケナキ者ハ又何ヲ以テカ瞬時《しばらく》モ其心身ヲ安ンシ、其天年ヲ保ツコトヲ得ンヤ。如此《このようなる》モノハ同胞社会《おなじにんげんせかい》ニ在リテ固ヨリ之ヲ向岸ノ失火ニ付シ手ヲ袖《ふところ》ニシ傍観《よそみ》スルノ理ナキハ衆人《ひと》ノ皆能ク了知スル所ナリ。是故ニ人ノ道タル危ヲ救ヒ苦ヲ助クルハ天理ノ然ラシムル所ニシテ、慈善《ぜんこん》モ亦之ヨリ大ナルハナシ。往昔施薬院《くすりをほどこすやくしよ》ノ設ケアリシ、今又此治療場ヲ建ル其本旨、実ニ之ヨリ外ナラザルナリ。抑本場ノ主意タル慈善ノ道ヲ拡張《てびろく》セントスル恃志《こころざし》ニ出ルヲ以テ辱《かたじけな》クモ故淑子内親王御方ヲ始メ、上下京区長其他諸有志ノ寄附金ヲ獲テ昨明治十四年五月八日ヲト《うらな》ヒ開場セシ以来、施治ヲ請フ者逐日《おい〱》増加《まし》シ、随テ其効験《しるし》ヲ奏《あらわ》セシ者亦僅少《わずか》ナラズ。仍テ今更ニ衆力《たりき》ヲ藉《か》リ資金積立《つみたてきん》ノ良法ヲ設ケ、以テ衆人《おほくのひと》ノ苦悩ヲ救ヒ天閼《わかじに》ノ患ナカラシメ、且慈善者ノ余徳ヲ後世ニ貽《のこ》シ、永ク同胞《にんげんせかい》一視ノ幸福ヲ謀ラント欲ス。乞《こいねが》フ有志ノ諸彦《きみたち》此意ヲ諒察《すいさつ》シ、此挙ヲ賛成《たすけな》シ本場ノ基礎《もとだて》ヲシテ益鞏固《てがたく》ナラシメンコトヲ。

治療場設立緒言

京都府下療病院ノ設ケアリ。厳正ノ施術精密ノ薬剤及ビ施療薬ノ挙ニ至ルマデ回生ノ術間然スル所ナシ。然レドモ其療薬費巨大ニシテ間資用ニ堪ヘザルモノアリ。或ハ僅ニ不動産所有ヲ保存スルモノハ貧困ナリト雖ドモ施療ヲ許サヽルノ制アリ。故ニ患者往々其治期ヲ誤リ痼疾トナリ、或ハ遂ニ之ガ為メニ命ヲ殞スルモノアリ。豈ニ憫然ナリト云ハザル可ケンヤ。依テ今普ク世ノ難患旧痾ヲ療ゼンコトヲ計リ、地ヲ三樹水西荘頼山陽翁ノ旧宅ニトシ治療場ヲ設立シ、患者相応ノ治法ヲ処シ、或ハ荘内ニ止宿、或ハ近隣ノ旅舎ニ寄宿セシメ、猶ホ満タザル者ハ更ニ療病院ヘ紹介スル等、専ラ患者ノ自由ヲ得セシメバ、亦是レ仁術ノ一端ナランカ。乞フ有志ノ諸君協力アランコトヲ。

水西荘主人

安藤精軒誌

今般友人安藤氏水西荘主人難患旧痾ヲ療ゼント欲シテ一ノ治療所ヲ三樹水西荘ニト設ス。実ニ済世ノ美事、仁術ノ至リト云フ可シ。故ニ友人相会シテ聊カ資本ヲ補助シ、其業ヲシテ益々世ニ公ニシ普ク患者ヲ救ハンコトヲ希望ス。乞フ有志ノ諸君、仁愛ノ情ヲ以テ幾許ノ寄附金アランコトヲ。

上京区第廿二組

東三本木丸太町上ル新三本木南町

治療所有志[39]

治療場設立の趣旨としては、同じ人間として貧困のゆえに治療を受けられず耐えがたい痛苦に苦しむ人や、寿命をまっとうできない人を拱手して見過ごすには忍びないというもので、それは「天理ノ然ラシムル所」であるという。文中、施薬院の語も出ているが、実際は治療場ないし治療所と名乗った。その由来を考えると恐れ多いとの気持ちが働いたと思われる。寄付金を醵出した淑子内親王は、以前精軒が宮内省御用掛として参診しているので、その縁によって寄付を願い出たのであろう。内親王はこの年一〇月三日に死去したので、最晩年のことであった（以後、桂宮家は断絶）。ほかに上下京区長らが寄付に応じたという。

郡区町村編制法に基づき京都（市）を上京区と下京区の二区に分けたのは、同一二年（一八七九）三月一四日であった。上京区長には杉浦利貞（三郎兵衛）、下京区長には竹村藤兵衛が就任した。杉浦は大黒屋と称する呉服商である。竹村は貿易で身を立て、のちに衆議院議員にもなった。「慈善の志深く屢々貧民救済の事に力を尽す」人物という。(40)

なお、史料は一続きとなっているが、「治療場設立緒言」以下が設立に際してのもので、前半は一年後さらに寄付を募るために作成したのであろう。いずれにしても、症状によっては寄宿（今いう入院）させたり、療病院を紹介したりといったことまで書かれており、よき協力者を得て多くの患者が救われたことが伝わってくる。

『京都新報』同一四年六月七日付にも、

上京三本木に住する安藤精軒国手は已に私立病院を開設し此程開業されしが、自今貧民へは施療施薬を専ら行はるゝとは記者も感佩。

と報じている。

精軒が貧窮民への施療を行った背景として、笠原良策の存在が大きかったのではないかと思われる。良策の功績は種痘だけでなく、養生所の設置構想にもあった。良策はまず安政元年（一八五四）に「医黌」の創立を考える。福井藩では西洋式の軍制・軍備に切り替えつつある時期で、これらに呼応するには従軍医の養成が急務であるとの理由である。翌年には「施薬館」の創立を企てる。藩主松平春嶽によって除痘館が開設され多くの人命が救われた。また、藩校である明道館開基によって身分の上下や貧富を問わずに学問を受けることができるようになった。藩主の恩沢を一層卑賤窮民にまで浸透させるためには、施薬館の開設が必要であると考えた。施薬館では名医を師長とし、若くて熱心な医生を修行させながら窮民の病者や身寄りなく難病に罹っている者などを救えば、おのずから医術も発達するというのである。資金は藩に頼らず、養鶏によって賄う計画であった。

さらに翌年には養生所の設立を目論んだ。養生所（または救厄養生所）は、基本的には施薬館と同じ趣旨である。養生所の益として貧民が天年を全うすること、不治の病が治ること、医術が大いに進むこと、君父の命寿を全うすること、国祚悠久となること、などを挙げている。運営資金として開田・辟圃・魚塩・課銭・小利・博募の六つを挙げ、施薬館企図よりも範囲を大幅に広げている(41)。

残念ながら養生所は構想の段階で留まり、趣意書が公表されることもなかった。また、良策が構想をまとめたのは、精軒が京都に出た後のことである。しかし、身近に仕える精軒に対してみずからの構想を語ることがあったとしても不思議ではない。少なくとも師の人となりや思想は弟子に伝わっていたはずである。精軒が治療場を開設したのは、師がなしえなかった事業を代わって引き継ぐとの思いからと考えても大きな間違いとはいえまい。

さて、治療場となった水西荘は、史料文にもあるように、もともとは頼山陽《らいさんよう》の邸宅であった。精軒がいかにして水西荘を入手したかは、これまで論じられることがなかったので、あらためて整理しておきたい。

頼山陽は大坂に生まれ広島で育った。江戸遊学のあと突如脱藩を企て廃嫡となった。文化八年（一八一一）、京都に出て住居を転々としたが、六度目で東三本木通丸太町上ルの地を得て水西荘を建てた。文政五年（一八二二）のことである。山陽の遺言では土地は借地であり、家屋は所有であるという(42)。宅価は銀五貫匁、金八三両余であった(43)。これは当初、土地・家屋で二三〇両であったが、出資者との交渉がまとまらず、やむなく家屋だけを買うことにしたのである。ただし、ひとまず借家として住みはじめ、家主を説得してようやく手に入れた。

文政一一年（一八二八）には別棟の書斎をつくり、これを山紫水明処と名づけた。この名は四度目の住居であった木屋町通二条下ルの書斎名を引き継いだものである。書斎から見える鴨川や東山をこよなく愛したという。しかし、天保三年（一八三二）九月二三日、山陽は死去した。

のこされた妻梨影《りえ》は、子の支峰を広島の頼聿庵《いつあん》（山陽とはじめの夫人との間に生まれた第一子）に預け、三樹三郎《みきさぶろう》と陽子を抱えてしばらく水西荘に過ごしたが、天保五年（一八三四）一〇月一六日、ついにこれを手放して富小路通押小路下ルに転居した。転居は山陽の遺言でもあった。後述するように東三本木界隈は遊所であり、子どもの教育にはよくないと考えたのであろう。

その後の水西荘について、森田思軒は上野南城（雄図馬）が池田蘆洲（四郎次郎）からの伝聞として、

山陽歿後は春処と申す画工暫くこゝに住みをり、其後安藤の出張所となりしなり。(44)

と述べている。春処なる画家についてはまったく不詳であり、水西荘がいつ春処から精軒に渡ったのかも明らかにしえない。岡田孝男氏は梨影が直接精軒に譲ったとみている。(45) しかし、天保五年は精軒の生まれる前年である。精軒が梨影から直接買うことはありえない。

右の史料では「安藤の出張所」としていることから、はじめは室町通丸太町下ルの本宅とは別に所有したのであった。先に紹介したように、懐旧談に蛤御門の変のとき焼け出されて「東三本木なる頼山陽旧居水西荘に転じ」たという。元治元年（一八六四）七月には本宅を失い、水西荘が住居兼診療所になったのである。慶応三年（一八六七）の『平安人物志』には医家の項に「東三本木　安藤精軒」とあり矛盾しない。ただ、天保五年から元治元年までは三〇年もある。もう少し詰めてみよう。

ここで参考になるのが、文久元年（一八六一）九月二八日、福井の勤王歌人　橘曙覧《たちばなのあけみ》が精軒所有の水西荘に宿泊したという記事である。曙覧は九月二五日、京都に入り伏見稲荷大社・宝塔寺・東福寺・毘沙門堂・泉涌寺な

どを回り五条辺に泊まった。翌日、「むろ町なる安藤氏」を訪れた後、大田垣蓮月尼に会う。蓮月尼とはこの年の春から文通する間柄であったが、これが初対面であった。この日は室町の安藤家に宿泊。翌日も雨のため終日安藤家で過ごした。二八日からは山紫水明処を借りた。

山紫水明処は、もと頼山陽の幽居なりけるが、山陽なくなりてのち安藤氏かひとりて、今は此家の別業にせられたるなり。おのが此度都に物しける、おなじくは静なるところよかめりとて、安藤氏この別業をしばらくかしくれたるなり。(46)

画家春処のことは触れておらず、精軒が直接水西荘を入手したと読める。曙覧はこのあと二九日に岡崎・願成寺の与謝野礼厳を訪ねるなどして過ごした。ちなみに礼厳の子寛《ひろし》（鉄幹）によれば、蓮月尼と曙覧が知り合ったのは礼厳を通じてであり、礼厳が画家の富岡鉄斎と知り合ったのは蓮月尼を通じてであるという。(47)鉄斎は若いころ父の勧めで蓮月とともに北白川の心性寺で暮らし、大きな影響を受けたことは有名である。それはともかく、曙覧は同年一〇月六日に京都を出発するが、それまでの間ここを宿所としたのである。曙覧はわざわざ鍵を借りて入ったというから、このとき水西荘を診療所とはしていなかったことになる。また、曙覧は雨に濡れた際、精軒の妻から着物を借りて道行く人々から笑われたと記している。

精軒と曙覧とは姻戚関係にある。曙覧の異母弟・宣の妻宇多は、山田道意の娘であり、精軒とはきょうだいなのである。京都に来て精軒を頼ったのはそのためである。また、京都療病院創設の際、礼厳らが尽力したのは、精軒との関係からであるとみて間違いなかろう。曙覧は半井仲庵（澄の父）とも親交があった。(48)精軒と澄との関係も曙覧を介してのものだったのかもしれない。

蓮月もまた丸太町橋を架設するなど、慈善事業に生涯をかけた人物である。蓮月を核として、頼家の人々・曙覧・礼厳・鉄斎、そしてのちには赤松連城がつながっていく。蓮月は東三本木の生まれであり、精軒が水西荘を入手したのも何かの縁であろう。蓮月尼の最期を看取ったのは精軒であった(49)。

さらにいえば、曙覧はもともと頼山陽に私淑していた。山紫水明処に寄ったのも、山陽への思いからであったが、偶然にも精軒の所有だった。不思議な縁を感じたことであろう。そして、曙覧は精軒の最初の師である笠原良策と深い親交があった。良策が福井に除痘館を建てた際、除痘神への祭文をつくったのは曙覧であった。曙覧の三女健子が天然痘に罹ったとき、診察したのは良策である。良策は子元直ともども曙覧を歌道の師と仰いだ。経済的な援助も惜しまなかったという(50)。精軒をめぐってさまざまな人が絡んでくる。精軒が水西荘で施療を行ったのも、必然の理なのかもしれない。

これで文久元年(一八六一)九月までに精軒が水西荘を入手したことは確実であるが、どこまでさかのぼるのであろうか。先の森田思軒はこうもいっている。

山紫水明処のあとは(蘆洲――筆者注)老人の友だちにて同じ梅田雲浜の門下生安藤精軒と申す医者の出張所となり居りしを支峰は先人の故居なれば何卒譲り受けたしと申込みしが、安藤は之を可かず。是がために雲浜の未亡人、其の間に周旋して口をきゝたることなどありき(51)。

水西荘を精軒に斡旋したのは雲浜である可能性が出てきた。だからこそ、のちに支峰が精軒に買い戻しを求めたときに雲浜の未亡人千代子が間を取り持とうとしたのであろう。千代子は雲浜亡き後、一時精軒に身を寄せていたこともあった。精軒の後押しで千代子が娘ぬいとともに女紅場で指導者になったことはすでに紹介したとおりである。雲浜は山陽の子三樹三郎と親交が深く、尊皇攘夷の行動をともにしていた(52)。雲浜が精軒に水西荘の取得を勧めたとしても不思議ではない。いいかえれば、精軒が水西荘を入手したのは偶然ではなく、施療は雲浜の思想的影響を受けた倫理的実践と考えられるのである。

もしこの推測が許されるとするならば、精軒が水西荘を入手したのは、雲浜が獄死する安政六年（一八五九）以前でなければならない。雲浜が京都で望楠軒の講師となったのは天保一四年（一八四三）。三樹三郎が江戸遊学から帰ったのが嘉永二年（一八四九）。したがって、嘉永二年から安政六年までの一〇年間のうちということになろう。安政二年（一八五五）九月に梨影が亡くなり、翌年には支峰と三樹三郎が高倉通六角下ルに転居している。[53]

ちょうどこの時期は、精軒の結婚と重なる。前記のとおり、精軒は桂洲の娘弘子と結婚して養子になった。「二十五歳の時入りて安藤家を嗣ぐ」との伝がある。[54] 精軒二五歳はまさに安政六年である。「入りて」は婿入りを意味すると考えてよい。桂洲の没前か没後か判断できないが、少なくとも許諾を得てのことであろう。桂洲が没する直前、後事を託したのかもしれない。弘子一六歳であった。

森田思軒によれば、山紫水明処の額に「山紫水明処　是山陽翁旧宅書了懐昔游為之愴然　時安政四年丁巳復月望七十三叟海仙」と記されているという。小田海仙（僊）は富岡鉄斎の師でもあった画家である。天袋の画も描いている。後述するように精軒は水西荘を鉄斎に貸している。鉄斎を通じて精軒と海僊とは親交があった。あるいは、安政四年（一八五七）に精軒が水西荘を取得し、その際海僊に額を書かせた可能性もある。あるいは桂洲が精軒と弘子のために買ったとも考えられる。いずれにしても、このころとみて大差あるまい。

維新前後、精軒は家族を京都に残して箱館や東京に出向いていた。おそらく妻は水西荘で家を守っていたのであろう。明治三年（一八七〇）末、京都に戻ったとき富小路通二条下ルに居宅を求めたことはすでに述べたとおりである。そのため水西荘は再び別宅となり、事実上空き家となった。そこで明治五年（一八七二）一〇月、富岡鉄斎にこれを貸した。鉄斎もまた梅田雲浜の門人であった。精軒とは旧知の間柄だったのであろう。家賃は五円であったという[55]。

鉄斎は同七年(一八七四)一〇月ころまで住んだ。ただし、同年六月から鉄斎は北海道に出かけており、京都に帰ったのが一〇月であったので、実質二年半ほどのことであった。それから間もなく御幸町通御池上ル亀屋町に転居し、さらに同一四年(一八八一)一二月、上京区室町通中立売上ル薬屋町の小川為美所有の土地家屋を三五〇円で購入して、ここを終の棲家とした[56]。

鉄斎が出たあと、同一〇年(一八七七)前後は長谷氏が水西荘を借りていた。森鷗外は、

わたくしの亡弟篤次郎の外舅に長谷文さんと云ふ人がある。此長谷氏は水西荘を安藤に借りて、これに居ること三年であつた。そして篤次郎の未亡人久子は水西荘に生れたさうである。是に由つて観れば明治丁丑前後には荘が猶安藤の手にあつた。其後のなりゆきは、わたくしは聞知しない[57]。

と述べている。ということは、精軒が水西荘に東三本木治療場を設けたのは、長谷氏が退去して間もなくの時期といえよう。

治療場が水西荘のどこにあったかは知る由もない。水西荘は東西一三間・南北一一間の敷地(一四三坪)に合計七棟の建物があった。山紫水明処はその一部に過ぎず、二畳と四畳半の二室しかないが、治療場であった可能性をまったく否定することもできない。ともあれ水西荘の一角において同一四年五月八日にそれまで一般的な診療所(出張所)であったところを貧困者のために無料診療を行う場としたのである。

のち同二三年(一八九〇)、水西荘は頼龍三(庫山)によって買い戻された。龍三は支峰の娘雷子の婿である。支峰は前年七月に亡くなった。先に記したように、かつて支峰は精軒に水西荘を買い戻したい旨懇願していたが、精軒は了としなかった。今、その娘婿に請われて、ようやく手放したのである。

文峰死去の直後に水西荘を訪れた木崎好尚は、森田思軒に宛てて手紙を出している。

三本樹丸太町上ル上の町に故支峰翁の旧宅ありて、其未亡人今に其家に住居致し居らるゝ由人伝に承り、早速尋ね行き候処、快く面会の上、手づから茶などすゝめられ、其身は支峰の後配なる由申され、今は隠居の身分にて用事の義なれば息子（新門前袋町行当り北側、頼龍三氏）の方へ御出下されとの言に、小生は推返し何れ改めて参上致度は候へども、今日は山陽先生の御旧宅拝見の御許しを得ばやと存じ推参致候訳に候へばと申候処、直ちに下女して案内させられ、かの御文中の医師安藤なにがしの出張所に参り候。（中略）安藤出張所は其宅より壱丁ばかり下り、南の町と申処に有之、門構への奥深き家にて、小生は来意を述べ奥へ通りて一と間一と間見廻り申候。[58]

これによれば、支峰は在世中に水西荘の一〇〇メートル余り北方に住居を所有していた。東三本木への思いが強かったのであろう。このときは未亡人のみが住み、娘婿の龍三は現在「頼山陽旧跡保存会」のある東山区新門前松原町に住んでいた。その入手時期は不明であるが、水西荘が買い戻された経緯については、次のような事情があった。

『京都地籍図』第壱編　上京之部および『京都市及接続町村　地籍図附録』第壱編　上京之部（京都地籍図編纂所、一九一二年）によれば、支峰の邸宅は上京区元第二一組新三本木上之町四八八および四八八ノ二である（頼龍三所有）。支峰がここに転居したのは慶応三年（一八六七）八月であった。[59] このほか『京都地籍図』では下京区元第七組知恩院新門前大和大路東入四丁目松原町二八七・二八八・二八九・二九一、および上京区元第二一組新三本木南町五一九・五二〇（合地）を頼龍三の所有とする。

水西荘の土地はもと借地であったが、精軒が買い取っていたらしく、これも取得したようである。その後、山紫水明処以外は解体された。支峰に子はなく、龍三は養子（娘婿）である。養子となった時期は不明だが、明治一四年の山陽五〇年忌のときはじめて名を出す（龍三は二二歳）。その際、支峰は中村確堂から水西荘を買い戻すよう説得される[60]。これを受けて支峰は精軒に交渉したと思われる。

しかし、折しも同年は精軒が「貧民治療」を始めた年なので、精軒の了解が得られなかったのであろう。龍三が精軒から水西荘を買い戻したいきさつについては、市島春城が大正一〇年（一九二一）五月に水西荘を訪れ、龍三から聞いた話として紹介している。はじめ西村捨三大阪府知事が精軒から買い取る話があったが、これを耳にした龍三はぜひ自分が買い取りたいと申し出た。交渉は難航し富岡鉄斎や谷鉄臣が間に入ってようやくまったという[61]。

なお、東三本木通界隈は「新三本木」と呼ばれた遊所で[62]、明治五年の段階で清輝楼・吉田屋・信楽楼といった茶屋が七軒、芸者置屋が六軒あり、水西荘の位置の西には芸者置屋が三軒並ぶ[63]。鉄斎が精軒からこの邸宅を借りたころは、まさにそのような状況だったのである。

東三本木治療場での無料診療は軌道に乗り、三年後には医祖神祭を行った。懐旧談にいう。

▲治療場の事

明治十四年、翁先づ施療の第一着手として三本木なる自邸の水西荘（頼山陽の旧居）に治療場と云へるを設け、其後三週年に医祖神祭を挙行せられし。当時の記事あれば、昔を偲ぶ料にもと左に載せぬ。

去ル明治十四年五月八日、治療場ヲ創設シ、兼テ貧困患者ヲモ救助セラレシ以来、為ニ積年ノ病痾ヲ免レ、或ハ回生ノ効ヲ奏スルモノ少ナカラザルヲ以テ、今回有志者相謀リ、三週年期日ヲトシ、少名毘古那命・神農氏及ビヒポカラテスノ三医祖ヲ追尊シ、祭典ノ式ヲ挙ゲ、幷テ後来ノ盛隆ヲ希図スル。当日ノ拝詞ヲ左ニ録ス。

明治十七年五月

京都三本木

治療場有志

掛巻毛畏支《かけまくもかしこき》

大穴牟遅命《おおなむちのみこと》少名毘古那命《すくなびこなのみこと》二柱乃《ふたはしらの》大前爾《おほまへに》北野神宮司従七位田中尚房畏美《かしこみ》畏美毛《かしこみも》白左久《まをさく》此乃《これの》顕世爾《うつしよに》在呈婆《ありては》身体乃《むくろの》壮健久留古曾《すくよかなるこそ》快楽乃《たぬしみの》極那礼《きはみなれ》身体爾《むくろに》病有礼波《やまいあれは》忽《たちまち》其快楽乎《そのたぬしみを》那毛《かも》失比祁留《うしなひける》実爾《まことに》病波《やまひは》快楽乃《たぬしみの》敵止毛《あだとも》云弁之《いふべし》然留爾《しかるに》富爾《とめる》者波《ものは》心爾《こゝろに》足礼留《たれる》療術乎《をさめわざを》得礼杼《うれど》貧支者波《まづしきものは》是止表裏爾《これとうらうへに》呈憂瀬爾《てうきせに》落呈《をちて》苦牟曾《くるしむぞ》悲之支《かなしき》言巻波《いはまくは》畏古祁礼杼《かしこけれど》伊邪那岐命乃《いざなぎのみことの》桃爾《もゝに》詔給閉留《のりたまへる》御言爾《みことに》愛之支《うつくしき》青人草乃《あをひとくさの》憂瀬爾《うきせに》落天《おちて》苦麻牟時爾《くるしまんときに》吾乎《あを》手助祁之我如久《たすけしがごとく》助祁呈与止《たすけてよと》詔給閉留《のりたまへる》大御心乎《おほみこゝろを》安藤精軒波毛《はも》心止之呈《こゝろとして》貧民乃《まづしきものゝ》病難乎《なやみを》阿麻禰久《あまねく》救助牟止《すくはんと》既久与里《はやくより》其治療場乎《そのをさめわざのにはを》取設爾多留我《とりまけにたるが》今回《こたび》薬師乃法乎《くすしののりを》定米給閉留《さだめたまへる》二柱大神乃《ふたはしらおほみのみたまの》恩頼乎《ふゆを》蒙奉呈《かがふりまつりて》弥益《いよゝますます》此乃事業乎《これのわざを》拡張牟止為我故《おしひろめんとするがゆへ》今日乃生日乃足日爾《けふのいくひのたりひに》御祭仕奉牟止為呈《みまつりつかへまつらんとして》此乃小床乎《これのをとこを》伊豆乃盤境止《いづのいはさかと》掃浄呈《はらひきよめて》奥山乃榊乃枝乎《おくやまのさかきのえだを》折持来呈《をりもちきて》伊豆乃真坂樹止《いづのまさかきと》二所爾《ふたところに》刺合《さしわけ》白髪付木綿取垂呈《しらがつくゆふとりしで、》神籬成波夜之《ひもろぎなしはやし》斎比立奉呈《いはひたてまつりて》献留《たてまつる》今日乃御饗波《けふのみあへは》大御食《おほみけ》大神酒乎《おほみきを》始《はじめ》鰭乃広物《はたのひろもの》鰭乃狭物《はたのさもの》奥津藻《おきつも》菜辺津藻菜《いへつもい》甘菜辛菜爾《あまなからなに》至留迄《いたるまで》種々乃《くさぐさの》珍物乎《ためつものを》糸竹乃調乎《いとたけのしらべを》添呈《そへて》机代爾《つくへしろに》置足成呈《おきたらいして》仕奉留状乎《つかへまつるさまを》平久安久《たいらげく》聞食呈《きこしめして》安藤精軒我精神乎《がまごゝろを》褒給比賞給比呈《ほめたまひめでたまひて》広久《ひろく》貧民乃《まづしきものゝ》病難乎《なやみを》救助布《すくふ》事業爾《わざに》功績乎《いさをを》立之米給閉止《たてしめたまへと》畏美畏美毛《かしこみかしこみも》今日乃祭乃《けふのまつりの》称辞《たゝへごと》竟奉良久止白須《をへまつらくとまをす》

この年九月四日、精軒は北垣国道知事に「貧病院」のことを具申している[64]。おそらく医祖神祭のことも含め、活動の報告をしたのであろう。施療と並行して明治一四年一二月には医師試験委員と上京種痘医を命じられ、一

五年四月には地方衛生委員を申し付けられる（「履歴書」）。同一七年（一八八四）には半井澄らとともに京都私立独逸学校（富小路通夷川下ル）の発起人の一人として名を連ね金二〇円を寄付し、[65]同一九年（一八八六）六月一六日には上京区公立避病院（七本松通丸太町上ル）の院長心得にも嘱されている。「履歴書」には、

上京区公立避病院々長心得ヲ以テ治療方及嘱托候事

京都府

とあり、「告状」にも、

医師安藤精軒

虎列剌病流行ニ際シ衆ニ先チ志願ヲ以テ於避病院、該患者治療ヲ主宰スルノ条、石黒内務衛生局次長ヨリ同大臣閣下へ上申アリシニ電信ヲ以テ其篤志満足ノ旨達セラル。就テ次長ヨリ之ヲ本人へ伝達セン事ヲ移牒セリ。依テ本日召還シテ右盛旨ヲ告グ。

明治十九年六月十六日[66]

と記される。避病院はコレラ流行に伴い同一三年（一八八〇）六月、上京区は大徳寺、下京区は東福寺に仮設された。そのうち上京区では同一七年、区費によって上京区公立避病院を創設した。常設ではなく流行に伴い開設された病院で、のち聚楽病院と改称した。[67]精軒にとってコレラ治療は桂洲の代からの重要事で、みずから志願して任務に就いたのであった。

精軒は下京区の避病院においても院長心得であった。

六月十四日、午前八時石黒衛生局次長ト共ニ下京区避病院ニ来リ、事務ノ体裁、病者ノ景況、看病夫ノ取扱等逐一点検ス。半井病院長・山田・木下・安藤等出頭、右医師等非常尽力ニヨリ各検疫医員一同憤励ノ功ヲ

以テ百事整頓、上京区避病院ニ劣ル所ナシ。石黒氏ハ両避病院共其整シテ実地功ヲ見ルコト、他ニ類ヲ知ラスト賛称セリ。

本日午前十時在院患者十九名、内男十三名、女六名
予后良男九・女四、予后不良男四・女二
重症男四・女五、軽症男八、快復期男一・女一

医員

院長心得山田文友　同木下熙　同安藤精軒
医員今井善次郎　井上幸一　武山米之丞　松本砂

事務員

下京区書記増田正　水野広橘　湯瀬季知

警察出張

下京検疫支部委員　巡査長村藤太郎　荒金重太郎　青木円立　湯川伊三郎(68)

下京区の避病院は同二二年（一八八九）、日吉山麓に創設されたというのが通説である。しかし、右の史料では同一九年の段階で「百事整頓、上京区避病院ニ劣ル所ナシ」というから、東福寺に仮設されたものとは考えにくい。すでに病院としての設備を整えていたのであろう。なお、北垣は同年七月一日に半井の具申に従って上下避病院の改良を指示している。

同二〇年（一八八七）になると、精軒は伊藤博文に婦人慈善会設立を建議する。懐旧談に、

▲婦人慈善会の事

明治二十年一月、孝明天皇御二十年祭の際、時の内閣総理大臣兼宮内大臣伊藤博文伯も参拝の為め入洛し、祇園中村楼に滞在せられ、翁の知人たる内閣書記官谷森真男と宮内省内事課長桜井能監氏も随行中に在りしかば、翁は其前年即ち十九年に東京慈恵医院の創立せられたるに倣ふて施薬院を設くるに腐心し居りしこと丶て、早速同楼に此両人を訪ひて懇談中、伯突如として出で来りて来意を尋ねられ、両人よりは翁を紹介し其趣を詳述したるに、伯はそは美挙なり、然れども何等か拠るべき基礎無ければ直に施薬院の開設を見る事は困難なり、現に東京慈恵医院の如きも婦人連の慈恵会が設立したる様の始末なれば、先づ婦人慈善会を起して其根拠を造るべしと述べて、此旨を時の北垣知事に伝へられ、知事も之を諒とし時の書記官尾越蕃輔、谷口起孝の名にて所得税納付者に案内状を発して川端の京都倶楽部（元の舎密局及び司薬場跡にて今の銅駝校の在る処）に集会を求めて今の婦人慈善会を発起したるにて、時の衛生課長清水公敬、会計課長貞広太郎等、専ら其事に当れり。而して其発起の趣旨は当時翁の伊藤伯に呈せし左の建言書之を証して余あり。何とか今の慈善会が元の本旨に副ふ様、尽力ありたきものなりと。

御維新以後、旧弊一変シテ文学武備其他百般ノ事業追日進歩シ、将ニ文明ノ域ニ達セントス。御国運ノ隆盛、人民ノ幸福、誠ニ之ニ過グ可ラズト奉存候而テ、時勢ノ転遷ハ人民ノ方向ヲ変ジ、多年幸福安楽ヲ得シ者モ一朝貧困ニ陥リ、従来貴紳ト称セシモノ却テ貧賤トナル等ノ事ハ往々有之。特ニ我京都府下ハ　車駕御東遷以来、諸職業共ニ衰退ヲ来シ、人民ノ貧困ニ陥ルモノ不少。従テ貧困患者ノ増加スルモ亦勿論ニ御座候、既ニ昨年ノ如キ諸種ノ伝染病流行スルニ当リ、之ガ惨毒ヲ蒙ル者ハ多ク貧民ニシテ、其惨毒ハ容易ニ消滅難致、且之レヨリシテ一般富貴ノ家ニ伝染スルノ憂へ有之。日々貧民患者ニ接シ治療ヲ施シ候者ニアリテハ、愍然見ルニ忍ビザル事情実験仕候ニ付、予テ有志者申合セ救助方周旋仕候義モ御座候得共、何分資本僅少ニシテ容易ニ其効ヲ奏スルニ至ラズ。去リ迚テ此侭相過ギ候テハ年々ノ伝染病流行等ニ際シ甚ダ哀ムベク、且恐ルベキ事ニ付、何トカ良策モ無之哉ト苦慮仕居候折柄、今般東京府下ニ於テ慈善病院御設立相成リ、恐レ多クモ　皇后陛下院事ヲ御親裁被為遊候御旨趣、側カニ伝承仕、慈仁ノ御思召深ク感喜ノ至リニ奉存候。就テハ我京都府下人民ノ如キハ　桓武天皇御奠都以来千有余年ノ永キ朝恩ヲ蒙リ、実ニ輦轂ノ下ニ生存仕候得ハ、御東遷以後ト雖、一日モ　天恩ノ難有ヲ忘却仕候者ハ無之、且当時　皇族ノ御方々京都ニ御在住被為遊候事、誠ニ幸ヒノ義ニ御座候得ハ、恐レナガラ仝御方々ノ御発起ニテ貴紳及ビ慈善篤志者ヲ御誘導被為在、都下ニ一ノ慈善会ヲ御創設被為遊、博ク有志ヲ募リ終ニ一大貧病院ヲ興シ得レバ、上ハ　天恩ノ難有ヲ不朽ニ伝ヘ、中ハ慈善篤志者ノ素志ヲ貫徹セシメ、下ハ貧民病者ノ苦悩ヲ救フノ一大美挙ニ可有之ト奉存候。且貧窮病者御救助被遊候義ハ、一般衛生上ニモ大ニ改良ヲ与ヘ候義ニ御座候得ハ、特別ノ　御詮議ヲ以テ右ノ旨趣御容納被為在度奉存候。元来我朝ニ在テ施薬院ノ制ハ尚ク　聖武天皇ノ御宇、既ニ御開設被為在候モ、爾後時勢ノ変遷ニヨリ終ニ廃没ニ至リシハ蒼生ノ不幸此上ナキコトト奉存候。因テ旧クハ　聖武天皇ノ故例ニ被為傚、新クハ　皇后陛下ノ慈旨ヲ遵奉セラレ、前顕ノ貧病院設立ノ順序相立候様、偏ニ希望ノ至リニ不堪、右杞憂ノ余リ遂ニ不敬ヲ顧ミズ奉懇願候也。

京都市上京区富小路二条下ル俵屋町

安藤精軒

明治二十年二月　日

内閣総理大臣兼宮内大臣伯爵伊藤博文殿

記事によれば、精軒は東京慈恵会医院の影響を受けて京都に「施薬院」を開設したいと考えていたようである。

東京慈恵会医院は明治一四年（一八八一）、高木兼寛によって創設された成医会講習所を発端とする。高木はイギリスのセント・トーマス病院医学校に留学した経験から、イギリス医学を日本に定着させようと考えた。当時は政府によってドイツ医学を中心とする方向性が打ち出されていたので、ある意味これに反する行動であった。その一方で高木は戸塚文海とともに有志共立東京病院を開いた。これは貧しい人々を対象とした慈善病院で、有栖川宮威仁《たけひと》親王を総長とし有志の寄付によって運営された。同二〇年になって皇后を総裁に迎え、東京慈恵会医院と改称して皇室の資金によって運営されることになったのである。

このようにみてくると、勤皇家であり大学東校でイギリス医学に触れた精軒にとって、東京慈恵会医院は理想の姿に映ったのではあるまいか。後半の建議書をみれば、コレラに苦しむ貧困患者のために貧病院を開こうとする熱意が伝わってくる。皇族を中心として婦人慈善会の設立をさせ、運営資金を確保したいとの思いが懇々と訴えられている。

期せずしてこの年三月、精軒は侍医局勤務となる。「履歴書」に、

侍医局勤務ヲ命ス　京都在勤ヲ命ス

宮内省

と記す。かつて桂宮参診の経験はあったが、侍医局への勤務は精軒にとって大きな名誉であり、慈善病院開設に向けて一歩前進したと考えたであろう。なお、同四一年（一九〇八）一月からは侍医寮御用掛となる（「略歴書」）。

このころの精軒は、山階宮晃親王と診療などを通じて交流を深めている。晃親王は伏見宮邦家親王の王子で、勧修寺住職をつとめたあと山階宮を創設した。同宮家の記録によれば、次のとおりである。

一六年（一八八三）二月一四日　昨夜十時頃より御違例のため、是日安藤静〔精〕軒を召して診察を受けられた。

是より三月上旬迄御療養につとめられ、同月十七日御床払の祝を行われた。なおその間静〔精〕軒の外、朝彦親王の思召によって山本行正も診療に当たった。

二一年（一八八八）七月二三日　又夕刻より三本木の安藤精軒治療所に御成あり、参会の家教及び盲唖院長古川太四郎等と共に酒饌の饗応を受け、又盲唖院生徒の音曲演奏を聴かれた。

同年八月二三日　少々御違例につき、早朝安藤精軒を召して拝診せしめられた。尓後九月六日迄連日拝診せしめられた。

二四年（一八九一）八月一六日　医師安藤精軒宅新築落成につき、夕刻より大文字御覧を兼ねて同家に成らせられ、来会の大谷光瑩その他と共に酒饌等の饗応を受けられた。なお精軒に御土産として肴料及び黒楽茶碗・緋袱紗を贈られた。

二五年（一八九二）六月二日　御違例により早朝医師安藤精軒を召され、次いで同得太郎・半井澄を召して診察せしめられた。御病症は肺炎にして、尓後御療養一箇月にわたり、その間精軒等三人をして日々診察せしめられた。

同年六月七日　天皇・皇后より侍医岡玄卿が差遣せられ、親王の診療に当たった。乃ち是日玄卿が入洛、直ちに参殿して安藤精軒・半井澄と立会診察を行い、尓後二十一日に至るまで日々参殿して診療に従った。是日天皇・皇后は御見舞として万那〔魚真〕料金五十円を親王に賜られた。

同年六月九日　皇太后より御違例御尋として、菓子料金二十五円を御拝領あり、十四日天皇より菓子一折を拝領せられた。

同年六月一五日　侍医岡玄卿・医師半井澄・同安藤精軒の連日拝診を犒われ、別当等を案内として本願寺飛雲閣・東本願寺枳殻邸等を観覧せしめ、帰途祇園の中村楼に於て晩餐を饗せしめられた。
同年六月二一日　侍医岡玄卿が明二十二日帰京するので、慰労として袴地・白絽各一反及び金百五十円を贈り、又半井澄・安藤精軒・同得太郎及び鍼医宮崎厳三に、慰労として夫々金員を贈与せられた。
同年七月五日　御床払を行われた。（中略）なお御床払の後も引続き安藤精軒・同得太郎・半井澄の診察を受けられた。
同年七月三一日　半井澄・安藤精軒・同得太郎に、拝診慰労として菓子料を贈与せられた。
二六年（一八九三）一月八日　安藤精軒の診察を受けられた。なお精軒は是歳毎月両三度乃至数度診察に参殿し、安藤得太郎もまた屢参殿、診察に従った。
二七年（一八九四）一月二日　医師安藤精軒・同得太郎を召して診察せしめられた。なお是歳屢両人の診察を御受けになった。
同年三月一一日　安藤精軒の請により、福井藩医笠原白翁（本邦種痘の首唱者と称せられる）の碑の篆額を御揮毫になり、精軒に下付せられた。
同年五月二五日　是日御微恙により、医師半井澄・安藤精軒等を召して診察を受けられた。以後六月九日に至る迄、澄・精軒等をして診察せしめられた。
二八年（一八九五）一月一日　是日安藤得太郎を召して診察せしめられた。尓後、殆ど連日に渡り安藤精軒及び得太郎を召して診察せしめられた。
二九年（一八九六）一月四日　医師安藤精軒・鍼師宮崎厳三を召して診療を受けられた。なお是歳毎月数回精軒の診察を受けられ、又毎月一週間宛厳三を召して治療せしめられた。

三〇年（一八九七）一月一六日　医師安藤精軒を召して診察せしめられた。なお是歳も屢精軒をして診察せしめられた。

同年七月五日　是日少々御違例につき、安藤精軒の診察を受けられた。

同年一月八日　村重日栄と御同道にて安藤精軒の家に成らせられ、日栄及び伯爵大谷光瑩・宇田淵・国分定胤と共に正午式茶事の饗応を受け、又富岡百錬その他の揮毫及び延暦寺東塔の什宝等を御覧になった。なお精軒に御土産として楽茶碗・香合を贈られた。

三一年（一八九八）一月二六日　是日天皇より御差遣の侍医高階経本が参殿、初めて診療に候した。なお経本は、この後二月二日に至る迄安藤精軒・京都府立病院内科部長笠原光典〔興〕と共に、日々診療に候した。[69]

診察に際しては、半井澄や長男得太郎が同伴することもあった。「精軒宅新築落成」とあるが、転居したのではなく富小路通二条下ル俵屋町の家屋を新しくしたのであろう。前年、水西荘を手放したことによると思われる。最後の記事に関しては、明治三一年一月二十四日付に「是月中旬以来、肋膜炎の症状により御療養中のところ、是日黄疸を併発せられ、爾後胆石及び肝臓硬化症のため漸次御病状悪化し、重態に向かわせられた」とある。いずれにしても、晃親王は精軒に大きな信頼を寄せていたことがわかる。晃親王は同年二月一七日、逝去した。

精軒が晃親王との知遇を得たのは、尾崎三良《さぶろう》が関係しているのかもしれない。親王は国事御用掛として活躍し、三条実美や姉小路公知とは面識がある。尾崎は三条に仕え、尊皇攘夷運動に挺身したことは有名である。しかも、尾崎の養母玉井は、もと伏見宮家の老母として仕えたが、故あって放逐されて三条家の老母となった。[70] 尾崎と精軒との接点は親王よりも古い。尾崎の日記から精軒に関する記事を摘出しよう。

一二年（一八七九）八月三日　晴　安藤精軒ヨリ使来ル。

一四年（一八八一）一〇月一六日　晴　南禅寺山ニ登松茸ヲ採ル。同行人桂、木本、松永皆夫妻、菱木姉〔古仙〕、稲葉、安藤〔精軒〕、其他都テ三拾八人。晩刻真如堂、黒谷、岡崎等ヲ経テ帰ル。此日快晴一同愉快ヲ尽ス。予及妻妾小児洵若同伴。

同年一〇月一七日　雨　碁客浜名某来ル。桂来ル。安藤精軒来ル。三樹安藤別荘ニ至ル。別荘ハ頼山陽氏ノ山紫水明楼ナリ。眺望頗ル佳ナリ。川北〔喜八・親族〕、岡松等来ル。三樹ヨリ祇園新地伊勢某ニ至ル。夜ル帰ル。

同年一〇月二五日　晴　中村元冠来ル。浜名へ至ル。安藤ヲ訪。三樹月波楼ニ登ル。左ノ人員ヲ会ス。

木本氏好、桂正芳、松永恒久、稲葉、仲美英、富井政恒〔元聖護院宮侍〕、立川、市岡惟顕、鴨脚秀経〔官家士族〕、安藤精軒、中川武俊、泉亭俊彦〔元非蔵人〕、東辻、山名氏、田村知〔多〕興。外ニ芸妓七名、中居二名。

一六年（一八八三）八月二二日　水　涼風　松木、泉亭等来ル。同道散歩幸〔荒〕神口割烹店ニ至ル。不潔ナルヲ以テ又寓所ニ帰ル。浜名〔碁打〕来ル。碁ヲ囲ム。安藤〔精軒・官家士族〕、岡松老媼来ル。朝藤山来ル。碁ヲ囲ム。家信ヲ得ル。

同年八月二六日　日　晴　岩橋来ル。中川、田村、山名来ル。同車ニテ祇園中村屋ニ至リ酒宴ヲ張。芸妓数名盃酌ニ侍ス。帰万亭ニ至ル。同席スルモノ中川謙二郎、松室、泉亭、安藤精軒等ナリ。

一八年（一八八五）九月四日　金　晴　中川武俊〔京都府四等属〕来ル。桂正芳来ル。同伴平安義黌ニ至ル〔義黌ニ於テ、熊本済々黌へ遣スベキ生徒ヲ定ム。則安藤仲次郎（十七年六ヶ月）、武井脩吉（十六年一月）二人ヲ定ム〕。生徒授業ヲ見ル。梨木神社建築所一見ス。上鴨村ニ至リ、藤木〔友顕〕ヲ訪。晩景帰ル。晩桂ヲ訪。

同年九月七日　月　夜来雨　早起。大阪ニ至リ（午前六時四十五分汽車）、北浜二丁目礒野小右衛門ヲ訪ヒ、銀行、本願寺関係一件ヲ頼談ス。土佐堀ニテ共同運輸会社ニ至ル。佐々木男也（ママ）ニ面会。十一時六分汽車ニテ帰京。着京以来来訪人左ノ如シ。

淡海漁人、松室重繁、安田良恭、平塚源二郎、赤塚正性、山本長敬、安藤正〔精〕軒、安藤仲次郎、武井脩吉、藤木友顕、伊藤忠雄、長阪邦輔、浜名（碁客）。

一九年（一八八六）一一月一七日　水　午後陰雲　六左衛門来ル。午後中井、中川、辻、桂等来ル。中川、辻、桂同道島田政邦ヲ訪。夫ヨリ丸〔円〕山ヤアミ楼ニ登ル。安藤精軒招請ニ依ル。楼ハ山腹ニ起リ、三層ニシテ、東南山ヲ負ヒ、西京師市街ヲ望ミ、一望西山ニ尽ク。佳景絶望ナリ。楼洋館ヲ摸シ、食卓アリ、寝具アリ、構造頗ル宏壮ナリ。洋人ノ京師ニ至ルモノ多ク此ニ宿泊スト云。五人共ニ洋食ヲ飽シ、夜ル山ヲ下リ、祇園街、旅町、京極等ヲ逍遥シテ帰ル。龍源寺住職堀江光闡来ル。

二〇年（一八八七）三月二七日　日　晴　岩崎義憲来ル。午十二時富士見軒ニ至ル。京都人懇親会ナリ。会スル者〔数字欠〕。午餐ヲ飽シ、演舌数人。后三時散ズ。会スル人左ノ如シ。

伊丹、桜井、高階、安藤精軒、市川父子、多田、青木行方、人見、高田茂、森田昌房、河端誼益、平野好徳〔宮内省侍医局勤務〕、羽倉信可。西京方、安藤精軒、松永恒久、薩埵正邦、野原新造、府会議員西堀徳二郎、富森篤。

二五年（一八九二）四月二四日　日　晴　安藤精軒ヨリ書面来ル。

同年七月一日　金　晴　午前四時五十分京都七条ステーションニ着。迎ル者如左。

菱木、村上、岡松彦太郎、桂トモ子、高田孝助、川北儀助、外五、六人。

直ニ先麸屋町戸田玉井寓所へ着ス。一憩ノ後向ヒ旅店沢文方ニ投宿ス。暑熱八十九度殆ド堪ヘガタシ。安藤精軒〔宮内省侍医局勤務〕、平安義黌教師島津益五郎、龍源寺住職堀江光闡、辻重義、村上直達、岸江来ル。

七月四日　月　晴　時々驟雨　本日来訪者、山本栄蔵、木村時義〔京都地方裁判所判事〕、中川妻、辻妻、山本長敬、菱木信興、中川武俊、安藤精軒、辻宗兵衛、中村宗助、高田友之助、三上平次郎、高田孝助、岡松。(71)

尾崎は水西荘に精軒を訪ねるなど、しばしば茶会や酒宴を共にしている。精軒は医師としてではなく、勤皇家として旧交を温めたのであろう。また、次男仲次郎も世話になった。仲次郎は、のち医師になる。平安義黌は産業誘導社を改組したもので、尾崎の尽力などにより明治一六年一〇月創立、官家士族の子弟教育を行った。(72)精軒は梅田雲浜の孫良三も通わせている。尾崎は文久三年八月一八日の政変後、いわゆる七卿落ちに際して三条実美に随行したし、維新後は没落貴族の救済に当たるなど情誼に厚いことで名高い。その意味で精軒と一脈通じるものがある。尾崎は精軒が施薬院を再興する際、「首唱者」として名を連ねている。

同二〇年六月二六日、精軒は半井らと京都共立恵愛医院を開設する。『日出新聞』六月一八日付に、

京都の医家半井澄、山田文友、武部元質、安藤精軒、大村達斎、田中元道の諸氏が今度下京十二組東洞院四条下る処へ共同私立慈恵医院と称する私立病院を開設し、毎日午後三時より五時まで諸病を診察し、貧民はすべて施薬施療いたし度とその規則書を添へて、一昨日下京区役所を経て京都府へ出願せしと。

とあり、六月二六日付にも、

今度京都刀圭家の有志が協同して設立したる東洞院四条下る恵愛医院は、本日を以て開業せり。其主旨及び概則に拠れば、賤民の疾病をたすけて力役労作の義務を尽さしめ、国家の福祉を増さしめんとにありて、貧困患者の施療を主とし、各戸長役場へ施療券を配付し、施療患者たりとも大患なれば其家に就て診察をもなし、有志は一意慈善心を以て患者を扱かふとの事なれども、固より限りある有志の醵金にて限りなき施療に従事するは難き業にて、之を助けんとする慈善家の義捐も亦敢て辞せざる所なりと。且つ施療患者の外に衆人の望みに応じ診療をなすといふ。

との記事が出た。名称に錯簡があるが、正式には京都共立恵愛医院である。記事からもこれが貧困患者のための病院であることがわかる。さらにくわしくは「主旨」および「概則」に記される。

京都共立恵愛医院主旨

人トシテ誰カ其身ノ健康ト国家ノ強富トヲ希図セザルモノアランヤ。一身健康ニシテ始メテ一家ノ富豪ヲ計ルベク、一家富豪ニシテ始メテ一国ノ強盛ヲ致スベシ。然リト雖モ、其健康ヲ保持シ、家国ノ富強ヲ計ル者ハ、特リ恒産者ニアルノミ。蚩々タル賤民日夜衣食ニ汲々トシテ其身ノ健康ヲ顧ミルニ遑アラズ。況ヤ家国ノ富強ヲ計ルニ於テオヤ。此ノ如キ賤民ハ果シテ家国ニ益スル所ナキ乎。否ナ家国ニ強富ヲ致スベキ一大原子タリ。看ヨ今日有為ノ士事ノ農商工技ヲ問ハズ、大ニ為ス事アルニ当テ、此賤民ノ力ニ仮ラザルヲ得ザルハ、恰モ将師ノ兵士ニ於ケルガ如シ。士瘠セ兵悴カル、トキハ抜山蓋世ノ将モ豈ニ勝ヲ四方ニ制スル事ヲ得ンヤ。今ヤ百般ノ事業ヲ振起興奮セントスルニ当リ、尫弱病羸ノ賤民ヲ使役シ、雄ヲ他国ト争ハントス。亦タ殆哉仁慈ナル政府ハ夙ニ衛生ノ方ヲ施行シ、愛国ノ志士ハ意ヲ保健ニ凝ラシメテ以テ公衆安寧ト各自ノ幸福ヲ画ル。然リト雖モ、疾病ナルモノヲシテ跡ヲ人生ニ絶タシムル事能ハザルハ多言ヲ俟タズシテ明ラカナリ。彼ノ憐ムベキ賤民、已ニ健康ノ日ニ於テモ衣食ニ安ンズル事能ハズ。況ンヤ不幸ニシテ一朝病ニ罹ラバ、誰レカ之ヲ保護スルモノアラン。貯資ノ治ヲ医家ニ求ルニ足ルナク、薬餌ノ病ヲ養フニ供スルナク、其甚シキニ至リテハ空ク病蓐ニ呻吟シテ長ク妻子ヲ饑寒ニ泣カシム。其惨状実ニ見ルニ忍ビザルアリ。予等職司命ニ在ルノ責任ト身国民タルノ義務トヲ尽サンガ為メ、同心協力シテ本院ヲ開設シ、以テ賤民ノ疾病ヲ救治セントス。然レドモ、限リアルノ資材ヲ以テ豈ニ能ク窮リナキノ事業ニ応ズル事ヲ得ンヤ。先ヅ茲ニ其端緒ヲ開キ、広ク慈恵家ノ義捐金ト幷ニ其協力トヲ得テ、漸次ニ之ヲ拡張セント欲ス。願クバ愛国慈善ノ諸君、予等ノ事業ヲ扶ケテ以テ彼ノ家国ヲ益スル賤民ノ痛苦ニ救助セラレン事ヲ。亦是レ家国ノ富強ヲ計ルノ一途ニシテ、実ニ報国ノ一大義務タル可シ。

○概　則

一、本院ハ貧窮者ノ施療ヲ主トス。
一、本院ハ共同有志者ノ醵金ヲ以テ基礎トシ、尚ホ慈善家義捐金ヲ以テ維持スルヲ目的トス。
一、施療ヲ乞フ患者ハ、必ラズ施療券ヲ持参スベシ。
一、本院ノ施療患者ニシテ不得已場合ニ於テハ、臨時往診ニ応ズル事アルベシ。
一、本院診察時間ハ（大祭日・日曜日）ヲ除クノ外、毎日午後三時ヨリ五時迄トス。故ニ必ラズ此刻限ニ来院スベシ。
一、施療券ハ各組戸長役場ニ差出シ置タルヲ以テ最寄ノ役場ニ於テ申シ受クベシ。

附　言

一、本院ハ施療患者ノ外、汎ク衆人ノ望ミニ応ジ診察治療スベシ。
但シ此場合ニ於テハ相当ノ薬価ヲ申シ受クベシ。

東洞院四条下ル元悪王子町
京都共立恵愛医院(73)
明治廿年六月

「主旨」によれば発起人は医師としての責任と国民としての義務を尽くすため、国家の基礎たる「賤民」の疾病を救護するべく開院したという。運営資金は有志者の醵金と慈善家の義捐金によるとしている。

ところが、恵愛医院はわずか一年で廃院となる。『日出新聞』同二一年（一八八八）六月六日付に、

恵愛医院の休業　本紙広告に見ゆる通り、京都の恵愛医院は半井澄氏始め医師中の有志者数名協力して、満一ヶ年の約定を以て昨年六月に設立せしところ、既に満期に付、今度一先同盟を解きて暫く休業し、其間に充分資力を養成して再び開業するの計画を為す事になりし由。右開院以来施療せし患者は四千零七十名にて、為に有志者が醵出せし金員は凡七百余円に達したる由。此外に他の慈善家諸氏より寄附せし金員も二百余円に上りたれども、此寄附金は未だ一厘も手をつけず、金額を銀行に預けおき、追て再び開業するの基本金に為すとのこと。

とあり、また、

京都共立恵愛医院は明治二十年、十数名の医師有志者、貧民施療の目的を以て各若干金を課出し、又市内同志の慈善家に説て金品の寄贈を勧め、同年六月市内下京区東洞院四条下る悪王子町に仮設す。当時一年間に於て患者を施療すること四千七十名に昇れり。漸く其目的を達せんとするに際し、故ありて二十一年六月廃院す。当時残金を貯蓄して其額参百九拾円四銭ありき。(74)

との報告もある。新聞でははじめから一年限りであったように記すが、もう一方では「故ありて」と書かれている。一年間での患者は四千名ほどで、十数名の医師による醵金は七〇〇円、一人当たり五〇円見当なのでかなり

の支出であった。慈善家からの義捐金は二〇〇円であった。義捐金には手を付けていないというから、経済的に余裕があったともいえる。しかし、双方とも毎年となるとかなりの負担であるし、診察も毎日二時間、交代制にしても本務に支障が出ることもあろう。いうなれば精軒の意向を汲んでの実験的取り組みだったのかもしれない。もっとも当初は「休業」のはずであったが、結局は「廃院」になり再開されることはなかった。廃院が決まったのは同二四年（一八九一）一二月のことである。

廃院之儀ニ付、御届
明治廿一年五月、本院休業御届仕置候処、今般都合ニ依リ廃院仕候間、此段御届申上候也
明治廿四年十二月八日
私立共同恵愛医院長
半井澄
京都府知事北垣国道殿(75)

この間、精軒は府知事あてに博愛社の創設も上申している（「安藤精軒文書」）。

謹テ一書呈上仕候。予テ奉承置候博愛社創設ノ儀、今日ノ御政体ニ在リテハ一日モ等閑ニ附ス可キ事ニ無御座候折柄、今回御挙行相成候霊山招魂祭ノ如キ最モ風教ニ関係アル特典ニシテ、今祭ル所ノ神霊ナルモノハ報国尽忠ノ志厚ク家産ヲ抛チ妻子ヲ捨テ義ニ伏テ屈セズ、身ヲ殺シテ仁ヲ成シタル有志者ニ御座候得ハ、之ヲ祭ルノ精神タル一ハ以テ在天ノ忠魂ヲ慰メ、一ハ以テ後世ノ志士ヲ奨励セラル、所以ニ可有之ト奉存候。附テハ現時生存スルノ有志者ニ在リテモ其ノ報国尽忠ノ遺志ヲ継ギ、今日ノ急務ナル博愛社ヲ創設シ、国家外交政略ノ御趣意ヲ体シ、聊カ人民各自慈恵ノ心ヲ発揮シ、国恩ニ報ヒ奉ルコト有志者ノ本分ト奉存候。

抑々博愛社ノ挙タル文明諸国ニ在リテハ丁年以後ニ至レハ凡ソ加入セザル者ナキ程ノ一大有力ナル結社ニシテ、其ノ事ノ盛衰ハ国権ニモ関ス可キ重大ナル事業ト承リ及ヒ候得ハ、幸ヒ今回挙行サル、招魂大祭ヲ機会トシ一団結ヲ起シ、博愛社設立ノ端緒ヲ開キ、常時ハ以テ看病婦及ヒ医師、殊ニ外科的患者ヲ療スルノ方法ヲ習熟セシメ、兼テ貧民患者ノ痛苦ヲ救ヒ、一朝事アルニ際シテハ直チニ海陸軍人ニ応援スルノ法ヲ設ケハ一挙両全ノ基礎相立可申ト奉存候間、特別ノ御配慮ヲ以テ御断行被為在度懇願候。尚発起者ノ如キハ養正社員中特志者、其ノ他ニモ主唱致シ候者、随分可有之ト奉存候。仍テ上申仕候也。

上京区第三拾組俵屋町平民

安藤精軒

明治廿年九月廿日

京都府知事北垣国道殿

博愛社は日本赤十字社の前身である。西南戦争に際し、佐野常民が敵味方関係なく救護するため政府に設立を求めたが許可されなかった。佐野は有栖川宮熾仁《たるひと》親王に請願し、その理解を得て同一〇年（一八七七）熊本洋学校に博愛社を設立した。同一九年（一八八六）一一月には博愛社病院がつくられ、同二〇年五月に日本赤十字社と改称された。右の上申書が出された九月はすでに改称後のことであるが、旧名称を使っている。

文面から察するに、精軒は知事に対して京都支部の設立を願い出たのであろう。理由として挙げたのは「外科的患者ヲ療スルノ方法ヲ習熟セシメ、兼テ貧民患者ノ痛苦ヲ救ヒ」というものであった。精軒にとって貧民患者の救護が中心であることはいうまでもない。恵愛医院とは別の形で臨んだのである。

はたして京都支部は同二二年（一八八九）に設立され、精軒は幹事に就任している。懐旧談に、

▲赤十字社の天災救護は京都嚆矢なる事

明治二十三年、日本赤十字社京都支部設立に際し、故小松宮彰仁親王殿下御入洛中、世人が往々赤十字は恰も基督教に関係あるものの如く誤解して加盟を躊躇せるを慨せられ、翁を召され、辻兵事課長と共に委員として尽力すべき様御下命あり。彼此奔走の末、稍やくにして二百余名の入会を見き。翌二十四年十月二十八日、濃尾の大震災あり。越へて三十日、当時療病院長たりし猪子止戈之助学士、翁を訪ひて濃尾の震害は非常中の非常にて、惨憺たる有様なる由なれば、我々は救療の為め出張の積なれど、幸に当市には赤十字支部もあること故、其事業とせられては如何との事なりしかば、翁はそは美挙なりとて大に賛成し、早速同支部副部長たりし書記官尾越蕃輔を府庁に訪ひて、其巨細を談ぜしに、こりや怪しからぬ赤十字社は兵事以外の救護に任すべからざるものに非ずやとて断然拒否せり。案に相違の此返答に翁も少なからず辟易し、直に幹事木村時義を訪ひて之を諮りしに、そは遺憾のことなり、併し救護練習の為めとか何とか口実を設けては如何、兎も角一応お互に熟考を加ふべしとのことにて其日は別れたりしが、翌朝未明に門を叩くものあり。起き出れば府庁の小使にて一封の書状を齎し来れり。そは尾越の書面にて即刻登庁を待つとの事なりしかば、即刻至り見れば、前日と打て変りし待遇振にて、昨日は卒爾の返事致して誠に相済まず。実は岐阜県より当時偶ま行き合せ居りしに、仁王門辺の火防取締を使として米数十石、人足百五十人至急差越されたしとの依頼あり。且現場の状を聞くに酸鼻を極め負傷者数知れざるも如何とも手の下し様無しとのことなりき。然れば規則抔に拘泥すべき秋に非ざれば、急に差遣方を取計はれたしとのことなりしかば、評議の末、費途は寄附金に求むること丶せしも、不取敢療病院より消毒材料三百人分と外に手当として派遣員一名に付、五円の割にて都合七拾五円を取替へ貰ひ、天幕は辻兵事課長、大阪の四師団に至り之を借り受けて直に大垣に郵送し、猪子院長は医長として助手五名と看護婦十名を具して出張し、赫々たる功績を挙げたるは人の知る所なり。其後、本社よりは何故決裁を仰がずして派遣した抔の詰問を受くる等、思想頗る幼稚なりしが、赤十字社にして斯く天災に始めて指を染めたるは実に我京都支部なりしなり。是れより天災に赤十字社の出掛けるは当然の様になりしも、其最初に在りては真に如此困難の事情ありしなり。皇太后陛下も之を嘉みせられて金弐百五拾円を下賜せられたり。後彼の二十七八年の戦役に救護団を広島に派したるも亦、我京都支部実に第一の先駆たりし名誉を有せり。人の永く之を記せんことを望むと。

▲東男に京女の事

明治二十三年に赤十字社京都支部を設くると同時に篤志看護婦人会をも創め、高等女学校の二階にて毎月例会を開き、北野神社の故吉見宮司の夫人抔は熱心に尽力せられたり。其整頓したることは全国無比との評判にて、故小松総裁宮殿下は屢次マー行て見よと仰せられしとて、東京より態々視察に来られし人も少なからざりき。何としても京都は女の国で、女の方は模範的に却々発達して、実に京女に東男だと翁は破顔一笑せり(76)。

と記録されている。記事では二三年となっているが誤りである。京都支部創立のとき、すでに日本赤十字社の社員が二六名いたという(77)。そのなかに精軒が含まれている可能性は高い。同時に篤志看護婦人会も始めた。

貧窮民の救済は前代から持ち越された問題であった。維新後、貨幣経済の変換や身分制度の変更、あるいは地租改正などの影響で、貧窮民は一層大きな社会問題になっていた。新政府は同七年（一八七四）一二月、「恤救《じゅつきゅう》規則」を制定して対策を講じた。しかし、相互扶助を原則としており、救済対象者はいわゆる無告の窮民に限定され、一定の米代を支給するというものであった(78)。天皇の慈恵政策との側面を持つが、貧なる病者に対して国が救済責任を負うものではなかった。

京都府では早く同元年（一八六八）一一月二五日、窮民への救米支給と貧民への金銭貸与の制度を定めた。さらに同一二年（一八七九）七月一九日には「済貧恤窮」のため別途規則を定め、救済対象を広げ重病者に米を支給することにした。[79]窮民救済とはいえ、金品の支給だけでは解決されない問題がある。病者の診療である。すでに同元年には鳩居堂の熊谷直孝によって有信堂（東洞院通御池下ル）が再興され、「種痘ノ外、傍ラ貧民ノ病ヲ施療」することが始まったが、[80]必ずしも十分とはいえなかった。また、同五年（一八七二）には療病院が創設されたが、高額の診療費が必要であった。

精軒が「貧民施療」や日本赤十字社に関わったのは、高松凌雲の影響によるものもあろう。凌雲は天保七年（一八三六）筑後に生まれた。精軒より一歳下である。緒方洪庵の適塾に学んだあと、フランスに留学した。留学先はパリのオテル・デュウ（神の家）であった。この病院は篤志家の寄付によって維持され、整った設備で貧しい人々に無料診療を行っていた。帰国後、前記のとおり箱館病院で敵味方なく治療に当たった。任務を終えたあと、東京で開業し施療に携わった。明治一二年、同志を募って同愛社を設立、施療の輪を広げた。[81]精軒の足取りとまことに近似するものがある。

こうした流れのなかで、勤皇家たる精軒は「貧民患者」に対する無料診療が天皇の東上に伴わず京都に留まった医師たる自分のなしうる忠義と考えたのであろう。雲浜の教えと桂洲の導きとの接点が施療だったのである。精軒自身の言によれば「西南戦役ノ後、物価騰貴シテ貧民等カ生計ニ窮シ、一旦病ニ罹ルモ医薬ヲ求ルノ資ニ乏シク、終ニ不幸ニ死スルモノアルヲ憫ミ之ヲ救済セントシ」ということであった。もともと出張診療所であったところに「貧民救済所」を設置したのである。[82]

明治一四年といえば、いわゆる松方デフレが社会問題になっていた年に当たる。精軒のいうように、西南戦争の戦費調達で生じたインフレ対策が喫緊の課題であった。積極財政を主張する大隈重信と緊縮財政を主張する松方正義とが対立したが、同年の政変で大隈が失脚すると、松方は大蔵卿に就任し不換紙幣を回収焼却した。日本銀行を設立して銀本位制を導入、官営模範工場を民間に払い下げ、煙草税や酒造税を増税した。そのためデフレに陥り、特に米価の下落は農民層を苦しめた。一部の地主などに土地が集中する一方で、地方農民は土地を売却して都市に流入したのである。こうした経済状況にかんがみて、東三本木治療場は創設された[83]。

水西荘を売却したとはいえ、「貧民患者」の診療はなおも継続された。それがまさしく施薬院の再興であった。

（1）成瀬麟・土屋周太郎編『大日本人物誌』（八紘社、一九一三年）。ただし、一四歳で京都に出て桂洲の門下になったとする説もある（『京都医事衛生誌』第二九四号、一九一八年九月）。途中経過が飛ばされたのかもしれない。また、竹沢徳敬「安藤精軒伝記」（『京都医学会雑誌』第二六巻第二号、一九七七年三月）では、弘化三年（一八四六）九月、桂洲に養われたという。これだと京都に出たのが一層早くなり、誤伝とみなさざるを得ない。

（2）川村純一『病いの克服 日本痘瘡史』（思文閣出版、一九九九年）。

（3）笹岡芳名『越藩福井医史及医人伝』（酔香室、一九二一年）、大武玄夫編『済世館小史』（済世館、一九三二年）、福井県医師会編『福井県医学史』（同医師会、一九六八年）。

（4）緒方富雄「幕末の疫病と緒方洪庵」（山中太木編『日本細菌学外史』所収、一九七五年）、福井市立郷土歴史博物館編『戦兢録』（同館、一九八九年）、福井県医師会編『白神記』（同医師会、一九九七年）。なお、緒方論文では「朔太郎」を「朔次郎」に、「お弘」を「お仙」に誤る。『明治天皇紀』慶応二年（一八六六）一二月一七日条では桂洲を「種痘の術に長ぜる医師」と称賛している。

（5）「安藤精軒文書」（京都府立医科大学所蔵）。本資料は精軒の長男得太郎が文書や伝聞をもとにまとめたものである。作成年代は不明。以下、史料引用の際は、適宜句読点などを施す。

（6）『白神記』（前掲）。

(7) 志手駒男『日野鼎哉・葛民伝 日本近代医学の夜明け』(葦書房、一九九一年)。同書は鼎哉の没後、桂洲が安藤姓に戻したというが、京都府医師会医学史編纂室編『京都の医学史』(思文閣出版、一九八〇年)では生前のこととしている。鼎哉の性格については松尾耕三『近世名医伝』(香草園、一八八六年)による。

(8) 「安藤精軒翁懐旧談片」一(『京都医事衛生誌』第二二六号、一九一三年一月)。精軒の懐旧談を菅野弘一がまとめた。

(9) 伴五十嗣郎「京・大阪に於ける松平春嶽の生祀、並びに生祠創建の計画について」(『皇學館大學神道研究所紀要』第一輯、一九八五年三月)。

(10) 『京都の医学史』(前掲)、京都府編『京都府誌』下(京都府、一九一五年)。

(11) 緒方富雄編『緒方洪庵のてがみ』その一(菜根出版、一九八〇年)。なお、山本俊一『日本コレラ史』(東京大学出版会、一九八二年)によれば、このとき京都市内の死亡者は一八六九人に及んだという。熊谷直恭も感染死去している。

(12) 梅田雲浜書簡、山口薫太郎宛、安政二年六月三〇日付(佐伯仲蔵編『梅田雲浜遺稿並伝』所収、有朋堂書店、一九二九年)。山口薫次郎は葛野郡川島村の庄屋で、立明館を設立して森田節斎を招いて村内の子弟を教育した。節斎を通じて雲浜を知り門人となった。東一郎は近江国栗太郡大石村曾束の人で雲浜の門人。仁左衛門は薫次郎の親族小泉仁左衛門。また、「山田登美子一夕話並遺詠」(同)によると、安政二年秋、雲浜は姪矢部登美子を養うことになったが、ある日、家に「安藤圭寿」なる人が来たとのことである。おそらく登美子の聞き間違いで、桂洲であろう。

(13) 梅田雲浜書簡、藤井清二・慥二郎宛、安政二年九月一二日付(佐伯仲蔵編『梅田雲浜遺稿並伝』所収)。藤井清二・慥二郎は雲浜の姉の子。

(14) 梅田雲浜書簡、坂部簡助宛、安政三年二月二三日付(佐伯仲蔵編『梅田雲浜遺稿並伝』所収)。坂部簡助は福井藩家老稲葉正博の家臣。

(15) 佐伯仲蔵「梅田雲浜伝」(同編『梅田雲浜遺稿並伝』所収)によれば、千代子は雲浜亡き後、奈良の実家に帰っていたが、自分の子忠次郎および先妻信子の子繁太郎が相次いで死去したため、梅田家を守ろうとして先妻の子竹子を親族の岡村家に預け、自分の子ぬい子を伴って慶応三年(一八六七)、京都に戻った。このとき雲浜の門人精軒を頼ったという。明治一一年(一八七八)八月、槇村正直の斡旋を得て島津益五郎を養子として、ぬい子と結婚させた。しかし、翌々年、ぬい子が急死し、益五郎も離縁となった。のち精軒らが協議して竹子の子良三を養子とした。明治二二年(一八八九)

三月、千代子が死去した後、精軒は良三を預かり平安義黌に通わせたという。
(16)「姉小路卿逢殺害候始末」(玉虫左太夫『官武通紀』所収、国書刊行会、一九一三年)。
(17)「安藤精軒文書」(京都府立医科大学所蔵)。本資料は筆者・年代とも不明だが、「略歴書」同様、精軒の長男得太郎がまとめたものか。
(18)函館市史編纂室編『函館市史』通説編第二巻(函館市史編纂室、一九九〇年)。
(19)阿部龍夫『市立函館病院百年史』(無風帯社、一九六四年)。
(20)一方、『福井県医学史』(前掲)によると、嘉永四年(一八五一)のこととして福井の除痘館員のなかに「山田道意二男、山田熊介」なる人物がいる。年代から見て精軒である可能性が高い。また、大野洋学館入学人名録のなかには「安政五年七月十三日　蘭学修行　京都室町　安藤董太郎」の名を見出すことができる。何らかの関係を思わせるが、他に徴すべき史料がないため不明とせざるを得ない。
(21)日本赤十字社京都支部編『忠愛』(日本赤十字社京都支部、一九一〇年)。
(22)「小野権之丞日記」(日本史籍協会編『維新日乗纂輯』四、東京大学出版会、一九二七年)。
(23)木戸孝允関係文書研究会編『木戸孝允関係文書』第一巻(東京大学出版会、二〇〇五年)。
(24)田中緑紅『明治文化と明石博高翁』(明石博高翁顕彰会、一九四二年)、三橋時雄「京都府官営牧畜場と農牧学校」(『京都農業』昭和三〇年四月号、一九五五年四月)、京都府農村研究所編『京都府農業発達史』(同研究所、一九六二年)、拝師暢彦『御雇外国人J・A・ウィードの六年間』(京都新聞出版センター、二〇〇五年)。
(25)竹沢、前掲論文所収。なお、竹沢はこれを東京に宛てた文書とするが、種痘を行った「当地」とは京都であるので、京都府への出仕願と考えられる。また、読解に一部誤りがあるので訂正した。
(26)京都府立総合資料館編『京都府百年の資料』三 農林・水産編(京都府、一九七二年)による。
(27)「安藤精軒翁懐旧談片」二(『京都医事衛生誌』第二二七号、一九一三年二月)。
(28)田中、前掲書。新英学校及女紅場については、『京都府誌』上(京都府、一九一五年)および坂本清泉・坂本智恵子『近代女子教育の成立と女紅場』(あゆみ出版、一九八三年)がくわしい。
(29)佐伯、前掲論文によれば、「千代子は、(中略)特にぬい子の教育上に注意し、始終安藤精軒に相談した。精軒も周旋怠らず、ぬい子を京都府女学校に入学させた。ぬい子は英語が善く出来たので、卒業後、明治八年二月、十八歳で、京都府から女紅場（現今の京都府立第一高等女学校の前身）の英語学教導試補を命ぜられ、翌九年十二月に、女学校三等助教試補となり、十二年四月には、女学校八等授業補となり、同年十月まで勤務した」という。また「精軒は、千代子に、梅田家は、大切な家柄であるから、貴女も何か公共のために尽されたら宜しからうと勧めて、自ら推薦紹介の労を執つた。そこで、千代子は、明治五年四月、京都府から、当分女紅場出頭申付られ、八年二月、女紅場権舎長を、九年十二月、女紅場看督助を命ぜられ、十二年四月、女紅場兼女学校二等舎長となり、一時は母子二人で、同じ女学校に務めて居つた。それから十四年四月には、女紅場製品掛となり、翌十五年四月まで勤務した」とも記している。さらに明治一六年（一八八三）には京都東山の霊山官祭招魂社（現在の京都霊山護國神社）に梅田雲浜没後二五年を期して石碑を建てることになり、精軒は頼支峰・富岡鉄斎らとともに幹事となって祭事を計画した。なお、『梅田雲浜遺稿並伝』序文には、執筆協力者として精軒の孫安藤憲一郎の名が見える。

(30) 京都府立医科大学創立八十周年記念事業委員会編『京都府立医科大学八十年史』（同委員会、一九五五年）。
(31) 『療病院新聞』第一号（一八七三年六月）。
(32) 「療病院治療条則」。
(33) 竹沢、前掲論文。
(34) 「安藤精軒文書」（京都府立医科大学所蔵）。
(35) 同右。
(36) 盲聾教育開学百周年記念事業実行委員会編集部会編『京都府盲聾教育百年史』（同委員会、一九七八年）。
(37) 竹沢、前掲論文所収。
(38) 東京大学史料編纂所編『明治史要』（東京大学出版会、一九三三年）。
(39) 「安藤精軒文書」（京都府立医科大学所蔵）。
(40) 桜井敬太郎『京都府下人物誌』（金口木舌堂、一八九一年）。
(41) 伴五十嗣郎「笠原白翁の養生所（医黌・施薬館）創立に関する史料」（実学資料研究会編『実学史研究』Ⅲ所収、思文閣出版、一九八六年）。

(42) 木崎好尚『頼山陽全伝』下巻（頼山陽先生遺蹟顕彰会、一九三二年）。
(43) 坂本辰之助『頼山陽』（敬文館、一九一三年）。
(44) 森田思軒『頼山陽及其時代』（民友社、一八九八年）。
(45) 岡田孝男『史跡 頼山陽の書斎 山紫水明処』（頼山陽旧跡保存会、一九七四年）。
(46) 橘曙覧『榊の薫』（井手今滋編・辻森秀英増補『新修橘曙覧全集』所収、桜楓社、一九八三年）。
(47) 与謝野寛「蓮月尼の事ども」（村上素道編『蓮月尼全集』所収、蓮月尼全集頒布会、一九二七年）。
(48) 永井環・島崎圭一編『橘曙覧書簡集』（岩波書店、一九三七年）。
(49) 山田秋甫『橘曙覧伝並短歌集』（中村書店、一九二六年）。
(50) 永井・島崎、前掲書。
(51) 森田、前掲書。
(52) 木崎好尚『頼三樹伝』（今日の問題社、一九四三年）。
(53) 同右。
(54) 『大日本人物誌』（前掲）。
(55) 本田成之『富岡鉄斎』（中央美術社、一九二六年）。
(56) 小高根太郎『富岡鉄斎』（養徳社、一九四七年）。
(57) 森鷗外『伊澤蘭軒』（『鷗外全集』第一七巻、岩波書店、一九八八年）。
(58) 森田、前掲書。
(59) 木崎、前掲書。
(60) 同右。
(61) 市島春城『随筆 頼山陽』（早稲田大学出版部、一九二五年）。本書では西村捨三を京都府知事と誤っている。
(62) 田中緑紅『亡くなった京の廓』上（京を語る会、一九五八年）。
(63) 『京都府下遊郭由緒』（『新撰京都叢書』第九巻所収、臨川書店、一九八六年）。
(64) 塵海研究会編『北垣国道日記「塵海」』（思文閣出版、二〇一〇年）。

(65) 京都薬科大学八十年史編纂委員会編『京都薬科大学八十年史』(同大学、一九六四年)。
(66) 「安藤精軒文書」(京都府立医科大学所蔵)。
(67) 京都市学区調査会編『京都市学区大観』(同調査会、一九三七年)、京都市総務部庶務課編『京都市政史』上巻(京都市役所、一九四一年)、松中博「防疫行政の展開と京都市の伝染病院」(伊藤之雄編著『近代京都の改造』所収、ミネルヴァ書房、二〇〇六年)。
(68) 塵海研究会編『北垣国道日記「塵海」』(思文閣出版、二〇一〇年)。
(69) 山階会編『山階宮三代』上(同会、一九八二年)。
(70) 『尾崎三良自叙略伝』上巻(中央公論社、一九七六年)。
(71) 『尾崎三良日記』上巻・中巻(中央公論社、一九九一年)。
(72) 京都府編『京都府誌』上(京都府、一九一五年)、小林丈広『明治維新と京都』(臨川書店、一九九八年)。
(73) 「木下熈文書」(京都府立医科大学所蔵)。
(74) 高橋実編『京都市医師会五十年史』(京都市医師会五十年史編纂部、一九四三年)。
(75) 「木下熈文書」(京都府立医科大学所蔵)。
(76) 「安藤精軒翁懐旧談片」三(『京都医事衛生誌』第二二八号、一九一三年三月)。
(77) 西原光太郎編『日本赤十字社京都支部沿革誌』(日本赤十字社京都支部、一九三一年)。
(78) 吉田久一『日本貧困史』(川島書店、一九八四年)、池田敬正『日本社会福祉史』(法律文化社、一九八六年)、吉田久一『新・日本社会事業の歴史』(勁草書房、二〇〇四年)、遠藤興一『天皇制慈恵主義の成立』(学文社、二〇一〇年)。
(79) 京都府立総合資料館編『京都府百年の資料』四 社会編(京都府、一九七二年)。
(80) 同右。
(81) 日本史籍協会編『高松凌雲翁経歴談・函館戦争史料』(東京大学出版会、一九七九年)、同愛社編『同愛社五十年史』(同愛社、一九二八年)、伴忠康『高松凌雲と適塾』(春秋社、一九八〇年)。
(82) 『京都医事衛生誌』第一七五号、一九〇八年一〇月。
(83) 「貧民」と医療との問題については、小林丈広『近代日本と公衆衛生』(雄山閣出版、二〇〇一年)がくわしい。

第二章　施薬院の再興

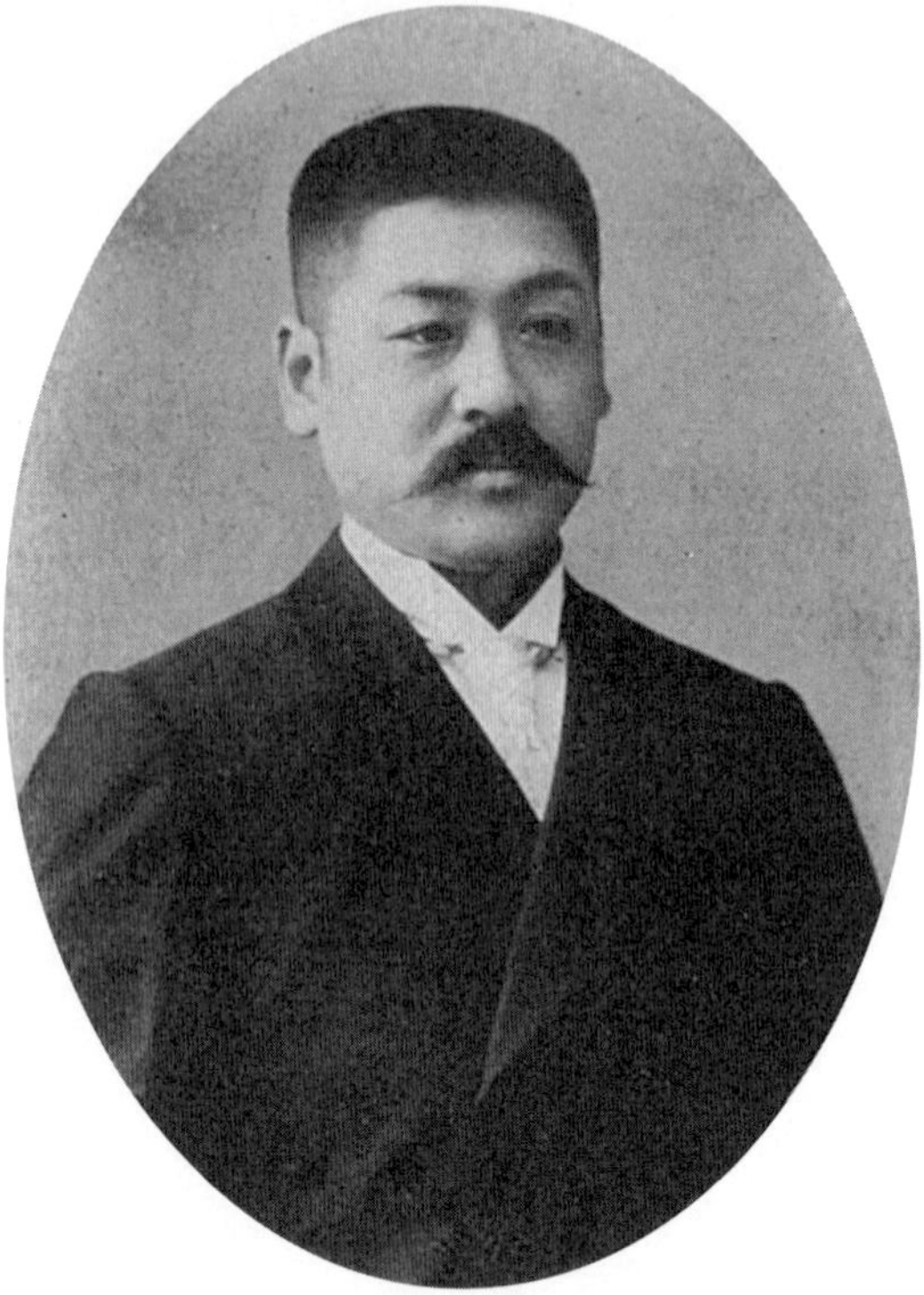

中村正勁

京都医会の創設

安藤精軒は東三本木治療場での活動と並行して、京都医会（京都府医師会の前身）設立に向けて奔走していた。明治一六年（一八八三）秋、開業医の親睦と夫人の懇親機関として養神館ができた。場所は木屋町通松原下ルの家屋を借りた。養神とは山の神すなわち妻を養うとの意味で、夫の仕事に対する理解を深めることも会の役目であった。しかし、実際は夫人の教養娯楽のための事業が多かったようである。

養神館の活動は活発になり、まもなく会員増加に伴い会場をより広い木屋町通三条下ルの瑞泉寺裏の隠居所に移すほどであった。徐々に夫人が夫の愚痴をいう場になり、夫は夫で娯楽を目的に集まった。

会員が一〇〇名を超えたことを機に、公的組織に発展させようとする動きが出てきた。そこで同二〇年（一八八七）春、吉岡清造が「医会」を設立することを提唱、大村達斎や精軒らが賛同した。数回に及ぶ協議の結果、発起人は四〇余名に達し、同年秋に総会を開くに至る。総会では大村を正式に医会創立委員長に選び、医会設立の議を可決した。

すでにあった京都医事会社の賛同を得るため、精軒はその代表半井澄（図12）を訪れる。半井は承知せず、激論となって精軒が半井を殴り倒すという事件にまでなった。両者の交渉は決裂し、医会創設の件は暗礁に乗り上げる。

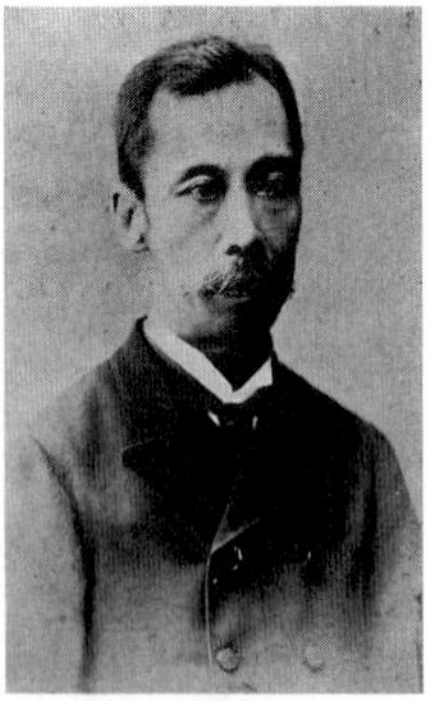
図12　半井澄

半井は弘化四年（一八四七）、福井に生まれた。矢島氏に漢籍を学ぶとともに、父仲庵から蘭学の教えを受ける。一八歳のとき長崎精得館でボードイン、マンスフェルト、ハラタマらについて蘭学を修め、翌年、同館の当直医となった。その後、福井の医学所や大阪病院などを経て、大学東校に勤務していた明治六年（一八七三）六月、精軒に呼ばれて京都療病院に出仕した。療病院ではまず「庶務取締」の身分で内科を担当したが、翌年二月には新設の「管学事」となり、九月にはこれも新設の「管医事」を兼ねた。京都府ないし療病院がいかに半井を重用しようとしていたかが明らかである。

療病院では同五年（一八七二）の創設以来、ヨンケルが診療と教育の中心を担っていたが、彼は系統的な教育をせず、日本人生徒を侮辱するなど、必ずしも全幅の信頼を得ていたわけではなかった。そのため半井は通弁の山田文友らとともにヨンケルの解雇を要請した。同九年（一八七六）のことである。後任には半井の精得館時代の学友長与専斎の推薦を得てマンスフェルトを招いた。

ヨンケルに対する評価は、半井自身による申し立てに基づくので、どこまで客観的かは不明である。(1) むしろ半井は外国人教師の存在自体に忸怩たる思いを抱いていたと考えられる。幕末から明治初期において医学者の王道を歩んできた半井にとって、自分こそ療病院の運営統括をなすべきであるとの念が強かったのであろう。事実、マンスフェルトが着任したときも、その学風が古色を帯びており落胆したと述懐している。(2) ヨンケルは京都府の槇村正直、マンスフェルトは長与の斡旋があったので、やむなく受け入れたに過ぎなかった。半井には尊敬に値せぬ外国人教師は不要だったのである。

療病院では管学事および管医事の制を廃止し、新たに院長の職を設けることになった。マンスフェルトの勧告によるもので、半井は初代院長に就いている。マンスフェルトの勧告というのは、やや疑わしい。実際は半井自身が要請したのであろう。いずれにしても、これで半井は名実ともに療病院を統括する立場となった。まもなく同一〇年（一八七七）八月、マンスフェルトは解雇される。わずか一八か月の在任であった。かわってショイベが着任した。彼は学究心が強く勤勉家であると同時に日本の風習にもよくなじんだので、さすがの半井も批判することはなかったという。(3)

同一二年（一八七九）四月、教育機関として京都療病院医学校（四年制）が設けられ、五月には萩原三圭が校長に就任する。さらに翌年にはこれまでの粟田口青蓮院の仮病院から梶井町へと移転、本格的に診療・教育が行われるに至った。同一四年（一八八一）五月、医学士新宮凉亭を迎えて内科学の一等教諭とした。七月には医学校が療病院から独立、京都府医学校（五年制、うち一年は予科）となった。そして、九月には東京へ移った萩原の後を襲い、半井が校長となるのである（院長と兼任）。ここに半井は療病院・医学校ともに頂点を極めるのである。半井、三五歳のときであった。

この間、明治政府によって西洋医術を広めるために同七年（一八七四）、「医制」が設けられ、医師の開業許可制をとる方針が打ち出された。原則として所定の医学教育を修め、臨床経験を有することを条件に開業を許可することにしたのである。また、以後一〇年間に開業を願う者に対しては、試験を行って免許することなども定められた。医師の開業試験制度は同一二年二月の「医師試験規則」（内務省達）で整備されたが、そのなかに日本官立大学および欧米諸国の大学校卒業者は無試験とすることが明記された。

これをうけて同一五年（一八八二）二月には、地方における医学奨励の意味も込めて「医学校卒業生試験ヲ要

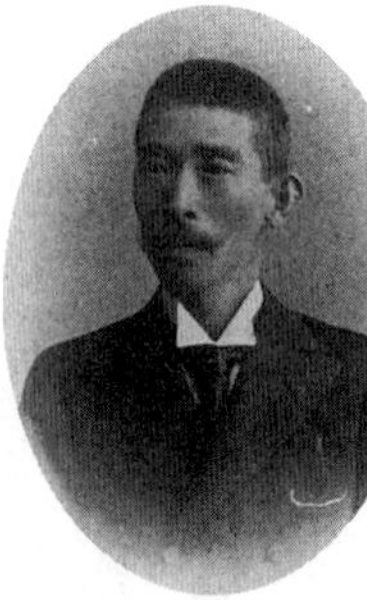

図13　斎藤仙也

セズ医術開業免状下附」（太政官布達）が出された。①三名以上の医学士教諭を有すること、②生徒の員数に相当する助教を置いていること、③四年以上の学期を定め、教則や試験法が完備していること、④附属病院があって生徒の実地演習をなし得ること、以上四条件を備えた医学校の卒業生は、試験を要せず医師開業免状が下附されることになったのである。[4] 京都府医学校では急遽、東京大学出身の猪子《いのこ》止戈《しか》之助《のすけ》および斎藤仙也（図13）を迎え一等教諭とし、すでに着任していた新宮凉亭と合わせ三名の医学士を揃えた。いうまでもなく、医学士は東大出身者に限られていた。さらに同年五月に公布された「医学校通則」により、医学校が甲乙二種に分かれたが、うち甲種のみが上記無試験規定の適用を受けるためこれを申請、一一月に認可された。

半井はすでに医師として一家を成していたのであるが、もとより医学士ではなかった。院長であり、校長でもあった半井は、こと開業試験の件では自ら主体的に関与することができなかったのである。折しも同一五年は医学校費が療病院経費から支弁することができなくなったため、京都府において医学校費の廃止が決議された（ただし、その後復活）。いずれにしても、医学校の維持経営が困難であることに変わりなく、半井はこれまでの慣例を破って医学校医師を療病院医師として兼務させるなどして、経費削減につとめる。しかし、それは同時に療病院医師の過剰を招くことになり、やむなく療病院医師を整理せざるを得なくなった。半井の苦しい胸中は察して余りある。

翌年、医学士の猪子が副校長、ついで副院長兼務となり、半井はある意味追い詰められる。自尊心の強い半井にとって、それは耐え難い状況であったろう。この年あたりから京都私立衛生会や京都医学会を立ち上げ、京都医事雑誌を創刊するなど、次々と事業を繰り広げたのは、自身の存在意義を確認していたのかもしれない。しかし、ついに同一九年（一八八六）六月、半井は院長・校長を辞することにした。当然の如く、猪子が後任となった。養神館の会員が京都医会創設を打診したのは、まさにその直後であった。失意と挫折のさなかにあった半井にとって、自分ではなく大村達斎が創立委員長に担がれた組織は、認めるわけにはいかなかったのであろう。感情的な発言もあったと推察され、それが殴打事件に結びつき、さらに関係が悪化したと思われる。

加えて学究肌の半井には、親睦を目的とする医会は意味を持たなかったのかもしれない。半井が主宰した京都医事会社は「府下同業者ノ交誼ヲ親睦ニシ学術智識ヲ交換スルコトヲ勤ム」目的で結成された。同社発行の『医事集談』第一号（同一二年三月）の緒言にも「嗚呼、我京都医林ノ怠惰萎靡何ソ振ハザルノ甚キ。其固陋弊習復夕言ニ忍ヒザルモノアルナリ」とあるのは、けだし半井の真摯な医学追究の姿勢を物語る。(5) 同誌は同一四年五月まで続くが、内容はいずれも臨床に基づく研究論文や外国医書の翻訳などで占められている。半井が起した他の会も、同様の趣旨で結成されたのであった。純粋な学問研究の会こそ、半井が求めたものである。京都医会の創設を反対した真意は、こうした背景を抜きにして考えるべきではない。

その後も医会創設に向けての協議は続けられたが、なかなか機は熟さなかった。ところが、同二二年（一八八九）四月二五日、三宅秀《ひいず》が京都医学会で講演、ヨーロッパの例をひき「学事は学会、業務は医会」と分担すべきであると述べた。ここに京都医会創設に向けて大きな一歩が踏み出される。

京都医学会は半井が院長・校長を退任する直前の同一九年一月に開設された。「京都療病院内ニ於テ医学会ナル者ヲ創置シ毎月二会ヲ開設シ学術ヲ討論シ実験ヲ談話スル」ことを目的とする。(6) 半井と猪子は三宅講演をうけて五月一五日には祇園花見小路歌舞練場に府下の医師を集め懇親会を開く。開業医のみならず、療病院医師など

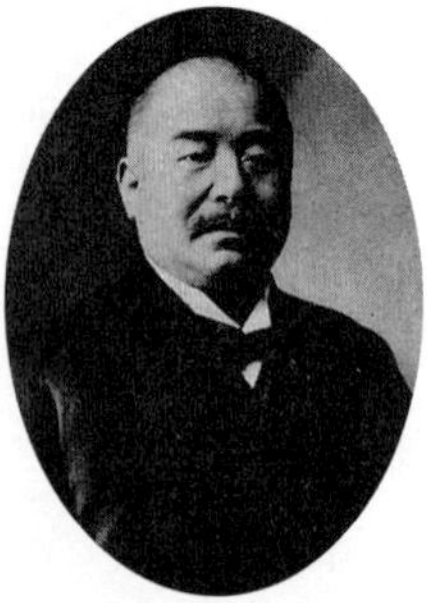
図14　服部嘉十郎

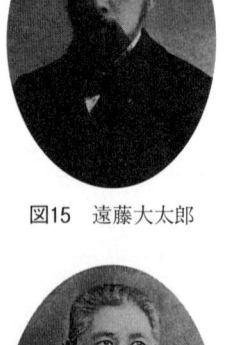

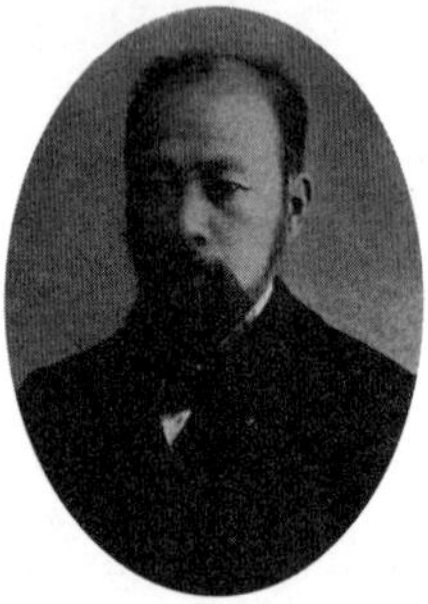
図15　遠藤大太郎

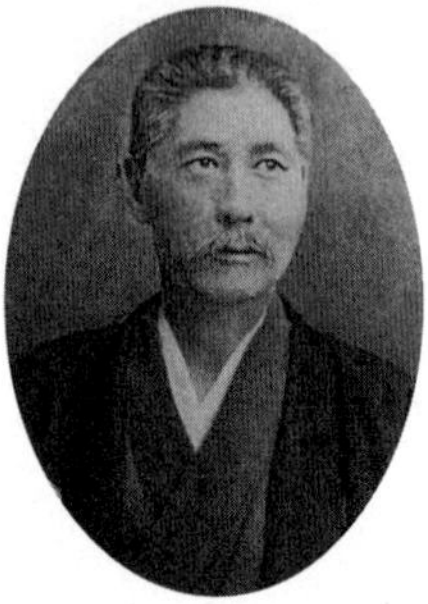
図16　木下熈

も参加して、総勢二〇〇余名を数えたという。一一月一一日、柳池校で発起人総会を開き、その総代として半井澄・安藤精軒・斎藤仙也・新宮凉亭・服部嘉十郎（図14）・三谷穆《みたにあつし》・衣笠市造・遠藤大太郎（図15）・山田文友・木下熈《ひろむ》（図16）の一〇名が選ばれた。一二月二四日には有楽館で創立委員選挙会を開き、半井をはじめ三〇名が選ばれる。

同二三年（一八九〇）一月二〇日、半井・斎藤・服部の三名が会規の起草委員となり準備を進め、ついに九月一七日、有楽館において京都医会設立総会が開かれ、会規も議決された。そして、役員選挙が行われ、会長に半井、副会長に精軒が当選就任したのである。

わずか二年前、医会の創設を打診されたとき猛反対した半井が、今度は一転して主体的に関与したのは、いったいどういうわけであろうか。三宅講演のみが理由とは考えられない。いなむしろ、三宅講演自体が半井によって企画されたといえるのである。

第一に考えられるのは、半井の状況変化である。すでに述べたように、半井は同一九年六月をもって院長・校長を退任した。その後、宮内省侍医局勤務を経て、同二一年（一八八八）には私立東山病院を開いた。いわば半井自身が一開業医となったのである。これに合わせて各会長職も引いている。

しかし、なおも京都医学界に隠然たる影響力を持っていた半井は、開業医の頂点に立つことを策略したのであろう。ただ、二年前の経緯があるだけに、自ら音頭をとることに抵抗があったので、三宅講演を企画したのである。当時、帝国大学医科大学の学長であった三宅という最高の権威者を招き、医会の創設を訴えさせたうえで、その驥尾に付すという形をとったのである。

第二に医会の内実変化である。半井は自ら医会を主宰しようとする以上、以前のような娯楽を主とする親睦団体では承知できなかった。規約の第三条に医会の目的として「同業公共ノ利益ヲ保全シ医事ノ進歩ヲ企図スベシ」といい、第一三条に「会員ハ友愛ノ情ヲ以テ業務上相互ニ輔弼シ会員タルノ名誉ヲ全フスベシ」というように、かつての京都医事会社に近い趣旨であった。したがって、等しく「医会」というものの、以前企画された医会はすでになく、まったく別の組織が組成されたといってよい。医会には開業医だけでなく、療病院・医学校関係者も含まれており、半井は名実ともに京都医学界に君臨することができたのである。院長・校長を退任し、開業医になったからこそ手に入れられる地位であった(7)。

さて、三宅講演の翌月、精軒は国に対して日本医会の設立を建議した。懐旧談に、

▲日本医会の事

翁は夙に京都医会の創設に腐心して同志と種々画策し、尚ほ明治二十二年には左の檄文を草して印刷に附せしが、当時内務省衛生局に在りし故柳下士興は之を賛して全国に配布の労を執れりと。

日本医会設立ノ議

夫本邦医法ハ遠ク其源ヲ神代ニ啓キ、紀元以降ノ事蹟載セテ史乗ニ散見スト雖ドモ、中古制度文物総テ漢唐ニ模擬スルニ至リ、上古ノ医法終ニ得テ考証ス可ラズ。然レドモ当時典薬ヲ興シ博士職ヲ置キ海内

ノ医師ヲ統一養生シ修学年限ヲ定メ試験及第ヲ行ヒ女医・牛馬医・針灸・按摩ノ術ニ至ル迄、各其法則ヲ設ケ、加之慈恵救療ニ於テハ施薬院アリ。隔離衛生ニ於テハ悲田院アリ。其他氷室ノ設ケ、不時ノ需ニ応ジ乳戸ノ制、補欠ノ用ニ供スル等、又歴挙ニ遑アラズ。本邦千有余年前ニ於テ已ニ良法完備スト雖ドモ、如何セン爾後武門専横政教紊乱ノ世トナリ、惜哉、我医法モ亦従テ一変シ、啻ニ学術ノ振ハザルノミナラズ、医法終ニ潰頽シ、次デ徳川氏起テ大乱ニ戡チ、海内昇平ヲ頌ムルノ世ニ至リ、王室僅ニ典薬ノ寮博士ノ職名ヲ興スト雖ドモ、其実湮没シ幕府諸藩各自ノ法アルモ亦、海内一定ノ制ナシ。王政維新ノ後、大中学校ヲ興シ医科ヲ置キ各府県ニ医学校ヲ設ケ、其他海陸軍医講習所等、我医養成ノ法ニ於テ更ニ間然スルコトナシ。既往ヲ顧ルニ、我医ノ業ニ法ニ毎ニ時勢ニ従テ変遷常ナキガ如シ。蓋シ従事者ノ各地各況各人各心ニシテ、全国一致ノ団結ナキニ帰因スルモノナラン。実ニ慨嘆ス可キナラズヤ。思フニ宗教家ノ如キハ千有余年、時ニ盛衰アリト雖ドモ、世ノ治乱ニ関セズ堂宇ヲ建立シ、教法ヲ弘通スル等、一致団結ノ力歴々見ルベシ。今ヤ医ノ学術精覈ヲ極メ、世運ト共ニ駸々開明ノ域ニ達セントスルニ当リ、内務省中衛生局ノ設ケアリテ、学術ノ検定、医籍ノ編纂等アルモ、今日ノ盛況ヲ永遠不抜ニ維持シ、時勢ニ従フテ変移スルノ不幸ヲ免ガレント欲セバ、同業者団結力ヲ鞏固スルノ他ニ良策ナカルベシト確信ス。則大日本医会ヲ興シ、全国四万有余ノ同業者ヲ結合シ、学術ノ進歩履操ノ純良ノ務メ併テ一致団結ヲ鞏固ナラシメンコトヲ希望ス。仮リニ本会ヲ組織スルコト左ノ如シ。

一、本会本部ヲ東京ニ置キ、会長・副会長、其他職員ヲ設ケ本会ノ総務ヲ委託スル事。

一、本会支部ヲ各府県ニ置キ、支部長及副支部長、其他職員ヲ設ケ地方ノ事務ヲ委託スル事。

一、全国医師ハ悉ク本会々員タラシメ、会費トシテ毎月金若干ヲ募集シ、以テ本会経費ヲ支弁ス。本部・支部ニ会計課ヲ置キ管理セシムル等、総テ普通ノ法則ニ拠ル。

右ハ大略ヲ挙グルノミ。本会設立ノ後ハ医学院・施薬院ヲ開置スル等ノ心算アルモ、之レヲ略ス。

明治二十二年五月

京都医学会々員　安藤精軒[8]㊞

日本医会設立の目的は、医師同士が連携しあうことによって知識や技術のレベルを向上させようというものである。注目されるのは、設立後は医学院と施薬院を開設するつもりであると述べている部分である。医学院は畑《はた》黄山《こうざん》が京都につくった医学塾であった。精軒らは、最新最高の医学で「慈恵救療」を行いたいと願っているのである。

翌年二月、ついに精軒は施薬院再興を発議する。

施薬院再興発議

我カ京都ハ千有余歳ノ帝都ニシテ、往昔已ニ療病院ノ外、悲田院・施薬院等ノ設アリテ、鰥寡孤独・貧窮無産ノ者ニ至ルマデ一トシテ至仁ノ政致ニ泄ルヽ者ナキノミナラズ、疾病痛苦ヲ保全セラルヽノ事業千有余年前、已ニ開設セラレタルハ皇統一系ト斉シク世界万国ニ超越スル所ナリ。然ルニ時世変遷、武門専横ノ世トナリ、政教紊乱スルト共ニ、慈善ノ事業モ亦タ頽廃ニ至リ蒼生ノ不幸此ノ上モナキハ毎ニ遺憾トスル所ナリ。而シテ東京ニアリテハ、已ニ先年来有志諸君ノ篤志ニ依リ慈恵医院及ビ赤十字社病院ヲ建設セラレ、貧民ノ疾病痛苦ヲ救済セラルヽノミナラズ、恐レ多クモ屢々　皇后宮陛下ノ行啓ヲ辱フシ、御手ヅカラ貧民ノ児女ヘハ人形ヲ賜ヒ、入院患者ヘハ御菓子・衣服等ヲ賜ハリシ等、実ニ至仁ノ御淑徳、誰カ感佩セザランヤ。依テ私共申合セ我朝古昔至仁ノ御事業ノ完全ナルヲ追欽シ、皇后宮陛下ノ御淑徳ノ難有ヲ奉戴シ、施薬院ヲ再興シ応分ノ労力ト資財トヲ寄与シ、同業諸君一般ノ賛成ヲ請ヒ、其他有志ノ力ヲ得テ広ク衆庶ノ厄ヲ済ハント欲ス。抑々慈善ハ天地ノ本心ニシテ、神聖ノ以テ至徳トスル所ナリ。故ニ苟モ生ヲ天地ニ稟ケ五常ノ性ヲ具フル者、誰カ之ヲ行ハント欲セザル者ナカランヤ。殊ニ人ノ痛苦ヲ助クルハ慈善ノ最大ナル所ニシテ、欧米諸州ニ於テモ智識開明ノ度ニ順ヒ諸種ノ病院ヲ建設シ、慈善ノ事業ヲ拡張セザルハナシ。冀クバ同志ノ諸君、前件本旨ノアル所ヲ洞察シ、博愛慈善ノ情ヲ興起シ、自治ノ精神ヲ奮励シ、速カニ此挙ヲ賛成アランコトヲ希望ス。

明治二十三年二月(9)

東京慈恵会医院と日本赤十字社の例を出して、皇后の理解と有志者の協力を得て施薬院を再興したいと述べている。時期から考えて、これは日本医会創設に伴うものであろう。京都医会はまだ正式に発足していない段階である。水西荘を手放したのもこの年である。大きな決意を固めたといえよう。

施薬院設立協会の発足

京都医会が発足するや明治二五年(一八九二)一〇月三一日、精軒は貧病院の設立を発議した。

社会一日モ貧病院ノ設無カルベカラズ。我朝中古既ニ施薬院ノ制アリ。今マタ東京・大阪ニ於テモ慈恵病院ノ設アリ。其地ニ住スル貧民ノ幸福ハ、更ニ論ヲ俟タズ。其之ヲ翼賛助成スルノ人士ハ実ニ人類天賦ノ美徳ヲ発揚シテ公衆ニ対スルノ義務ヲ尽スモノト云フベシ。我京都ハ千有余年ノ帝都ナルヲ以テ、夙ニ貧病院ノ如キ社会ニ必要ナル事業ヲ興シ、以テ他地方ノ模範タルヲ要スベキニ、如何セン興起スベキ事業マタ多端ニシテ、未ダ其挙ヲ見ルニ至ラザルハ実ニ止ムヲ得ザルニ在ルベシト雖モ、此挙タル一日モ等閑ニ附スベキモノニアラズ。我同業者諸君ハ直接ニ関係アリ。故ニ各々個人的慈善心ヲ以テ数多ノ患者ヲ救助セラル、ハ日常聞知スル所ナリト雖モ、未ダ共同一致シテ之ヲ救助スルノ計画アルヲ聞カズ。願ハクバ同業者諸君、深ク貧民社会ノ内情ヲ憐察シ、此可憐ノ徒ヲ慰視シ、自ラ進ンデ府下有志ノ士ヲ誘掖シ、一ノ貧病院ヲ興スベキノ方法ヲ講究セラレンコト、是予ガ本会ニ熱望已マザル所以ナリ。(10)

精軒は京都医会の会員に直接関係する議案であることから、医会内の一〇名に調査委員を委嘱し、設置の是非を検討するよう要請した。同年一一月のことである。

拝啓　過日御決議相成候貧病院ノ件ニ附、左ノ諸君委員御承諾相成候間、此段御通報致シ候也

明治廿五年十一月廿五日　安藤精軒㊞

木下熙殿

岸田　深君　竹岡友仙君
田中秀三君（図17）　山田文友君
鷹取常任君　大矢　督君（図18）
上田凉湖君（図19）　佐伯理一郎君（図20）

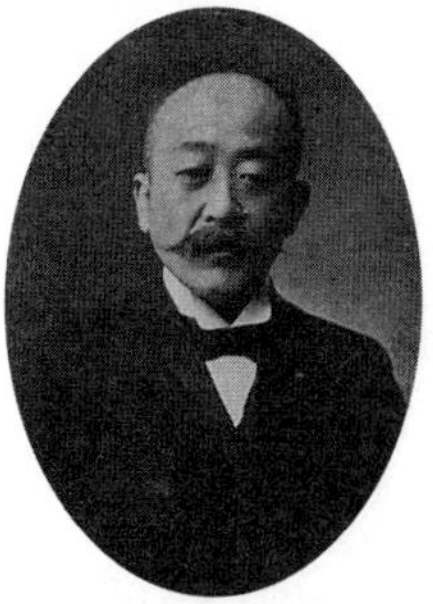
図17　田中秀三

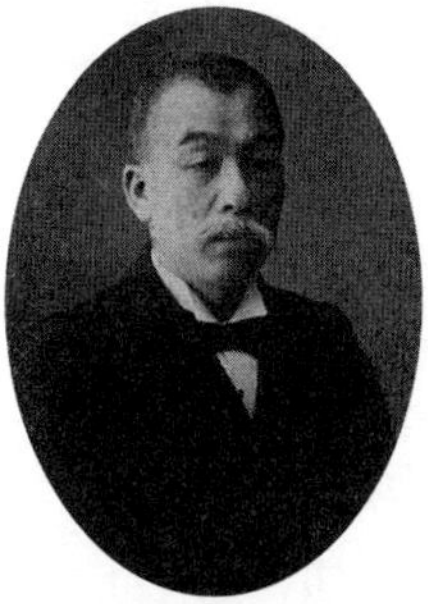
図18　大矢督

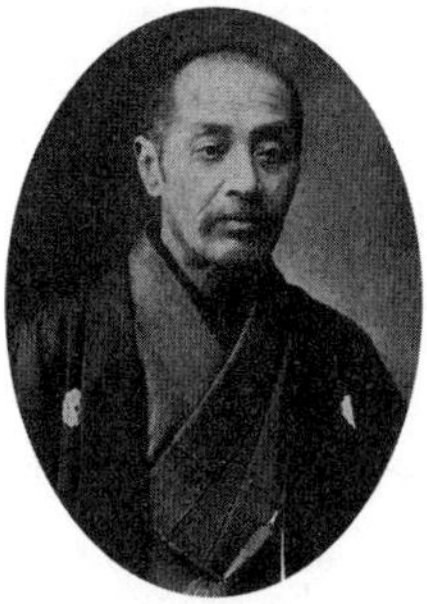
図19　上田凉湖

衣笠市造君　遠藤大太郎君(11)

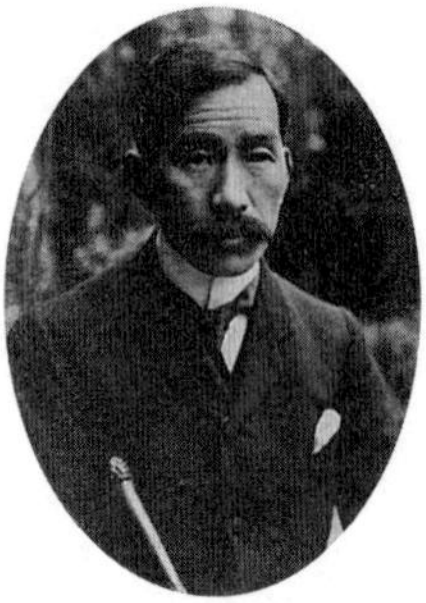

図20　佐伯理一郎

そして、調査委員が出した結論は以下のようなものであった。

去る明治廿六年の頃、時事に感ずる所あり。施療機関即ち貧病院を創立せん議の京都医会の問題となり、施薬院の設置に至りし起因を記せんとする。冒頭に於て述ぶべき医会の方針は、此要旨に外ならざりしなり。即ち医会は自ら施療機関の任務を負担せずして主唱の任に当りし要旨は実に爰に在りしなり。左に記するは該時の調査委員の報告にして、其旨趣は明なるべし。

貧病院設立方調査報告書

熟々按スルニ貧病院設立ハ事業広大、我カ医会ノ全力ヲ尽クシテ之ニ当ルモ到底及フ能ハサル所ナリ。故ニ必ス広ク其有志者ヲ医会外ニ求メ同心協力ノ効ヲ積ミ、以テ此希図ヲ達スルノ策ヲ立テサル可ラス。広ク同志者ヲ募ルノ策、他無シ。其名称、美ニシテ且ツ広ク、人ヲシテ其挙ノ適切ナルヲ感セシムルニ在ルナリ。抑々我京都ハ千有余年ノ古都ニシテ、名所旧跡殊ニ夥ク、現今之ヲ保存シ、或ハ之カ再興ヲ図ル者甚多シ。此際ニ於テ新ニ貧病院ヲ設立スルト云ハンヨリ、古来我カ京都ニ設置セラレタルモ、今ハ已ニ廃絶ニ帰セシ彼ノ施薬院ヲ再興セルノ美名ヲ以テ此業ヲ発起セハ、四方之ニ賛同スル者頗ル多ク、此希図ヲ達スルニ於テ便益少カラサルヲ信ス。而シテ貧病院、施薬院、其名異ナリト雖モ、其実効ノ同キヲ以テ我カ医会ノ希図スル所ノ精神ニ於テ毫モ齟齬スル所ナシ。其利便ナル所ヲ挙レハ大率左ノ如シ。

一、施薬院ハ聖武帝ノ創立ニシテ、桓武帝之ヲ継続セラレ、其古跡ハ今尚ホ我京都ニ在リ。況ンヤ目今桓武天皇一千百年祭ヲ挙行セント欲スルノ好時機ナリ。故ニ今之ガ再興ヲ図ルト云ハ、帝室ノ補助ヲ請願スルコトヲ得ヘシ。

一、施薬院ト貧病院トハ同質異名ナレドモ、施薬院ノ称ハ唯京都市内ニ局スルノ謂ニ非スシテ、広ク我カ日本全国ニ通スル者ナリ。故ニ同志者モ亦全国ヨリ募集スルコトヲ得ヘシ。

一、皇族・華族・大臣等、貴顕ノ賛成ヲ請フコトヲ得ヘシ。

一、創立費〔施薬院ヨリ云ヘハ再興費〕資産金等、多額ニ集ルヲ以テ完全ナル者ヲ設立シ得テ、維持モ亦容易ナラン。

前陳ノ理由アルヲ以テ我カ医会ハ之カ再興ヲ首唱シ、先ツ京都市内ニ於テ同業者ハ素ヨリ神官・僧侶・官吏・商工業者ノ主ナル人物ニ説テ発起人タルノ承諾ヲ得、発起人ノ已ニ成立セル後ハ我医会首唱ノ事務ハ已ニ尽クルヲ以テ、茲ニ於テ医会ハ断然其関係ヲ絶ツ可シ。

但シ一己人ノ資格ヲ以テ加名賛成スルハ妨ケ無シ。

右調査及報告候也

調査委員

岸田　深　竹岡友仙　田中秀三　山田文友　鷹取常任

大矢　督　上田凉湖　佐伯理一郎　衣笠市造　遠藤大太郎

京都医会副会頭　安藤精軒殿(12)

報告がなされた時期は明確でないが、明治二六年（一八九三）のことであろう。精軒は「貧病院」の設立を提案したのだが、医会の調査委員はそれより「施薬院」を再興するほうがよいと述べている。両者は同質異名であるが、施薬院なら皇族をはじめとして有志の賛同者が見込め、維持することも容易であるというのが理由である。

医会としては、同業者だけでなく広く発起人を募るため首唱するが、運営に関しては関係を持たないとしている。

すでに同二三年二月の段階で精軒は施薬院の再興を呼びかけており、二年後に京都医会に対して貧病院という名称を提案したのはどういうわけであろうか。また、京都医会も施薬院再興の首唱はするが運営に関与しないとはどういう意図であろうか。従来は精軒が医会に施薬院の再興を発議したのに京都医会はこれを拒否したため、やむなく独力で運営することになったと解釈されてきた。しかし、京都医会への発議が貧病院の設立であったとすると話はいささか変わってくる。

おそらく精軒は日本医会で施薬院の再興を行い、京都医会で貧病院の設立を企てたのではなかろうか。あえて名称を変えることによって二つの機関を設けようとしたと思われる。しかし、意に反し日本医会は何ら反応せず、沙汰止みとなってしまった。京都医会はそれを知ってか施薬院への名称変更を提案した。その上で首唱はするが運営に当たらないと決定したのは、医会のみで財政を支えることが不可能だからであろう。貧病院ならば医会の事業とせざるを得ない。施薬院ならばむしろ医会以外の有志者――皇族をはじめとする富裕層からの寄付が期待できる。人的援助だけではなく、十分な維持運営費を確保しなければ画餅に終わってしまうのである。

まもなく医会に施薬院再興主意起草委員が選ばれ、主意書がつくられた。

人トシテ誰カ其身ノ健康ヲ希ハサル者アランヤ。人トシテ誰カ国家ノ富強ヲ望マサル者アランヤ。然レドモ能ク其身ノ健康ヲ保持シ、能ク其国家ノ富強ヲ計ル者ハ、特リ恒産者ニアルノミ。彼ノ蚩々タル賤民、日夜衣食ニ汲々トシ、其身ノ健康ヲ顧ルニ遑アラス。況ンヤ国家ノ富強ヲ計ルニ於テオヤ然リ。而シテ是等賤民ハ実ニ国家ノ富強ヲ致ス可キ一大原子タリ。観ヨ、今日農商工技ヲ問ハス大ニ世ニ為スアラント欲セハ、必ス此賤民ノ力ニ依ラサルヲ得サルハ、恰モ将帥ノ兵士ニ於ケルカ如シ。士瘠セ兵瘁ルルトキハ、抜山蓋世ノ将モ、豈勝ヲ四方ニ制スルコトヲ得ンヤ。賤民ノ健康ハ実ニ国家ノ利害ニ関ス。今ヤ百般ノ事業ヲ振興セントスルニ当リ、尫弱病羸ノ賤民ヲ使役シ、雄ヲ他国ト争ハントス。亦殆哉。吾政府ハ夙ニ衛生ノ方ヲ施行シ、愛国ノ志士ハ意ヲ保健ニ凝ラシ、以テ公衆ノ安寧ト各自ノ幸福ヲ画レリ。然リト雖ドモ、疾病ナル者ヲシテ跡ヲ社会ニ絶タシムルコト能ハサルハ言ヲ俟タス。彼愍ムヘキ賤民、已ニ健康ノ日ニ在リテ衣食ニ安ンスルコト能ハス。一朝疾病ニ罹ル。何ヲ以テ之ヲ養護スルコトヲ得ンヤ。治療ヲ医学ニ求ムルノ貯資ナク、病軀ヲ養フニ供スルノ薬餌無シ。甚キニ至テハ空ク病褥ニ呻吟シテ長ク妻子ヲ饑寒ニ泣カシム。其惨状見ルニ忍ヒサルアリ。夫レ強ノ弱ヲ扶ケ、富者ノ貧者ヲ救フハ社会的公義ナリ。此ノ如キ不幸ノ賤民ヲ救助スルハ、啻ニ国家ノ利害ニ関シテ然ラサルヲ得サルノミナラス、又是レ社会的公義ヲ尽ス者ト謂ヘシ。路頭ノ花子人尚ホ之ヲ惻ミテ之ヲ恵ム。賤民ノ血涙ヲ病褥ニ濺ク。豈之ヲ袖手傍観スルニ忍ンヤ。窃ニ案スルニ、今ヲ距ルコト千有余年、聖武帝ノ朝、南都ニ於テ已ニ施薬院ヲ創立セラレ、桓武帝ノ遷都セラル、ヤ、亦之ヲ京都ニ設ケ給ヒ、賤民普ク其仁恩ニ浴セリ。今ヤ只其名ヲ旧記ニ留ムルノミ。嗚呼、亦遺憾ナラスヤ。絶タルヲ継キ、廃レタルヲ興シ、以テ彼賤民ノ疾病ヲ救助スルハ、人民ノ国家ニ対スルノ義務ナリ。又社会ニ尽スノ公義ナリ。吾等医ヲ業トスル者、直接ニ此惨状ヲ目撃シ、感情殊ニ深シ。茲ニ来ル明治二十八年、桓武帝遷都千百年祭ノ盛挙アルニ当リ、此施薬院ヲ再興シ、上ハ　聖武・桓武両帝ノ仁慈聖旨ニ報ヒ、下ハ不幸ナル賤民ヲ救ハントス。願クハ志士仁人双眼ノ涙ヲ彼賤民ノ不幸ニ濺キ、奮フテ此挙ヲ発企セラレヨ。是レ吾カ京都医会ノ首唱スル所ナリ。

右起草及報告候也

施薬院再興主意起草委員

遠藤大太郎　竹岡友仙　江阪秀三郎(13)（図21）

ここまでくれば精軒は当初の予定を変更して、京都医会の首唱で施薬院を再興することに決したと思われる。すべては精軒に任されたに等しい。一方、京都医会にすれば運営に関与できないというのも由なしとしない。精軒の趣旨は尊いが、会員に強いることは難しい。医会としてジレンマがあったことも事実であろう。同二七年（一八九四）一一月、医会は療病院がもともと寄付によって成り立っているにもかかわらず、本旨を忘れて営業主義になっていると指摘し、これを施療病院にすべきであると主張している。

而して其最も緊急問題となつたのは、公立病院又は医学校附属病院を施療病院となすの件であつて、左の九名の特別委員に附託して凝議せしめた。

佐伯理一郎　遠藤大太郎　衣笠市造　藤井良吉　島田弥一郎

出口慶吉　野口正人　菅野弘一（図22）　須川鶴吉

遂に左の調査案を作成して之を府会等に対し強調する所があつたが、社会的問題の未だ今日の如く喧しくなかつた時代とて、容易に大声俚耳に入らず転、前途の遼遠を思はしめたのみであつた。

京都府療病院ヲ施療病院トナスノ調査案

京都府療病院ノ沿革ヲ考フルニ、明治三四年ノ頃、槇村正直氏、医事衛生ハ国家富強ノ基礎タルヲ以テ、之ガ進歩精達ヲ図リ、府民ノ健康ヲ保チ窮民ノ病苦ヲ救助セント欲シ、広ク慈善者ノ寄附金ヲ募

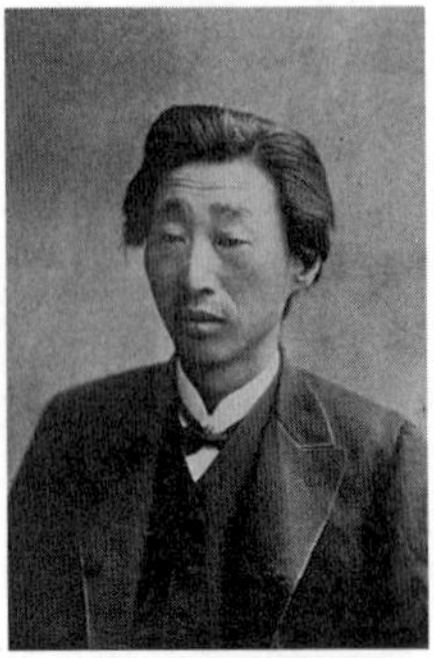

図21　江坂秀三郎

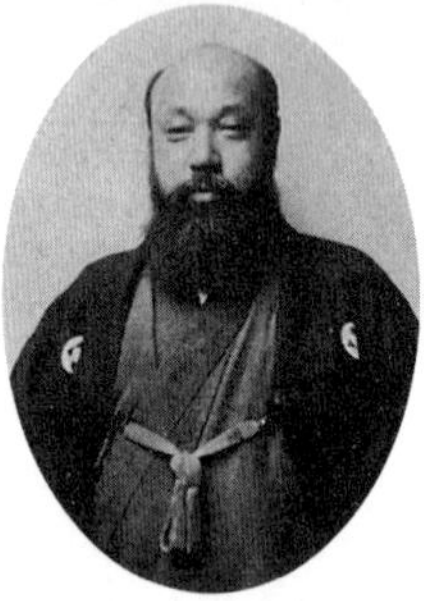

図22　菅野弘一

リ、以テ療病院ヲ創立シ、名医ヲ海外ニ求メ療病ノ事ヲ司ラシメ、傍ラ医学ヲ教授シ、医生ヲ養成センコトヲ期シ、明治四年十一月、府吏明石博高、李家隆彦等ニ命ジテ該院起業ノコトヲ図ラシム。乃チ府下ノ医師大村達斎、新宮涼民、前田松閣等ノ諸氏創立費ヲ寄附セシヲ始メトシ、府下ノ各本山及其末寺ニ嘱シテ資金寄附ヲ勧誘セシム。是ニ於テ各本山末寺ハ続々金穀、器物、建物、衣服等ヲ寄附セリ。其他医師、薬種商、紳士、富豪ノ有志者ヨリ寄附スルモノ亦頗ル多シ。府庁ハ更ニ各遊所席貸、芸娼妓ニ課シテ冥加金ヲ納メシム。翌年即チ明治五年十一月ニ至リ、寄附金凡ソ五万円ニ達シ、療病院開業ノ基礎立ツ。乃チ同月一日、粟田青蓮院ヲ以テ仮療病院トナセリ。是レ実ニ現今療病院ノ起原ナリ。之ニ由テ考フレバ、療病院ハ必ズ当ニ施療病院トナスベキ義務アルコト已ニ明瞭ナリ。然ルニ歳月ヲ経過スルニ随ヒ、知ラズ識ラズ施療ノ本旨ヲ失シ、全ク営業的ノ主義ヲ取ルニ至リタルハ大ニ当初ノ目的ニ反スルモノト謂フ可シ。爾来、因襲ノ久シキ今日ニ至ルマデ、未ダ曾テ異議ヲ公言セルモノアラザリシガ、昨年十一月、東京ニ開設セラレタル大日本医会大会ニ於テ、別紙（略）ノ如キ議決アリシヲ以テ、我京都地方部ハ之ガ実行ヲ図ラザルベカラザルノ時機ニ際会シ、総会ノ決議ニ由リ特別委員ニ附シテ之ヲ調査シ、遂ニ京都府療病院ハ断然施療病院ト改ム可キモノナルヲ認知セリ。其改ムベキ方案ハ左ノ如シ。

一　純然施療病院ニ改メント欲スルモ、経済上許サザル所アル可キヲ以テ、漸次其変更ヲ期シ、暫ク次項ノ方法ニ従フヲ適当ナリトス。

二　今日ヨリ施療病院ノ制ニ改メ施療患者ヲ増加シ、傍ラ自費患者ヲ取扱フ可シ。

三　施療患者ヲ多カラシムル時ハ、其費額ニ欠乏ヲ生ズベシト雖モ、兼テ扱フ所ノ自費患者ニ得ル所ヲ以テ之ヲ補フ可シ。

四　前項ノ如ク施療患者ノ費ニ充ツル為メ、自費患者ノ薬価手術料ヲ従前ヨリ貴クシ、又診察料ヲ制定シテ必ズ之ヲ収メテ収入ヲ増加スベシ。

五　監督ヲ厳ニシテ専ラ冗費ヲ省キ、経費節倹ヲ行フベシ。

明治二十七年十一月(14)

当時は開業医のもとに「貧民階級の病者」が訪れ、当然の如く治療費を払わないで帰る者もいたようである。医師も道徳的見地からあえて請求することはなかった(15)。その意味で施薬院の再興は開業医に歓迎されたともいえる。しかし、「貧民」階層への偏見ないしは差別感情もあって、主体的に携わることを望むわけではなかったのである。

同二七年（一八九四）二月、精軒は施薬院設立協会を立ち上げ、主意書・規則などをつくって再興に向け本格的に始動する。

施薬院再興の挙たる京都医会の首唱に罹れり該会の議決せし大要は、其再興を主唱し先づ京都市内に於て同業者は素より神官、僧侶、官吏、商工業者の主なる人物に説て発起人たるの承諾を求め、発起人の已に成立せる后は、医会主唱の事務は已に尽るを以て、茲に於て医会は断然其関係を絶つ可しとの主意なりしが、本年二月に至り施薬院設立協会なる者成り、創立事務取扱委員を撰定す。即ち中井弘氏を（委員長）とし、半井澄、安藤精軒、中村栄助、山中小兵衛、清水公敬、富岡百錬、朝尾春直の七氏（委員）と為り、左の主意書及び規則書を発し、賛成者を募集する事となれり。

◎施薬院設立協会主意書

慈恵ハ天地ノ本心人性ノ美徳ナリ。人誰カ慈恵ノ心ナカランヤ。唯其ノ方法ヲ得テ之ヲ実践スルノ難キノミ。

謹テ案ルニ平城ノ御時、聖武天皇天平二年夏四月、皇后職施薬院ヲ置キ、始テ窮民ノ疾病ヲ救済セシメラレ、次テ　桓武天皇都ヲ平安城ニ遷シ、益々之ヲ拡張シ玉ヒシコトハ史伝ニ徴シテ昭々タリ（其旧跡今尚ホ東九条稲荷神社御旅所東一町半ニ施薬院ノ森アリ）。然ルニ時世変遷政権武門ニ帰シテヨリ列聖ノ善政美蹟イツシカ頽廃湮滅シタルノミナラズ、人其ノ名称ヲダモ知ル者罕ナルニ至リシハ、誠ニ慨歎ニ堪ヘザル所ナリ。今人救恤慈善ノ方法ヲ説ク者輒スレバ欧米諸洲ノ整備ヲ揚言セザルハナシ。何ゾ知ラン其ノ善政美法ハ今ヲ距ル千有余年前、已ニ我邦ニ創設セラレ万民至仁ノ恩沢ニ浴シツ、アリシコトヲ。是レ我カ　皇国ノ　皇統一系列聖仁慈千万年ニ亘テ渝ラザル所以ナリ。臣民タル者、豈ニ報効セズシテ可ナランヤ。今ヤ　桓武天皇千百年祭ノ美挙アルニ当リ、広ク慈恵諸君ノ醵出ヲ得テ施薬院ヲ設立シ、聖武天皇及ヒ　桓武天皇ノ善政美法ヲ発揚シ奉リ　今上皇后両陛下、曩ニ慈恵医院幷ニ赤十字社病院ノ設立ヲ嘉ミシ玉ヒ、特ニ懿眷ノ下ニ置カセラレタル　優渥至仁ノ叡旨ニ報ヒ奉ラント欲ス。然ルニ其ノ事業頗ル広大ナルヲ以テ、之カ資金モ亦随テ多額ヲ要セザルヲ得ズ。同心協力ニ由ルニ非レハ、其成功ヲ期ス可カラザルナリ。因テ施薬院設立協会規則ヲ頒チ、以テ本会ノ目的ヲ達セントス。冀クハ四方同感諸君陸続此挙ヲ賛同セラレンコトヲ。

◎施薬院設立協会規則

第一条　本会ハ慈善ノ趣旨ニ拠リ窮民ノ病苦ヲ救済スル為メ施薬院ヲ設立スルヲ以テ目的トス。

第二条　本会ヲ施薬院設立協会ト称ス。

第三条　本会事務所ハ京都市　京区　町ニ仮設ス。

第四条　本会ハ男女ヲ問ハズ満十年ヲ一期トシ、毎年金弐円以上ヲ醵出スル者ヲ本会々員トス。

第五条　本会ノ挙ヲ賛助スル為メ一時金五拾円以上ヲ寄贈スル篤志家ヲ特別会員トス。

第六条　本会ニ役員ヲ置キ其職掌ヲ定ムル。左ノ如シ。
総　裁　会長　一人
命ヲ総裁ニ受ケ本会ノ事務ヲ整理シ、役員会ノ議長トナル。
幹　事　五人乃至十人
会長ヲ補佐シ会務一切ヲ幹理シ、会長事故アルトキハ幹事中ノ一人之ヲ代理ス。
評議員　十五人乃至廿人
本会諸般ノ事ヲ評議ス。
書　記　有給　若干人
会長、幹事ノ指揮ニ依リ雑務ニ従事ス。
第七条　幹事、評議員ヲ以テ役員会ヲ組織ス。
第八条　会長ハ総裁之ヲ撰任シ、幹事・評議員ハ会長ノ申請ニ依リ本会々員中ヨリ総裁之ヲ撰任ス。其任期ヲ二個年トス。但シ期限ニ至リ再任スルコトヲ得。
第九条　書記ハ幹事ニ於テ任用ス。
第十条　役員会ニ於テハ本会細則、施薬院資金募集方法、其他緊要ノ事件ヲ議定ス。
第十一条　役員会ノ議定ハ総裁ノ裁可ヲ受クルモノトス。
第十二条　幹事ハ会員ノ醵出金ヲ毎年四月九月ノ両度ニ其半額宛ヲ集金スベシ。遠隔地ノ醵出金取集方法ハ便宜ニ定ムベシ。但シ会員ノ都合ニヨリ一期又ハ数年分ヲ即納スルハ随意トス。
第十三条　会員又ハ会員外ニシテ臨時金員ヲ寄贈スル篤志家アルトキハ之ヲ受納ス。

第十四条　本会ノ積立金ハ公債証書ヲ購入シ又ハ銀行ニ托シ利殖スルモノトス。但シ本条ノ記名ハ会長ノ名義トス。
第十五条　本会ハ毎年四月ニ於テ前年度醵出金・寄贈金品ノ出納等ヲ類別シ患者表ト共ニ報告ス。
第十六条　本会ニ金品ヲ寄贈スル篤志家ノ名簿ヲ調製シ永ク本会ニ於テ保存スルモノトス。

◎施薬院規則

第一条　本院ハ慈恵ノ趣旨ニ依リ貧窮ニシテ疾病ニ罹リ医薬ヲ得ルノ力無キ者ヲ救療スル所トス。
第二条　本院ハ京都市　京区　町ニ仮設ス。
第三条　本院ハ施薬院設立協会ノ賛助ヲ得テ維持スルモノトス。
第四条　本院ニ施薬施療ヲ受クル者ハ京都市区長ノ証明アル者ニ限ル。
第五条　本院ニ左ノ役員ヲ置ク。

院　長		一人
副院長		一人
医　員	有給	若干人
薬剤師	有給	若干人
調剤生	有給	若干人
看護婦	有給	若干人
書　記	有給	若干人

第六条　院長ハ院務一切ヲ総理ス。院長不在ノトキ副院長代理スベシ。

第七条　正副院長ハ施薬院設立協会々長ノ申請ニ依リ同総裁之ヲ撰任ス。
第八条　医員以下ノ役員ハ院長之レヲ撰任スベシ。
第九条　医員ハ院長ノ指示ニ従ヒ内外二科ニ分チ患者ヲ治療スベシ。
第十条　薬剤師以下ノ役員ハ院長ノ指揮ニ従ヒ各其職務ニ従事スベシ。
第十一条　本院ニ名誉医員ヲ置ク。但シ施薬院設立協会々長ノ申請ニ依リ同総裁之レヲ嘱托ス。
第十二条　本院ノ細則、施薬施療方法等、緊要ノ事項ハ院長ヨリ施薬院協会々長ニ稟議ノ上之ヲ定ムベシ。
第十三条　本院ニ金品ヲ寄贈スル篤志家アルトキハ之レヲ受納シ、金員ハ総テ施薬院設立協会ニ於テ本院資金ニ利殖積立ツモノトス。
第十四条　本院ハ金品寄贈篤志家ノ名簿ヲ調製シ永ク本院ニ於テ保存スベシ。[16]

創立事務取扱委員に選ばれた七名のうち、中井は当時の京都府知事。鹿鳴館の名付け親でもある。夫人の竹子は近江婦人慈善会の会長として活躍した。[17]中村は当時京都市会議長。山本覚馬らと同志社の基礎を築いた人物である。山中は醬油商を営み府会議員などもつとめた。山中油店はその分家である。清水は府の吏員で『官職名問答』の著書もある。富岡百錬は鉄斎のこと。以前、水西荘を借りた縁であろう。朝尾は京都公民会所属の政治家で、市参事官をつとめた。半井も名を連ねているのは、先の恵愛医院の一件があるからであろう。錚々たる顔ぶれである。

『明教新誌』三月二四日付（三三八六号）にも、

施薬院創立事務所　曾て中井京都府知事谷鉄臣居士が発起し、各宗有志の緇素が賛成せらるゝ、京都施薬院の事は、此の程寺町通の浄土宗大雲院内に其の創立事務所を設立せられ、広く有志の賛成を募集せらるゝ由。

と報じられた。これまで施薬院設立協会の所在地は確定されていなかったが、寺町通四条下ルの大雲院（昭和四八年、祇園町の現在地に移転）に置かれたことがわかる。施薬院自体はまだ場所が定まっていない。

四月八日、協会は演説会を催し賛同者を募った。『明教新誌』四月二日付（三三九〇号）に、

京都施薬院の演説　京都施薬院は主義発表の為め、中井知事、谷鉄臣諸氏が出席して、祇園館におゐて、大演説会を開かんとの計画ありといふ。

とあり、四月六日付（三三九二号）に、

施薬院設立協会　京都の中井弘、半井澄、安藤精軒其他諸氏の発起にて仝地施薬院設立協会（前号に施薬院創立事務所と記したるは誤り也）を組織せられし事は曾て本誌に記したりしが、仝協会は赤貧患者救護の目的を以て創立せられ、大いに諸人の賛成を得たれば、此程其事務所を寺町なる大雲院内に置き、普ねく世の慈善家に告げて窮民の病苦を救済せんとて、来る八日京都に於て大演説会を開かるゝ由なるが、其出席者は竹村藤兵衛、安藤精軒、薩埵正邦、堀田康人、高木文平、江村秀山、段修依秀、美野田覚念諸氏なりとぞ。

と予告をしたのち、四月一二日付（三三九五号）に、

京都施薬院設立協会演説は予記の如く去る八日鴨東祇園館劇場に開設し、竹村藤兵衛・薩埵正邦、其他諸氏の演説あり。諸氏何れも此挙の美事なるを説き、広く有志の入会を促がされしが、此設立協会委員中に彼の基督教信者なる中村栄助氏の在るを知り、此入会を忌嫌する者数多ありといふ。前に国会議員の総選挙に際し候補者にて、余は耶蘇教徒にあらずと広告する数多ありしが、世の事を為さんとする者、議員とならん者、仮面を覆ふにもせよ、仏教信者にあらざれば望を達するを得ざるに至りしとは、吾邦の国家と宗教の関係大いに所以あるを知るに足れり。世の仮面外教徒たる政治家等は少しく反省する所あるならんか。

と報じた。谷鉄臣は近江出身の医師で、鳥羽・伏見の戦いでは新政府軍に属した。維新後は左院一等議官・宮内省京都支庁御用掛となった人物である。祇園館は明治一八年（一八八五）、祇園新地（花見小路通四条下ル）に新築された劇場である。演説をした竹村は東三本木治療場開設のときも協力した。薩埵は法政大学の創立者として知られるが、当時は第三高等中学校法学部教授である。また、高木は市会議員で祇園館の経営者。この年、京都電気鉄道会社を立ち上げ、翌年開業した。

次々と協力者が現れるなかで肝心の医師で名乗りをあげるものは出てこない。そこで、精軒は中村四郎に協力を求めることにした。

明治二十九年の初冬、安藤精軒氏来訪あり、養父（中村四郎）と面会せられて曰く「窮民救済に就ては貴下も多年従事実験せらるゝが如く、余自らも前年来、東三本木山紫水明荘（頼山陽先生の旧居）に於て施療を行へるも個人的の事業真に範囲狭小にして云ふに足らず、光明皇后の御懿徳を奉体して規模広大なる病院を設立せざるべからず、就ては其の資金と協力者を要するを以て日々同業者たる医師諸君や富豪に説くも応ずる者少く困難なり、君宜しく賛成せよ」と其の熱心なる言外に溢るゝ。養父答へて曰く「救療の事は貴説の如し、当局者は只袖手傍観して耳を貸さず、是れ等の人々に対し議論をなす必要なく、只実践躬行あるのみと考へ今日まで自ら施療施薬をなせるのみ、貴下宜しく努力せられたし、一封を呈して其の運動の車馬賃とせられたし、診療の事に当りては義子正勁、良淳の若輩あり。補助せしむべし」と述ぶれば、安藤氏欣然として辞去せらる。是れ余が施薬院事業に携はるの始めなりし(18)。

中村四郎は早くから有信堂社中として種痘医をつとめ、貧民に対する救療活動に熱心であり、精軒は同志と考えたのであろう。『日出新聞』同二〇年（一八八七）五月三一日付に、

仁は医の本道なり　下京区新町松原下る医師中村四郎氏はこれまでとても随分貧民を世話して施療施薬をなし、事多かりしが今度亦施療施薬券千枚づゝを上下京区役所へ差出し貧民へ配与方を願出たりと。

とみえる。また、同二二年（一八八九）五月には慈医会を発起し、大日本私立衛生会・日本医学会などを通じてその趣旨を呼びかけている。[19]さらに同三〇年（一八九七）には柳原町から長年にわたり赤貧者に施療施薬をしたことにより感謝状を贈られている。[20]晩年の評伝に、

当市に開業せること四拾年、其間医務取締となり、種痘医となり、現に京都医会の常議員なりし。氏資性篤実にして慈善心に富み、平素貧民救療の目的を以て慈善会を組織し、全国を通じて同業者間に会員を有する四千壱百余名の多きに達し、氏は断へず之れが拡張に尽力しつゝありしなり。其他貧民救助の為め官より木杯を下賜せらるゝこと数回、老て益々矍鑠たり。[21]

と謳われた人物である。精軒にとって中村の物心両面の協力は、生涯忘れえぬものであったろう。

あけて同三〇年（一八九七）一月、浄土真宗本願寺派（西本願寺）の赤松連城に願い出て、同派護持会から毎年一二〇〇円の援助を取り付けた。連城の娘安子は願成寺の与謝野礼厳の次男照幢と結婚しており、照幢は連城の養子となっている。精軒は礼厳を通じて連城に資金援助を依頼したのであろう。連城もかねて慈善事業に携わっていたので、精軒の申し出をよく理解したと思われる。[22]

こうして多くの人々が協力することになった。当時の名簿が残っている（表記は原文のまま）。

【首唱者】　前田正名、尾崎三良、福井貞憲、富岡百錬、宇田淵、尾越蕃輔、渥美契縁、木村時義、河越重幸、河原林義雄、黒岩直方、小田仏乗、西洞院信愛、浜岡光哲、赤松連城、竹村藤兵衛、辻信次郎、佐々木藤左衛門、小藤孝行、千田貞曉、坂本則美、塩見清三郎、野尻岩次郎、山本佐兵衛、小松喜平次、上野弥一郎、小早川彦六、

山口俊一、築山三郎兵衛、石原磯太郎、太田茂平、野木禹之介、井上万之助、石川三良介、春日和助、並河熙、小山弥平、吉田善内、大村達斎、村治重厚、中山玄親、頼龍三、秦蔵六、中川武俊、三吉艾、今泉雄作、高木文平

【発起者】 斎藤仙也（京都市小川御池下ル）、熊沢成清（京都市西洞院椹木町）、三宅文傚（京都市上京区新柳馬場仁王門南入）、馬杉則知（京都市西洞院夷川上ル毘沙門町）、新宮凉亭（京都市南禅寺門前）、中辻丹治（上京区大宮一条上ル石薬師町）、樒林建吉、山内政銓（京都市柳馬場御池下ル）、小森隆吉（京都市富小路通姉小路北入松下町）、瀧川善八、佐々木藤次郎（寺ノ内堀川）、辻忠義、三木安三郎（二条西洞院西入）、竹鼻仙右衛門（二条川東）、蟻井利三郎（新町上立売）、安田新造（烏丸姉小路上ル）、森善七（烏丸二条下ル）、木村得善（京都市上京区岡崎町）、大蔵玄碩（京都市下京区御幸町通蛸薬師南船屋町）、上田凉湖、森直正（京都市下京区麩屋町通松原下ル上鱗形町）、浅山郁次郎（京都市烏丸二条下ル）、笠原光興（京都市堺町通リ丸太町下ル橘町第六番戸）、加門桂太郎、北脇卓哉（下京区蛸薬師東洞院東入）、須川英橘（京都市六角通室町西）、鷹取常任（京都市河原町通リ二条上ル）、相宗源助（高倉三条下ル）、福永勘兵衛（二条新町東入）、富永太十郎（松原烏丸）、望月與助（挽木町）、竹花博誉（寺町四条下ル）、島田弥一郎（油小路中立売下ル）、大崎淳吉（一条通黒門）、市川賢碩（寺町通今出川上ル）、大矢督（高倉通六角）、武部元質（油小路竹屋町上ル）、植島幹（上京区両替町夷川上ル）、河内周平、河内啓一郎、田島教恵（上京区富小路通二条下ル）、村田栄次郎（京都市下京区四条通小橋東入）、桂慶次郎（京都市四条通リ猪熊東入）、西村千吉（京都市下京区広道通松原上ル五丁目月見町）、林正躬（上京区丸太町通リ烏丸西入）、木下熈（上京区麩屋町御池南入）、沢田耕夫（下京区本町通リ五条下ル拾丁目）、出口慶吉（上京区堺町二条下ル）、中尾万七（京都市上京区二条通烏丸東入）、慶松勝左衛門（仝）、井上治兵衛（下京区四条通小橋西入真町）、田中治兵衛（寺町通リ四条上ル大文字町拾八番戸）、小牧仁兵衛（上京区河原町通三条上ル弐丁目下

丸屋町）、野村揆一郎（上京区丸太町川端東入東丸太町）、藤井良吉（二条通木屋町西入樋ノ口町）、中村良淳（下京区油小路通り松原上ル麓町）、中村正勁、江坂彊近（上京区高倉東入町）、西村七三郎（上京区油小路中立売下ル町）、蓑内太助（上京区富小路竹屋町大炊町）、伊東吉作（上京区烏丸通二条上ル蒔絵屋町）、荘林維英（上京区両替町竹屋町上ル）、井上幸一（下京区広道通松原北辰巳町）、阪田市兵衛（上京区夷川富小路西入俵屋町）、白山茂兵衛（上京区寺町二条上ル要法寺前町）、菅野弘一（上立売通堀川東堀ノ上町）、中村栄助（五条橋東弐丁目）、伊地知貫（上京区岡崎町）、滝川善八（上京区烏丸通御池北入二条殿町）、堤弥兵衛（下京区大宮通八条北入大黒町）、膳平兵衛（下京区魚棚通室町西入西魚屋町）、田中秀三（上京区室町通り二条南蛸薬師町）、吉岡清造（上京区室町通り夷川上ル鏡屋町）、渡辺晋三（柳馬場通り御池南）、大島甲子郎（上京区柳馬場二条下ル等持寺町）、河原一郎（寺町通り石薬師）、三宅宗淳（下京区馬道通本町東入四丁目鐘鋳町）、鳥居嘉三郎（上京区下立売御前通り東入西車町　当時盲唖院内寄留）、多田佐平衛（上京区東洞院御池上ル船屋町）、鈴鹿弁三郎（上京区智恵光院通下立売上ル西入分銅町）、竹岡友仙（上京区新町通夷川上ル弁才天町）、佐伯理一郎（東洞院竹屋町上ル）、内貴甚三郎（京都市押小路柳馬場東入橘町）、宍戸亀三郎（下京区本町通り五条下ル本町拾六丁目）、田中善右衛門（上京区五辻通千本東入西五辻東町）、山中小兵衛（上京区下立売通智恵光院西入下丸屋町）、下間庄右衛門（下京区七手町正面下ル）、富田半兵衛（上京区智恵光院通上立売上ル伊佐町）、西村治兵衛（下京区三条通室町西入）、上野宇八（下京区烏丸通三条上ル）、山田文友（上京区富小路押小路上ル俵屋町）、小西有定（寺町通今出川北表町）、山口良三郎（新町室町之間一松町）、藤井九成（河原町丸太町上ル桝屋町）、奥村令佶（元誓願寺通大宮西入元妙蓮寺町）、増田正（下京区醒ケ井通松原南入笹屋町）、貞広太郎（東洞院通二条上ル壺屋町）、大沢善助（寺町通り丸太町下ル町）、朝尾春直（室町通り中立売下ル町）、中村四郎（上京区新町松原下ル富永町）、武藤勇軒（下京区大和大路四条下ル小松町）、清水公敬（上京区車屋町通り御池上ル町）、雨森菊太郎（上京区柳馬場御池下ル町）、相浦定良（下京区新町通り御前通り下ル町）、李家隆彦（上京区河原町通リ三条北入恵比須町弐番戸）、並河靖之（下京区三条通リ白川橋北裏堀池町廿四番戸）、半井真澄（上京区室町出水上ル近衛町廿二番戸）、平野素寿（仝）
【賛成者】尾崎三良、田中源太郎、北垣国道、鈴木宗泰（室町丸太町上ル）、平野恭蔵（兵庫県多紀郡篠山町ノ内　二階町）、三崎安二郎（仝県水上郡柏原町ノ内　古市場町）、小林大承（京都寺町四条南三十弐番地）、吉田俊吉（上京区葭原町中立売下ル）、江馬章太郎（下京区富小路松原上ル）、服部賢成（洛西嵐山法輪寺住職）、岸田深、中田彦三郎（上京区武者小路新町）、遠藤大太郎（下京区室町松原下ル）、広瀬胖（上京区黒門中立売上ル）、松本貞吉（上京区一条通リ大宮西入）、岡本監輔、郷健蔵、奥沢芳雄（下京区三宮町正面下ル）、西村七兵衛、西村九郎右衛門、田伏六右衛門、深栖八代（福井県若狭国遠敷郡雲浜村）(23)

個々の人名に興味深い点は多々あるが、今は触れずにおく。政財界や医界などから多くの協力者が集まって、ようやく準備が整った。

保徳院での施療

明治三〇年一月一〇日、京都府に施薬院設立の願書を提出し、同月一八日ついに認可された。

◎私立施薬院設立願

一、病院位置　京都市下京区新橋通東大路東入三丁目林下町七十三番戸内第十六号
　　保徳院
一、名　　称　施薬院
一、院　　則　別紙相添

一、患者診察ノ手続　毎日午後交代ヲ以テ治療ニ従事シ、施療薬ヲ為シ貧困患者ヲ救助ス
一、入院料・薬価・診察料等ヲ徴収セズ
一、院　主　侍医局勤務　安藤精軒
一、監　督　予備陸軍一等軍医正従五位勲三等　馬淵清勝
一、院　長　医学士　馬杉則知
一、医　員　三宅宗淳　中村正勁　中村良淳　三宅文俶　安藤得太郎　西村千吉
一、薬剤師　小泉俊太郎
一、調剤生　板谷忠太郎　玉乃井茂上　柿田福次
一、看病人　四人
一、医員給料　当分無給トス
一、調剤生・看病人給料　共ニ一人ニ付、一ヶ月金五円
一、病院費用　入院外来諸費合計一ヶ月金弐百七拾円六拾銭

右之通、設立仕度、此段奉願候也

宇田淵　半井澄　朝尾春直　桂正芳　安藤精軒

京都府知事男爵山田信道殿

◎施薬院規則

第一条　本院ハ慈恵ノ趣旨ニ依リ貧窮ニシテ疾病ニ罹リ医薬ヲ得ルノ力ナキ者ヲ施療スル所トス。
第二条　本院ハ京都市下京区新橋通東大路東ヘ入三丁目林下町七十三番戸内第十六号保徳院ニ仮設ス。

第三条　本院ハ月掛講法及ビ施薬院設立協会ノ賛助ヲ得テ維持スル者トス。
第四条　本院ニ施療薬ヲ受ル者ハ京都市区長ノ証明スル者ニ限。
第五条　本院ニ左ノ役員ヲ置ク。
院主一人　監督一人　院長一人　医員若干人　薬剤師若干人　調剤生若干人　看病人若干人
第六条　院主ハ本院ヲ総理ス。
第七条　監督ハ本院ヲ監督ス。
第八条　院長ハ治療ヲ担任ス。
第九条　医員ハ交代ヲ以テ治療ヲ分担ス。
第十条　薬剤師ハ調剤全般ノ事ヲ担任ス。
第十一条　調剤生ハ薬剤師ノ指揮ニヨリ調剤ニ従事ス。
第十二条　看病人ハ医員ノ指揮ニヨリ患者ノ看護ニ従事ス。
○京都府指令　警第二〇七号（朱書）
京都市上京区富小路二条下ル俵屋町一番戸
安藤精軒　外四名
本年一月十日付願施薬院設立ノ件聴届ク
明治三十年一月十八日　京都府知事　男爵山田信道[24]

ここに施薬院は知恩院山内の保徳院に「仮設」されることになった（図23）。当時、保徳院は無住の寺で、庫裏の障子は破れていて化け物屋敷のようであったという。[25]前掲の規則では医員は有給であるとしていたが、ここ

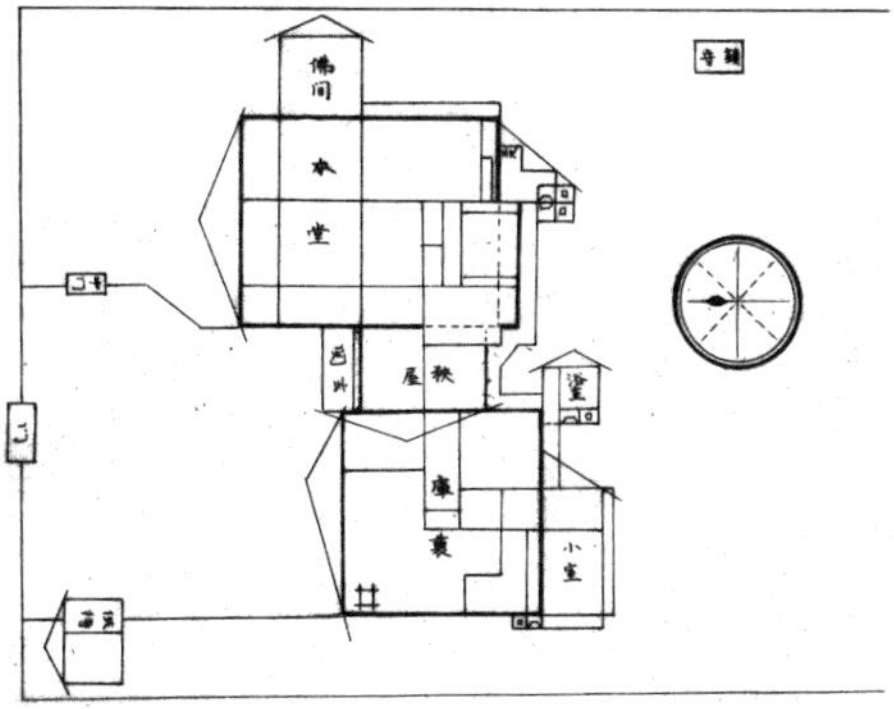

図23　保徳院境内図
明治17年(1884)の状態。どの部屋を利用したかは不明。

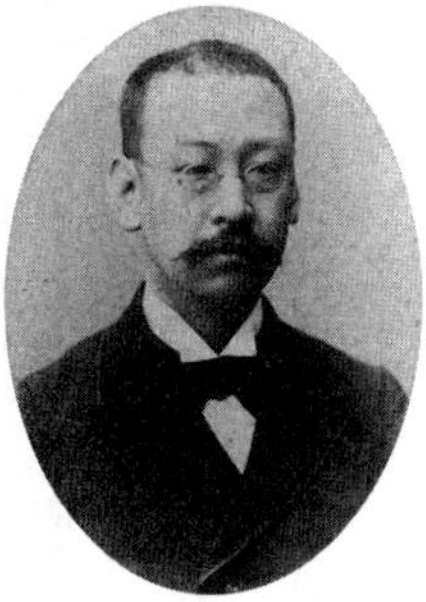

図24　馬杉則知

では無給に変更されている。毎日午後交代で「貧困患者」の治療に当たることになった。もとより一切無料である。規則も前掲分とはかなり変更されており、その後検討が加えられたのであろう。

願書に名を連ねた人物のうち、宇田淵は勤皇家の医師で、宮内省御用掛として桂宮に仕えるなどした。精軒とは近い経歴を持っている。桂正芳は第一〇一国立銀行の取締役で、第一五三国立銀行の頭取であった。また、京都貯蓄銀行の頭取でもある[26]。精軒は院主になり、院長は馬杉則知《ますぎのりとも》(図24)がつとめる。馬杉の祖は馬杉立輔で、天保一四年(一八四三)の『天保医鑑』および万延元年(一八六〇)の『洛医人名録』に名を載せる漢蘭折衷医である。明治二年(一八六九)、再興された有信堂の社中であった。監督の馬淵清勝は精軒と同じ福井の出身で、半井仲庵の門下であった(『京都医事衛生誌』第六〇号、一八九九年三月)。

医員の三宅宗淳(図25)は宗甫を初代とする三宅家の九代である。宗淳は慶応二年(一八六六)に生まれ、明治一九年(一八八六)に京都府医学校を卒業し、京都初の西洋小児科を開業した。乳児脚気の研究で有名である。中村正勁《まさたけ》(第二章扉裏)は京田辺市の澤井家一二代・正徳の子で、慶応四年(一八六八)三月二三日生まれ。澤井家はもと近江佐々木六角氏の家臣で、江戸中期には曇華院宮の御内に列せられた。元文五年(一七四〇)に建てられた住宅は、重要文化財に指定されている（澤井公雄『澤井家の由緒と系譜』私家版、一九九〇年）。中村四郎の養子になった年代や経緯は不明。明治二〇年（一八八七）京都府医学校卒。のち施薬院の中心人物になる。中村良淳《りょうじゅん》（図26）も同二五年（一八九二）同校卒で四郎の養子。三宅文俶は精軒の門下生である。安藤得太郎は精軒の長男で、同二八年（一八九五）九月、コレラ流行に伴い検疫官に任じられたばかりである。[27] 西村千吉（図27）も同一九年に京都府医学校を卒業し、のち学校医として活躍した。いずれも気心の通った若手である。

薬剤師の小泉俊太郎はルドルフ・レーマンやゴットフリード・ワグネルから化学製薬を学び、療病院では医学を修めた。しかし、自分の性格は医師に向かないと悟り薬学を専門とするようになる。京都私立独逸学校で教鞭をとったあと製薬事業に専念し、同二三年（一八九〇）からは京都府薬剤師会の会頭をつとめている。[28]

保徳院での開院式には岩佐純・赤松連城・馬杉則知・田中秀三・菅野弘一・島田弥一郎・日下京平（図28）・三宅宗淳・北脇範治（図29）・中村四郎・中村正勁・中村良淳・小泉俊太郎・安藤精軒・安藤得太郎らが出席した。精軒は皇太后侍医岩佐の入洛に開院を合わせたかったという。[29] 精軒は同二年（一八六九）六月一五日、岩佐からの通達で大助教・樺太出張医師総括となっている。[30] 今や岩佐と同じ侍医になった精軒の名誉をかけての事業であった。

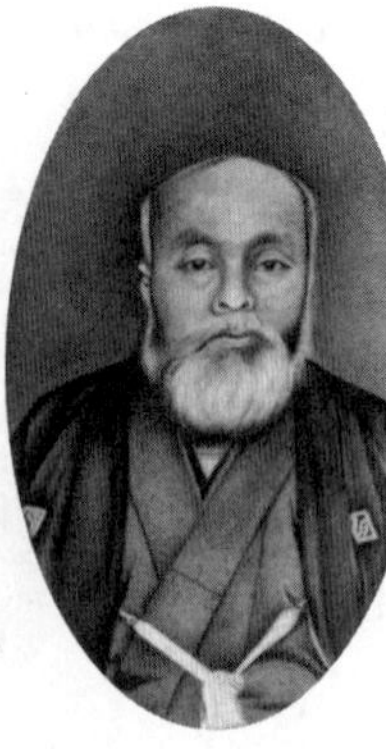

図25　三宅宗淳

裏面に「還暦御祝記念大正十五年初秋」とあることから、宗淳は慶応2年(1866)生まれであることがわかる。昭和11年(1936)没。

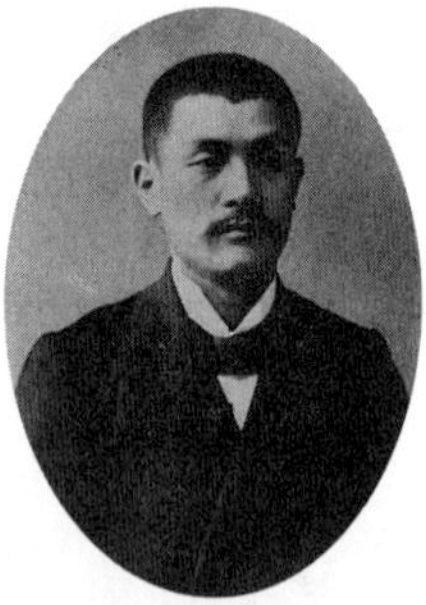

図26　中村良淳

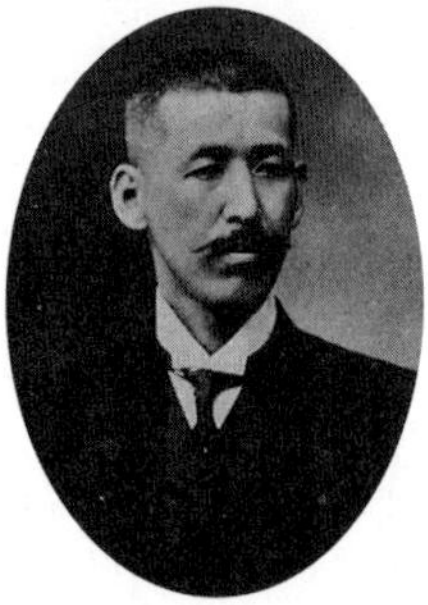

図27　西村千吉

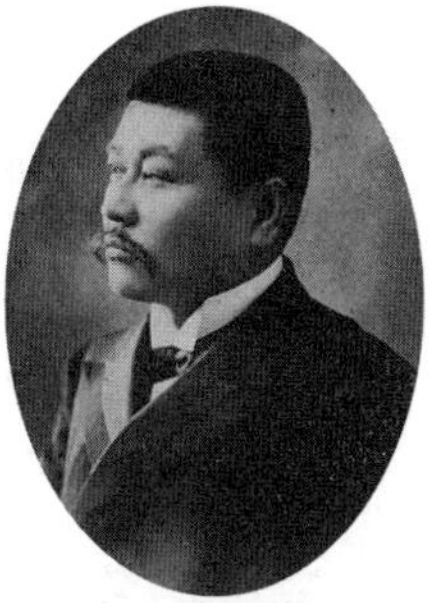
図28　日下京平

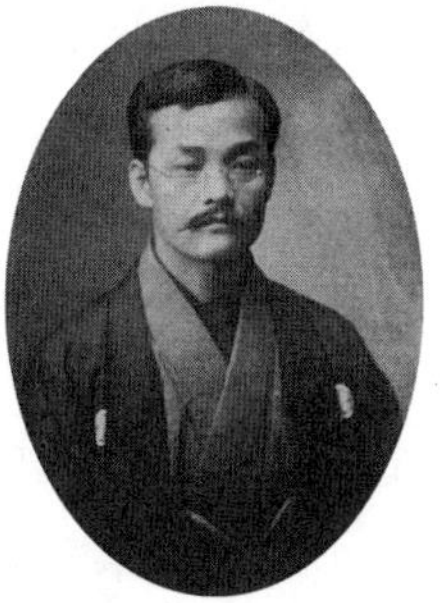
図29　北脇範治

とはいえ、施薬院の運営が軌道に乗るにはまだ日数を要した。『明教新誌』同三〇年二月二六日付（三九〇一号）に、

施薬院設立計画　施薬院設立協会組織の計画は、故中井知事の遠逝後中絶の姿と為り居りしが、発起者の一人なる安藤精軒氏は大に之れを遺憾とし、兼て有志者の賛同を求めつゝある折柄、今回慈恵救済金下賜の御沙汰ありたれば、其内より幾分の補助を得て素志を達せんとて、一昨夜寺町大雲院に於て有志者の協議会を開きしが、出席者は内貴、雨森、辻、猪子、斎藤、渡辺の諸氏のみにて差支の人々多く、何分にも六万円許りの資本金を要する事業にて軽々に議決すべきにあらざれば、更に本月下旬頃集会を催すことに定め散会したる由。記者は伏して此の事業の成功をこそ望むなれ。

という。中井弘知事が在任中に死去したのは同二七年（一八九四）一〇月のことであった。施薬院設立協会を立ち上げた年である。中井は創立事務取扱委員長である。それから二年半を要したのは、中井の死去が原因であった。二月二四日に開かれた協議会には出席者も少なく、六万円の資本金を捻出するため頭を抱えている様子がしのばれる。

この間、日清戦争が起こっており、精軒は広島に救護団を派遣するなどしていた（「略歴書」）。同二八年（一八九五）一〇月には日赤京都支部で日清戦争に係る特別報告をする一方で、常議員を嘱託されている。同年一二月、一旦幹事を退任し感謝状を贈られるが、翌年八月には再び常議員となり、金製赤十字社章手釦を授与される。さらに医学校解剖室で行われた日赤看護婦卒業式で演説をし、看護婦取締監督委員を嘱託されるなど多忙であった。[31]

ちなみに水西荘売却から施薬院再興までの間、貧困者への施療は中断していたかのように思われてきた。しかし、精軒は同一六年（一八八三）以降、患者表（京都府立医科大学所蔵）を印刷発行しており、毎年二〇〇〇名前後の患者を診察している。診療が途切れることはないのである。発行元に注意すると、同年から同二七年までは「京都東三本木治療場」となっており、同二八年と同二九年は「知恩院山内治療場」、同三〇年（一八九七）以降が「京都知恩院山内施薬院」となっている（後掲）。

したがって、水西荘売却後もそのまましばらく借りていたのであろう。同二八年になって知恩院山内に移転した。その場所は明記されないが保徳院とみてよかろう。なおも「治療場」と称していた。そして同三〇年に治療場を施薬院に改称したことになる。それまで精軒の個人運営であったのが、医員を増やし薬剤師や事務員なども揃えて規模を拡大したのである。

同年三月になって設立協会総会が開かれた。そこで改めて施薬院設立協会主意書・施薬院設立協会規則・施薬院規則を配付した。既出のものに修正が加えられているため、煩をいとわず掲出する。

施薬院設立協会総会は去る十七日、花見小路京都倶楽部に於て発起人及び主唱者の総会を開けり。当日来会者は六十余名にして、其主動者は安藤精軒、雨森菊太郎、朝尾春直、辻信次郎、高木文平、西村治兵衛、渡辺伊之助の諸氏なり。其中朝尾・雨森・安藤の三氏、説明者となり一場の談話を為し、一同の賛助を求めしに、満場異議なく会員たる事及び課金募集勧誘の事を承諾し、同時に左の主意書及び協会規則を配付したり。

施薬院設立協会主意書

鰥寡孤独ハ天下ノ窮民ナリ。疾疢病痾ハ人生ノ災眚ナリ。鰥寡孤独ニシテ而シテ疾疢病痾ニ罹リ、而シテ医薬ノ以テ之ヲ療スルナク空シク其天年ヲ夭折ス。是レ人生不幸中ノ最モ不幸ナル者ナリ。苟モ人心アル者誰カ哀矜シテ之ヲ療養シ、以テ其天寿ヲ保タシムル所以ヲ思ハザルベケン哉。

聖朝仁慈以テ民ヲ恵ミ、博愛以テ物ヲ済フ。天下ノ民、匹夫匹婦モ其所ヲ得ザランコトヲ憂ヘ給フ。故ニ施薬院アリ、以テ窮民ノ病苦ヲ療治シ、悲田院アリ、以テ無告ノ孤児ヲ教育ス。何ゾ其備ハレルヤ。今悲田院ノ事ハ姑ク之ヲ措キ、施薬院ノ事ヲ考フルニ、天平二年、詔シテ皇后職施薬院ヲ置キ、諸国ヲシテ職封幷ニ大臣家庸物ヲ以テ薬草ヲ取リ、毎年之ヲ進メシム。此時　光明皇后深仁慈愛厚ク恵卹ヲ行ヒ給フ。施薬院ノ設ケ蓋シ皇后ノ懿旨ニ出デシナルベシ。平安京ニ及制度益々備ハリ、職員ヲ置キ院費ヲ給シ条令ヲ設ケ其政大ニ挙ル。加之檀林皇后ハ療病院ノ設ケアリ。藤原良相公ハ崇親院ノ挙アリ。皆救卹慈恵ノ事ニ非ザルハナシ。中古乱離政柄〔権〕武門ニ帰シ、善制〔政〕美法漸次湮滅シテ、此院亦廃シ空シク其名ヲ存スルモノ数百年、王政維新ニ及ンデ而シテ絶ユ。図志ヲ案ズルニ当時ノ施薬院ハ九条坊門西洞院ニ在リ。今荒廃シテ九条村ノ地ニ係レリ。躬カラ其旧址ニ至リ、以テ当時ヲ回思スレバ慨然トシテ其盛事ヲ想見スル者アリ。今ヤ乾綱一振百度皆挙ガル仁風慈雨普ク万物ニ及ブ。於是救卹慈恵ノ事ヲ説クモノ動モスレバ欧米諸洲ノ制ヲ羨称シテ而シテ本邦千載ノ昔、其制已ニ備ハリシヲ知ラズ。亦過テリト謂フベシ。然レドモ東京ニハ幸ニ慈恵病院・福田会等ノ如キアリテ其事已ニ行ハル。独リ我京都ニ於テハ則チ未ダ之アルヲ聞カズ。是レ豈一大欠点ニアラズヤ。某等嘗テ之ヲ慨シ施薬院設立ノ志アリ。而シテ方法或ハ立テ輙ク破レ計画将ニ成ラントシテ又廃ス。蓋シ其時機未ダ到タラズシテ以テ今日ヲ待ツアルカ。恭シク惟ミルニ　英照皇太后、坤徳宏遠慈愛博洽尤モ懿旨ヲ救卹慈恵ノ事ニ留メ、千載ノ上　光明・檀林二聖后ト其美ヲ媲ヘ給フ。故ニ崩御ノ際、辱ナク減刑ノ大詔ヲ下シ慈済ノ洪資ヲ頒チ賜ヘリ。其深仁洪沢ノ被ル所、豈其レ限リアランヤ。此時ニ当リ吾平安京ニ於テ施薬院ヲ設立シ、以テ救卹慈恵ノ典ヲ挙グ。誠ニ　恩思ヲ奉体シ仁恵ヲ弘布スル所以ニシテ、吾人多年ノ宿望成立ノ時機タルヲ信ズ。是ニ於テ吾人ハ施薬院協会規則ヲ発表シ、同感諸君ト共ニ此事業ヲ設立セント欲スルナリ。此事業ニシテ設立スルヲ得レバ則チ人生不幸中ノ最大不幸ニ陥リシ者、療養以テ其天寿ヲ保チ、太平ノ雨露ニ浴スル事ヲ得ベク、一ハ以テ深仁博愛ナル　英照皇太后ノ恩旨ノ紀念トナスベク、一ハ伝染病流行ニ際シ其禍根ヲ掃攘シ、一般衛生上ノ裨益ヲナスニ足ルベク、其関スル所最モ大ナリトス。希クハ四方慈恵博愛ノ諸君之ヲ賛襄協成シテ、以テ速ニ此事業ヲ設立セラレンコトヲ。

明治三十年三月

施薬院設立発起人

施薬院設立協会規則

第一条　本会ハ慈善ノ趣旨ニ拠リ窮民ノ病苦ヲ救済スル為メ施薬院ヲ設立スルヲ以テ目的トス。

第二条　本会ヲ施薬院設立協会ト称ス。

第三条　本会事務所ハ京都市　京区　町ニ仮設ス。

第四条　本会ハ男女ヲ問ハズ満十年ヲ一期トシ、毎年金弐円以上ヲ醵出スル者ヲ本会々員トス。但シ一時金拾弐円ヲ醵出スル者モ本条ニ同ジ。

第五条　本会ノ挙ヲ賛助スル為メ一時金弐拾円以上ヲ寄贈スル篤志家ヲ特別会員トス。

第六条　本会ノ挙ヲ賛襄セラル、貴紳ヲ名誉会員ニ推薦ス。

第七条　本会ニ役員ヲ置キ其職掌ヲ定ムル。左ノ如シ。但シ施薬院ニ係ル職員ハ施薬院規則ヲ以テ之レヲ定ム。

会　長　　一人　本会一切ノ事務ヲ整理シ役員会ノ議長トナル。

副会長　二人　会長ヲ補佐シ会長事故アルトキハ代理ス。
幹　事　七人　会長ヲ補佐シ会務ヲ分掌ス。
評議員　若干人　本会重要ノ事ヲ評議ス。
委　員　若干人　会長ノ嘱託ヲ以テ本会ノ事務ヲ補佐ス。
書　記　有給　若干人　会長、幹事ノ指揮ニ依リ雑務ニ従事ス。

第 八 条　本会ニ名誉総裁ヲ推戴ス。
第 九 条　正副会長ハ発起人ノ評議ヲ以テ之ヲ推薦ス。
第 十 条　幹事ハ会員中ヨリ会長之ヲ撰任シ、評議員・委員ハ幹事会ノ評議ニ依リ会長之ヲ嘱託ス。其任期ヲ二ヶ年トス。但シ満期ニ至リ再任スルコトヲ得。
第十一条　書記ハ会長之ヲ任用ス。
第十二条　会員ノ醵出金ハ毎年四月十月ノ両度ニ其半額ヲ集金ス。
第十三条　会員又ハ会員外ニシテ臨時金品ヲ寄贈スル篤志家アルトキハ之ヲ受納シ総裁及会長ノ名ヲ以テ謝状ヲ贈呈ス。但、篤志家ノ名簿ハ永ク本会ニ保存スルモノトス。
第十四条　会員ノ醵出金及寄附金ハ公債証書ヲ購入シ、又ハ銀行ニ托シ増殖スル者トス。但シ指定ノ寄附金ハ此限リニ非ズ。
第十五条　前条収金ニ対スル利子ノ全部又ハ、幾分ハ本会々費及ビ施薬院費ニ充用スルコトヲ得。
第十六条　本会ハ別ニ護法ヲ設ケ施薬院費ヲ補充スル者トス。
第十七条　本会ハ毎年四月ニ於テ前年度ノ会計ヲ報告ス。

施薬院規則

此条は本誌第三十三号に掲載せし者と重複せし如くなれども、更に加削せしあれば爰に全文を掲ぐ。

第一条　本院ハ施薬院協会ノ設立ニシテ、慈恵ノ趣旨ニ依リ貧窮ニシテ疾病ニ罹リ医薬ヲ得ルノ力ナキ者ヲ施療スル所トス。

第二条　本院ハ京都市下京区知恩院山内保徳院ニ仮設ス。

第三条　本院ニ施療薬ヲ受クル者ハ、警察署長・上下京区長・町村長ノ証明アル本院施療券ヲ所持スル者ニ限ル。

第四条　本院ニ左ノ役員ヲ置ク。

主幹　三名　本会幹事ヲ兼ヌ。
院長　一人
副院長　一人
医員　有給　若干人
薬剤師　有給　若干人
調剤生　有給　若干人
看病人　有給　若干人
書記　有給　若干人　本会書記ヲ兼ヌ。

第五条　本院ニ名誉医員ヲ置ク。

第六条　名誉医員・正副院長・医員・薬剤師ハ会長之ヲ嘱託ス。

第七条　調剤生・看病人ハ主幹之ヲ撰任ス。
第八条　主幹ハ本院事務ヲ幹理ス。
第九条　正副院長ハ治療ヲ担任ス。
第十条　医員ハ治療ヲ分担ス。
第十一条　薬剤師ハ調剤全般ノ事ヲ担任ス。
第十二条　調剤生ハ調剤ニ従事ス。
第十三条　看病人ハ患者ノ看護ニ従事ス。
第十四条　書記ハ雑務ニ従事ス。(32)

史料では施薬院の運営母体を「施薬院協会」とするが、正しくは施薬院設立協会である。この段階でいまだ設立協会事務所の場所は決まっていなかった。総会が行われた「花見小路京都倶楽部」とは、現在花見小路通四条下ルにある祇園新地甲部歌舞練場南側の八坂倶楽部の地にあった有楽館に置かれた。有楽館は織田有楽斎（信長の弟長益）が再興した建仁寺塔頭正伝院の一部。明治初期、府の窮民産業所設置のため正伝院は建物を放棄し、永源院と合併して今は正伝永源院と称する。現在、愛知県犬山市の有楽苑に旧正伝院書院や茶室「如庵」が移築されている。

設立協会には会員、特別会員に加えて新たに名誉会員を置くことにした。また、名誉総裁も加えている。総会では「或る論者は飲酒の為めに出金するは不賛成なりと不平を唱る者あり。編者之を訝りしに同規則中に醵出の字再三あればなりと。醵の字は合銭飲酒の義にて俗に云ふ出し合ひ飲みのことなれば、字義に就ては不当なれ共、課出賦出等の俗用となれる例あれば誤用なるべけれども、強ち咎め給ひそ。思ふに宴会費に用ひしより転じ来れるならん」といったありさまで、はたしてどれほど施薬院の意義を理解していたか疑問に思えてくる。

精軒は会長に華族を据えようと東上した。

施薬院協会に於る貴顕の景況は其賛助を求ん為め東上したる安藤精軒氏は、滞在中の内貴甚三郎・竹村藤兵衛両氏と共に先つ九条公爵の邸に到り、其会長たらんことを請ひしに、公爵は設立の目的趣旨には充分賛同を表するも、会長たるの一事は熟考の上諾否を決すべき旨を答へたる由。夫れより内貴氏は更に杉皇太后宮太夫に副会長たらんことを依頼せんが為め其邸を訪ひしも、公務多忙の為め面会を得ざりし。去て香川皇后宮太夫を訪ひ、其賛助を求めしに、賛成の意を告げて相当の力を尽すべき旨を答へ、尚杉子を勧めて副会長たらしむる様尽力すべしと約したれば、転じて近衛公爵を訪ひしに、同公爵も九条公爵の会長を承諾する様尽力すべしとの約を得て、更に佐野伯・九鬼男爵をも訪ふて賛同を求めしと。同協会の希望は九条公爵を会長に、杉孫七郎子、山田信道男を副会長に推薦し、威仁親王殿下を総裁に推戴せんと云ふに在る趣。

このことは『明教新誌』四月六日付（三九一九号）にも、

施薬院協会　今度京都府下に題号の如き協会を設立すると聞きつるが、右きにつき普ねく天下の貴顕紳士の賛成を求めん為め上京したる安藤精軒氏は、此程滞京中の内貴甚三郎・竹村藤兵衛両氏と共もに先つ九条公爵の邸に到り、同会の趣旨目的等を詳述し、其会長たらんことを請ひしに、公爵は其設立目的趣旨は大に賛成を表するも、会長たるの一事家憲もあることなれば熟考の上諾否を決すべき旨を答ひられしかば、更に杉皇后宮大夫に副会長たらんことを依頼せんとして訪問したるに、折悪く面会を得ざりしかば、香川大夫を訪ひ其賛成を求めたるに、同大夫は大に賛成の意を告げ、相当の力を尽すべき旨を答へられたりと。其他、近衛公爵佐野伯等を歴問し、結局有栖川威仁親王殿下を総裁に推戴せんと勉め居るとかや。吾人は此協会の大に発達し、完全に成功せられんことを望む。

と報じている。残念ながらこれは実現しなかったようである。

同年九月六日、精軒は京都倶楽部の集会で、講法を設け上下京区衛生幹事に託して講員を募集することにした。そのとき集まったのは、竹村藤兵衛（前代議士）、雨森菊太郎（代議士）、辻信次郎（司計）、高木文平（京都電気鉄道会社々長）、西村治兵衛（市参事会員）、浜岡光哲（京都商業会議所々長）、田中源太郎（代議士）、山田文友（京都医会々長）、渡辺伊之助（市参事会員）、片山正中（下京区々長）、増田正（上京区々長）、佐々木藤兵衛（施薬院講世話方）、粟辻三右衛門（仝）、内貴甚三郎（市長）、半井澄（侍医局勤務）、朝尾春直（旧市参事官）、安藤精軒（侍医局勤務）といった顔ぶれであった。[33] 講法とは本来仏の教えを講じることであるが、ここでは施薬院の趣旨を指す。講演を聴き募金に応じた人の名を名簿に記録したのであろう。

「施薬院慈善講員名簿」には、女官中、公爵岩倉家ニ扶、内海忠勝、仝　千代子、公爵九条家扶、尾崎三良、松永昇道、菅原真照、長谷最禅、土宜法龍、伊藤貫宗、林宗徳、児島修吉、池田謙斎、岩佐純、岡玄卿、高階経本、田沢敬輿、小藤孝行、真木長義、西口吉義、安藤正胤、斎藤仙也、山田清子、奥田貫昭、新島八重子といった名前が挙がっている。[34] この年一二月、精軒は正七位に叙せられる栄誉を得た。

安藤精軒氏　侍医局勤務たる同氏は旧臘正七位に叙せらる。[35]

ところが、開院一年余を経て患者数が減少し、医員の欠席も目立つようになった。経営も困難になってきたことから、精軒は一部患者の有料化を提案する。これは医員の側からの反対にあって実現しなかった。無料診療だから無給で従事するが、有料ならば協力しないというのである。[36] 精軒は日本赤十字社の例に倣おうとしたのであるが、医員のいうこともっともであった。

そこで精軒は同三一年（一八九八）一二月、講法を設けて資金を募集することにした。

施薬院の設立に就ては、本誌第一号の附録に同設立協会主意書幷協会規則を登載し其概況を報ぜしが、昨三十年一月該院設立の許可を得て創業なりし事は当時の本誌〔三十四号及び三十六号〕に詳報せり。今回更に講法を設けて資金を募集する事に着手せり。其趣旨左の如し。

桓武天皇帝都ヲ山城ニ遷シ玉フヤ、夙ニ悲田院・施薬院等ノ制ヲ設ケ玉ヒシモ、中古廃絶シ赤貧無産ノ輩、病患ニ罹リ病苦愍ムベキモ之ヲ救フノ道ナク、非命ノ死ヲ遂グル者少シトセズ。茲ニ同志相謀リ講法ヲ設ケ本院ヲ再興シ、仁慈ノ聖旨ヲ奉戴シ、汎ク同胞ノ厄ヲ済ヒ、聊カ吾人ノ本分ヲ尽サント欲ス。庶幾クハ慈善ノ各位、予等ノ微衷ヲ納レ、速ニ賛助アランコトヲ。

一、本講一枚分ハ毎月金拾銭宛ヲ掛捨テ、三ヶ年ヲ限ルモノトス。但シ御便宜ニ依リ一時ニ御出金ノ御方ハ金参円ヲ以テ皆済トス。

一、賛襄諸君ノ芳名ハ簿冊ニ記載シ、永ク保存スルモノトス。

右は講帳に記する者にして、之に診療券を添へて有志家へ贈付せり。

又客月、皇太子殿下行啓の節、府庁の尋問に答へし要点は、

願人　宇田淵、半井澄、朝尾春直、安藤精軒

院主　安藤精軒、監督　馬淵清勝、院長　馬杉則知

医員　三宅宗淳、中村正勁、同良淳、西村千吉、嶋田弥一郎、三宅文俶、安藤得太郎

薬剤師　小泉俊太郎

一発起首唱者　百八十五名

一協会員　百三十三名
一金六百六拾円　基本金
但三井銀行へ預利倍増殖　保監　辻信次郎
施薬患者数
一千四百九十六名　明治三十年中
一千零七十一名　明治三十一年九月迄
安藤精軒氏の歌　氏は前項に記する施薬院に就ては最初より熱心に尽力せられ、漸次基礎を定て開院し、今日の維持法を立て、益々拡張を計画せられつゝあり。左の詠は近日の口号なりと。

あめ地の数にならん人心、壁のすき間も朝日さすてふ
世を思ふ人の心の同くは、貧きものをまつ先きにせよ(37)

ここで講法のあらましが理解できる。一人毎月一〇銭で三年間の掛け捨てという。一時払いのときは三円に割り引かれた。設立協会の会員は毎年二円で一〇年間だったから、いくぶん割安である。広く協力者を求めようとしたのであろう。施薬院開設以降の患者数も明記されている。文末に載せる歌は、精軒の慈善心をよく表している。

施薬院協会への移管

しかし、施薬院の経営は行き詰まり、やむなく精軒は市長の内貴甚三郎に救済を求めた。内貴は市役所で助役荘林維新と衛生課長角信勝に諮って市が中心となって協会を設けて施薬院の運営に当たることを決めた。中村正

勁の回想によると、

安藤氏は怫然たりしも、医員諸氏の救療事業を補助する資金獲得の為めには従事し難しとの所説には駁撃すべき様もなく、終に当時市長たりし内貴甚三郎氏を説かんとして屢々訪問せられたるも、市長は安藤氏の強硬なる世評を見聞せるを以て容易に面会せず、言を設けて之れを避く。茲に於て安藤氏は一夜内貴氏の在宅を確め置き訪問せるに、玄関子は毎度のことなれば不在と称して門を開かず、安藤氏は在宅を確め居るを以て是非面会せんと述べ、問答数次、安藤氏は終に怒号門戸を蹴破りて入る。内貴氏は其の無礼を咎めず却つて熱心に感じ之を客室に招じて懇談し、遂に自ら起ちて救療事業に当ることを約し、翌朝市役所に至り助役荘林維新、衛生課長角信勝両氏等と諮り、協会を設け会員を募り以て施薬院を経営し窮民救療の事業を遂行すること、なれり[38]。

ということであった。正勁の精軒評はなかなか厳しいものがあり、

元来、安藤精軒氏は福井の人、剛直を以て聞ゆ。酒を好み酔へば議論風発、人生の虚偽を罵り、自己の所説を主張して譲らず。前府立院長半井澄氏と同郷なりしも之れが為め常に避けて懇談せられざりし程なり。然れども其の論旨は決して不合理のものにあらず、正々堂々たるものなりしも、其の説に賛同を表すれば直ちに実行せよと大声叱呼殆んど面責する如きためなるのみならず、其の所説を吐くや時と場所を選ばれざりしため、知人も衆人稠坐の裡に罵倒さる、が如きを避けたりしは、氏の為めに惜む所なり[39]。

と述べている。豪快な性格であったことは確かなようだが、何としてでも施薬院を存続させたいとの思いが強かったのであろう。それがかえって内貴の気に入るところとなり、市の全面的な協力を得ることにつながった。

同三四年（一九〇一）一二月一三日、内貴と府知事高崎親章が首唱して、協会の主な者と協議した。

施薬院協会の相談会　高崎親章、内貴甚三郎両氏の首唱にて去る十三日同協会の重なる者を中央倶楽部に招じ同院に関する協議を遂げぬ。(40)

市だけではなく府も事業に加わることになったのである。正勁は精軒と内貴とのやりとりがいつ行われたのか明らかにしていないが、右の記事から三四年中のことであったと推察される。五年近くは精軒が事業を牽引していたのである。

あけて同三五年（一九〇二）一月一一日、新たに施薬院協会を立ち上げて事業を引き継ぐことになり、京都衛生検査所（富小路通押小路上ル）で発起人会が開かれた。精軒・内貴のほか貞広太郎・藤本充安・斎藤仙也らが集まり、改めて施薬院規則・施薬院協会会計規程・施薬院協会規則を定めた。

施薬院規則

第一条　本院は施薬院協会の設立にして慈恵の趣旨に依り貧窮にして疾病に罹り医薬を得る力なきものを施療する処とす。

第二条　本院は京都市富小路二条下る処に仮設す。

第三条　本院より施療薬を受くるものは警察署長、上下京区長、町村長の証明ある本院施薬券を所持するものに限る。

第四条　本院は左の職員を置く。

主幹　三名　施薬院協会幹事之れを兼ぬ。

院長　一人

副院長　一人

医　員（有給）　若干人
薬剤師（有給）　若干人
調剤師（有給）　若干人
看病人（有給）　若干人
書　記（有給）　若干人

第五条　本院に名誉医員を置く。名誉医員は施薬院協会々長之を推薦す。
第六条　正副院長は会長之を推薦す。
第七条　調剤生・看病人は主幹之を選任す。
第八条　主幹は本院事務を管理す。
第九条　正副院長は主として治療を担任す。
第十条　医員は治療を分担す。
第十一条　薬剤師は調剤全般の事務を担任す。
第十二条　調剤生は調剤に従事す。
第十三条　看病人は患者の看護に従事す。
第十四条　書記は雑務に従事す。

施薬院協会会計規程

第一条　本会現金の出納は凡て本会の名義を以てするものとす。
第二条　本会の現金は確実なる銀行に預け置くものとす。但し預金通帳は会長常に之を監督す。

第三条　現金の出納は会計主任に於て稟議書を調製し、算出の基礎を詳記し、会長の承認を受け執行するものとす。
第四条　会計主任は出納簿を備へ受払に関する一切の事項を登記するものとす。
第五条　支出の証憑は正当受取人領収書を徴し、金員算出の基礎を明記するものとす。
第六条　現金出納に関しては毎年末出納簿の決算に依り決算報告書を調製するものとす。

施薬院協会規則

第一条　本会は慈善の趣旨に依り窮民の病苦を救済する為め施薬院を設立するを以て目的とす。
第二条　本会を施薬院協会と称す。
第三条　本会の事務所は当分施薬院事務所内に仮設す。
第四条　本会は男女を問はず満十年間毎年金弐円以上を醵出する者を本会々員とす。但し一時金拾弐円を醵出するもの本条に同じ。満五年間一ヶ月金拾銭収むるものを準会員とす。一時に金参円を収むるものも亦同じ。
第五条　満十年間毎年金五円以上を納むるものは賛助会員とす。但し一時金参拾円を収むるものも亦同じ。
第六条　満十年間毎年金拾円以上収むる者は特別会員とす。但し一時金五拾円を納むるものも亦同じ。
第七条　本会の挙を賛襄せらる丶貴紳を名誉会員に推薦す。
第八条　本会に名誉総裁を推戴す。
第九条　本会に役員を置き、其職掌を定むる。左の如し。但し施薬院に係る役員は施薬院規則を以て之を定む。

会長一人、副会長二人、幹事七人、議員若干人、評議員若干人、委員若干人

第十条　正副会長は評議員会之を推薦す。

第十一条　幹事・委員は会員中より会長之を選任し、評議員は会員総会に於て選任し、其任期は二ヶ年とす。但し満期に至り再選する事を得。

第十二条　書記は会長之を任用す。

第十三条　本会の事業を完成する為めに基本金拾万円を積立つるものとす。基本金拾万円に達する迄は醵出金及寄附金の十分の七は基本金に組入るゝものとす。残の十分の三を以て施薬治療の事業に充つ。

第十四条　会員の醵出金は毎年三月九月の両度基本額を集金す。

第十五条　会員又は会員外にして臨時金品を寄贈する篤志家ある時は之れを受納し、総裁又は会長の名を以て謝状を贈呈す。

第十六条　会員の醵出金及寄附金は銀行に托し、若くは其他の確実なる方法に仍り増殖するものとす。但し指定の寄附金は此限りにあらず。

第十七条　前条集金に対する利子の全部又は幾部は本会々員及施薬院費に充用することを得。

第十八条　本会は毎年四月会員総会を開き、前年度の事務成績及会計決算の報告を為すものとす。

猶、同協会は拾万円の資金を以て創設し、京都医会の同意を求むる事とし、之れが交渉委員を安藤精軒氏に撰定したり。(41)

「施薬院規則」第二条に「本院は京都市富小路二条下る処に仮設す」とあるが、この住所は精軒の自宅である。これは「施薬院協会規則」でいう事務所のことで、仮に精軒宅としたのであろう。これまでになかった「施薬院

協会会計規程」が加わった。
協会は一〇万円の資金で創設し、京都医会の同意も求めた。その交渉に当たったのは精軒であった。医会の理解が得られず独力で設立協会を立ち上げ運営に携わった精軒であったが、今度は経営難から運営母体が府市に変わったことを医会に報告しなければならない立場となった。
精軒にとって辛いのはそれだけではなかった。四月一三日、舟岡精神病院の病室が失火により焼失、入院患者が焼死する事件が起きた。焼死した患者の中に精軒の三女操子がおり、心を痛めた夫人弘子も死去したのである。

安藤精軒翁の令閨　弘子夫人は曾て病褥に在りしが、前項舟岡精神病院の火災に其愛嬢操子も焼死者の一人にて此変事に驚きしに起因し、遂に十五日午後一時死亡せられたり。母たる人の心はさもあらん。痛ましき事にこそ。十八日午後二時、寺町通四条下る大雲院に於て葬式を営まれたり。(42)

事件は『京都日出新聞』四月一四日付にも、

船岡精神病院の出火
昨十三日午前四時三十分頃、府下愛宕郡大宮村字舟岡なる船岡山建勲神社の西隣私立船岡精神病院西手の病室第十三号室の行灯より発火……。また焼死せし十八名は左の如し……富小路二条下る俵屋町一番戸、同（鬱憂狂）、安藤精軒三女操（二十五年）……右死亡者の内には……医師安藤精軒氏の女操子も交りあり。

と報道された。『大阪朝日新聞（京都附録）』四月一五日付には、

舟岡精神病院焼死者余聞
▲安藤みさほ（二十五年）は京都富小路二条下る宮内省侍医局勤務医師安藤精軒氏の令嬢にて、容姿人に勝れ高等女学校を卒業して裁縫、花道、茶道等に精通し、予て近隣の者と結婚の望みありしも、其男は女子唱

歌の教師にて無資産なるを両親は嫌ひ不承知なるに失望し、遂に発狂して入院し此度の惨禍に会ひしなりとぞ。

とあり、何とも痛ましい限りであった。弘子は五九歳であった。

この年一〇月には内貴が施薬院に五〇円を寄付している。精軒の日記にいう。

一〇月二九日　施薬院江金五拾円申込書

寄附申込書

一、金五拾円也

右ハ貴院資金中江寄附致度候間、御受理相成度、此段申込候也

明治卅五年十月

京都市議事堂内

日英同盟祝賀会

副会長内貴甚三郎

施薬長安藤精軒殿

請書

一、金五拾円也

右ハ本院資金中江御寄附被下御仁恵之段、難有御請申上候、御申込書ハ司計辻信次郎氏方江廻附致置候間、現金ハ同氏江御渡可被下候、右御請迄、恐惶謹言

明治参拾五年拾月弐拾九日

施薬院主安藤精軒

京都市議事堂内

日英同盟祝賀会

副会長内貴甚三郎殿[43]

同三六年（一九〇三）一月には、三宅宗淳宅に施薬院出張所を設け、江崎久臣・森原一恵・大賀寅吉・吉山田重孝・山本竹次郎・安藤得太郎・安藤仲次郎が出勤している。[44] 仲次郎は精軒の次男で、二年前、医会に入会したばかりであった。[45]

徐々に協会入会者も集まりだしたらしく、このころの名簿（一部）が残っているので左に掲げよう。

施薬院協会入会者

維持員申込者

寺町通今出川上ル三丁目	子爵	植松雅平君
西高瀬正面上ル		富沢五郎君
今出川烏丸東入	子爵	唐橋在世〔正〕君
裏門通中立売下ル		河田蘭太郎君
上京区東竹屋町六八	子爵	藤井行徳君
河原町荒神口上ル東入	子爵	豊岡圭資君
今出川通烏丸東入　但シ五年分	伯爵	清閑寺経房君
今出川烏丸東入玄武町	子爵	藤谷為寛君

葛野郡衣笠村等持院　子爵　大宮以季君
下鴨村三九　市長　法学博士　井上　密氏
葛野郡花園村花園伊町四七番戸　男爵　山名義路君
上京区寺町通石薬師下ル染殿町六六八　子爵　樋口誠康君
西木屋町松原上ル清水町　柴田弥兵衛君
新町通丸太町上ル　堀田康人君
下長者町室町西入鷹司町　浜岡光哲君
寺町広小路東桜町　角田敬三郎君
室町通椹木町下ル三三一番戸　子爵　舟橋遂賢君
中立売通新町西入　多村知興君
元誓願寺大宮西へ入　谷口文次郎
五辻通大宮西へ入　井上藤次郎
聖護院西畑五四　加藤小太郎
主殿寮　中川忠純
寺町頭　山下好直君
五辻通大宮西入　菅善三郎君
油小路丸太町上ル　田畑房二郎君
室町二条下ル　三幣　保君

烏丸押小路上ル	渡辺　昭君
二条釜座西入	上田万次郎君
三条寺町西入	太田重太郎君
馬町二丁目	鈴木光之助君
本町十丁目	伊藤庄兵衛君
聖護院字蓮華殿	井口巳之助君
三条白川橋西入	前田嘉右衛門君
古門前古西丁	井上治三郎君
笹屋町大宮西入	橋井孝三郎君
堀川頭天神北町	伊達庯一君
押小路麩屋町西入	安藤繁治君
室町通中立売西入	西村重七郎君
寺町高辻上ル	三好亀太郎君
新烏丸丸太町南	浅見孝太郎君
下長者町御前通東入	中川太一郎君
寺ノ内千本東入	山下槌之助君
元誓願寺千本西入	棚橋文作君
岡崎町	滝谷角蔵君

五番町　福井市之助君
智恵光院笹屋町　江羅直三郎君
一条智恵光院西入　藤井清兵衛君
岩上通錦上ル　林　長二郎君
綾小路猪熊西入　浅川平三郎君
西洞院四条下ル　北浦　長七君
若宮通魚棚下ル　神田達太郎君
西洞院五条下ル　久保田庄左衛門君
柳馬場御池下ル　川上　清君
五条坂五丁目　宮川岸之助君

同三六年四月二一日、ついに施薬院協会が結成され、市議事堂で第一回総会が開かれた。
施薬院協会　同会は去月廿一日市議事堂に於て第一回総会を開きたる結果、左の諸氏を評議員に選定せり。
　斎藤仙也、三宅宗淳、西村千吉、粟辻三右衛門、田中泰輔、竹村藤兵衛、飯田新七、福田栄三郎、貞広太郎、安藤精軒
次に評議員会にて会長副会長の推薦を為せしに、左の諸氏当選せり。
　会長　内貴甚三郎、副会長　藤本充安、同　荘林維新(46)
中村正勁の記憶によればこの日の出席者は、藤本充安（京都府書記官）、内貴甚三郎（市長）、荘林維新（市助役）、角信勝（市衛生課長）、山本長敬（上京区長）、片山正中（下京区長）、飛田知済（上京衛生課長）、松井深通（下京衛生

課長）、辻信次郎、貞広太郎、馬杉則知（京都市医師会副会長）、田中秀三、菅野弘一、三宅宗淳、島田弥一郎（以上医師会幹事）、日下京平、西村千吉、北脇範治、中村正勁、中村良淳であった。[47]

評議員のうち斎藤仙也は京都府医学校教諭を経て開業した内科医。田中泰輔も医師で同二五年（一八九二）に孤児院平安徳義会を開いた。飯田新七は高島屋の社長である。副会長に就任した藤本充安は京都府書記官である。

精軒の日記によれば、四月二九日には皇后から二五〇円が下賜された。精軒は府庁で大森鍾一知事から受け取っている。以後、精軒は連日会合を開き、協会の運営方針について協議している。

四月二一日　施薬院協会成。本日午后二時、総会、市議事堂ニ開キ、規則ヲ修正シ役員ヲ撰挙。会長内貴甚三郎、副会長藤本充安、同　荘林維新。

五月一日　午后施薬院協会評議員会出席。斎藤・馬杉・三宅・西村・貞広・竹村・自分、外副会長藤本・荘林。

五月六日　辻信次郎来訪、施薬院費交渉ノ件。

五月一〇日　訪小泉俊太郎氏、協会幹事ノ件。

五月一四日　貞広氏来訪、施薬院ノ件。訪藤本参事官ヲ府庁、施薬院協会幹事会ヲ来拾九日開会ノ件。

五月一五日　訪河原校長、施薬院ノ件。

五月一六日　名誉会員拾五名、評議員弐拾参名等嘱託書到来。

五月一八日　訪藤本充安氏府庁、施薬院協会ノ件。

五月一九日　施薬院協会幹事会、午后三時ヨリ。出席、藤本・畑・上木・中村・貞広・得太郎・藤本・阿部忠雄。

五月二〇日　訪辻・飯田・片山・水原・赤松・竹村・三宅・小早川・高木・半井、評議員推選ノ件。
五月二一日　訪山田文友氏・斎藤仙也・馬杉則知・菅野弘一郎《ママ》、評議員ノ件。
五月二二日　訪山中研一氏、評議員ノ件。日下京平氏施薬院へ来、協会及本院医員等ニ付、処見アリ。
五月二八日　訪藤本充安氏、協会ノ件。
六月三日　訪藤本充安・吉岡清造・宇田豊四郎・頼龍三氏、協会ノ件。
六月四日　内貴市長来院、帳簿其他調査。
六月一一日　訪藤参事官府庁、施薬院協会ノ件。
六月一五日　施薬院協会幹事会。出席、内貴・荘林・中村・畑・貞広・日下・小泉・得太郎・藤本・阿部。
六月一八日　施薬院協会幹事会。
六月二三日　来廿五日午后一時ヨリ幹事会案内状ヲ発。貞広太郎氏、施薬院ノ件。
六月二五日　施薬院協会幹事会。午后一時ヨリ。出席、内貴・日下・貞広・小泉・中村・得太郎・藤本・阿部。
六月二七日　訪荘林維新氏、協会ノ件。
七月一日　訪府庁、協会ノ件。
七月六日　施薬院協会評議員会。午后六時ヨリ、市役所楼上。出席、内貴・藤本・荘林・斎藤・菅野・田中秀・貞広・三宅・大橋・福田・辻・日下・畑・区長代・山中研・田中泰・得太郎等。他ハ書面仝意。
七月一一日　訪知事公ヲ府庁、協会ノ件。
七月一二日　訪内貴氏、協会ノ件。

施薬院協会主意書と施薬院協会規則は四月の総会で決定されたようだが、六月になって発表された。七月に議決された施薬院規則とともに以下に示す。

施薬院協会主意書

慈恵ハ天地ノ本心人性ノ美徳ナリ。人誰カ慈恵ノ心ナカランヤ。唯其ノ方法ヲ得テ之ヲ実践スルノ難キノミ。謹テ案スルニ平城ノ御時、聖武天皇天平二年夏四月、皇后職施薬院ヲ置キ、始テ窮民ノ疾病ヲ救済セシメラレ、次テ　桓武天皇都ヲ平安城ニ遷シ、益々之ヲ拡張シ玉ヒシコトハ史伝ニ徴シテ昭々タリ（其旧跡今尚ホ東九条村稲荷神社御旅所東一町半ニ施薬院ノ森アリ）。然ルニ時世変遷政権武門ニ帰シテヨリ　列聖ノ善政美蹟イツシカ頽廃湮滅シタルノミナラス、人其ノ名称ヲタモ知ル者罕ナルニ至リシハ、誠ニ慨歎ニ堪ヘサル所ナリ。今人救恤慈善ノ方法ヲ説ク者輒モスレハ欧米諸洲ノ整備ヲ揚言セサルハナシ。何ソ知ラン其ノ善政美法ハ今ヲ距ル千有余年ノ前業、已ニ我邦ニ創設セラレ万民至仁ノ恩沢ニ浴シツ、アリシコトヲ。是レ我皇国ノ　皇統一系　列聖仁慈千万年ニ亘テ渝ラサル所以ナリ。臣民タル者、豈ニ報効セスシテ可ナランヤ。今ヤ此善政美法ヲ発揚シ奉リ　今上皇后両陛下、曩ニ慈恵医院幷ニ赤十字社病院ノ設立ヲ嘉シ玉ヒ、特ニ懿眷ノ下ニ置カセラレ、辱ナクモ今回京都　行啓ニ方リ　皇后宮陛下特別ノ御思召ヲ以テ施薬院ヘ金弐百五拾円御下賜被為在シ優渥至仁ノ　叡旨ニ報イ奉ラント欲ス。然ルニ其ノ事業頗ル広大ナルヲ以テ、之カ資金モ亦随テ多額ヲ要セサルヲ得ス。同心協力ニ由ルニ非サレハ、其ノ成功期スヘカラサルナリ。因テ施薬院協会規則ヲ頒チ、以テ本会ノ目的ヲ達セントス。冀クハ四方同感諸君陸続此挙ヲ賛同セラレンコトヲ。

本会役員

名誉会長　　大森鍾一

会　長　内貴甚三郎
副会長　藤本充安
同　荘林維新
幹　事　畑　輝興
同　中村正勁
同　上木為吉
同　日下京平
同　小泉俊太郎
同　安藤得太郎
同　貞広太郎
会計主任　小泉俊太郎
同　貞広太郎

評議員

飯田新七　馬杉則知　西村千吉　大橋清賢　片山正中　田中秀三　高木文平　竹村藤兵衛　田中泰輔　辻信次郎　中山研一　半井朴　山本長敬　山田文友　福田栄三郎　小早川鉄仙　赤松連城　安藤精軒　粟辻三右衛門　斎藤仙也　貞広太郎　佐伯理一郎　水原慈音　三宅宗淳　菅野弘一

施薬院協会規則

第一条　本会ハ慈善ノ趣旨ニ依リ窮民ノ病苦ヲ救済スル為メ施薬院ヲ設立スルヲ以テ目的トス。

第二条　本会ヲ施薬院協会ト称ス。
第三条　本会事務所ハ京都市上京区富小路二条下ル俵屋町ニ仮設ス。
第四条　本会ノ為メ会費ヲ醵出セラル、人ハ左ノ区別ニ依リ本会々員トス。
　一特別会員　満十年間毎年金五円ツ、又ハ一時金参拾円以上醵出セラル、人。
　一正会員　　満十年間毎年金弐円ツ、又ハ一時金拾弐円以上醵出セラル、人。
　一賛助会員　満十年間毎月金十銭ツ、又ハ一時金七円以上ヲ醵出セラル、人。
第五条　本会ノ挙ヲ賛助セラル、貴顕紳士ハ評議員会ノ決議ニ依リ名誉会員ニ推薦スルコトアルベシ。名誉会員ハ評議員会其他役員会ニ随時出席シテ意見ヲ述ブルコトヲ得。但シ決議ノ数ニ加ハラサルモノトス。
第六条　本会ニ総裁ヲ推戴スルコトアルベシ。
第七条　本会ニ役員ヲ置キ其職掌ヲ定ムル。左ノ如シ。但シ施薬院ニ係ハル役員ハ施薬院規則ヲ以テ之ヲ定ム。
　会　長　一人　本会一切ノ事務ヲ整理シ役員会ノ議長トナル。
　副会長　二人　会長ヲ補佐シ会長事故アルトキハ代理ス。
　幹　事　七人　内二名ヲ以テ会計主任ニ充ツ。会長ヲ補佐シ会務ヲ分掌ス。
　評議員　若干人　本会重要ノ事ヲ評議ス。
　委　員　若干人　会長ノ嘱託ニ依リ本会ノ事務ヲ補佐ス。
　書　記　若干人　会長ノ指揮ニ依リ雑務ニ従事ス。

第八条　本会ハ必要ニ応シ名誉総裁、名誉会長・副会長等ノ名誉役員ヲ置クコトアルベシ。
第九条　正副会長ハ評議員会之ヲ推薦シ、其任期ヲ二ヶ年トス。幹事、委員ハ会長之ヲ嘱託シ、其任期ヲ三ヶ年トス。評議員ハ会長総会ニ於テ之ヲ選挙シ、其任期ヲ四ヶ年トス。但シ書記ニ限リ発起人ニ於テ選挙スルモノトス。書記ハ会長之ヲ任用ス。
第十条　本会ノ役員ハ当分総テ無給トス。但シ書記ニ限リ相当ノ手当ヲ支給スルコトアルベシ。
第十一条　本会ノ事業ヲ完成スル為メニ基本金拾万円ヲ積立ツルモノトス。
第十二条　会員ノ醵出金ハ毎年三月九月ノ両度ニ其半額ヲ集金ス。
第十三条　会員又ハ会員外ニシテ臨時金品ヲ寄贈スル篤志者アルトキハ之ヲ受納シ、総裁又ハ会長ノ名ヲ以テ謝状ヲ贈呈ス。但シ篤志者ノ名簿録ハ永ク本会ニ保存スルモノトス。
第十四条　会員ノ醵出金及寄附金ハ銀行ニ托シ、若クハ其他確実ナル方法ニ依リ増殖スルモノトス。但シ指定ノ寄附金ハ此限リニアラズ。
第十五条　前条資金ニ対スル利子ノ全部又ハ幾分ハ本会々費及施薬院費ニ充用スルコトヲ得。但シ当分ノ内必要ニ応シ評議員会ノ議決ニ依リ資金ヨリ支出スルコトヲ得。
第十六条　本会ハ毎年三月ニ会員総会ヲ開キ、前年中ノ事務ノ成績及会計決算ノ報告ヲ為スモノトス。
第十七条　本規則ハ評議員会ノ議決ニ依ルニアラザレハ改正加除スルコトヲ得ズ。

施薬院規則

第一条　本院ハ慈恵ノ趣旨ニ依リ貧窮ニシテ疾病ニ罹リ医薬ヲ得ルノ資力無キ者ヲ救療スル所トス。
第二条　本院ハ京都市東山知恩院山内ニ仮設ス。

第三条　本院ハ施薬院協会ニ於テ之ヲ維持シ、且ツ管理スルモノトス。
第四条　本院ニ当分内科部、外科部、眼科部ヲ置キ当該科ノ診療ヲ行フモノトス。
第五条　本院ニ結核治療所ヲ特設シ内科部ニ属シ専ラ同病ノ治療ヲ行フモノトス。
第六条　本院ニ調剤局ヲ置キ薬剤ニ関スル事ヲ処理セシム。
第七条　本院ニ左ノ職員ヲ置ク。

院　長	一人
各科部長	一人
調剤局長	一人
医　員	若干人
薬剤師	若干人
調剤生	若干人
看護婦	若干人
事務員	若干人

第八条　院長ハ院務一切ヲ綜理ス。院長事故アルトキハ首席部長ヲシテ代理セシム。
各科部長ハ所属ノ部員ヲ督シ部務ヲ整理ス。
調剤局長ハ局員ヲ督シ局務ヲ整理ス。
医員ハ各科部ニ属シ診療ニ従事ス。
薬剤師及調剤生ハ調剤局ニ属シテ調剤ニ従事ス。

看護婦ハ各科部ニ属シテ看護ニ従事ス。
事務員ハ上長ノ命令ヲ承ケテ事務ニ従事ス。
第 九 条　院長、部長及局長ハ施薬院協会会長之ヲ嘱託シ、医員以下ノ職員ハ院長之ヲ選任ス。
第 十 条　本院ハ適当ノ方法ヲ以テ診療券ヲ頒チ、本券ヲ所持スルモノニ非レバ本院ノ救療ヲ受ルヲ得ズ。
第十一条　本院ニ金品ヲ寄贈スル篤志家アルトキハ之ヲ受納シテ永ク本院ノ記録ニ存シ、施薬院協会ニ於テ保管スルモノトス。
第十二条　本院ノ細則、救療方法、其他緊要ノ事項等ハ施薬院協会会長ニ稟議ノ上、院長之ヲ定ムルモノトス。(48)

最大の相違点は内科部・外科部・眼科部および結核治療所を置き、それぞれに「看護婦」を組み入れたことであろう。八月には「施薬院協会規則」第五条に書かれた名誉会員が推薦された。久世通章、梅小路定行、西沢正太郎、高木忠雄、土山沢映、渥美契縁、大沢善助、雨森菊太郎、西村治兵衛、坪井次郎、伊藤準三、島村俊一、村田寂順、高山尚平、斎藤仙也である。(49)

九月以降も会議は続いた。精軒の日記には、

九月二二日　訪市役場荘林助役、施薬院幹事会来ル廿五日開会ノ件。
九月二四日　訪辻信次郎、施薬院会計ノ件。
九月二五日　施薬院協会幹事会。午后二時ヨリ施薬院。出席、荘林・日下・中村・貞広・得太郎・阿部等。
修繕及ヒ名誉会員募集等ノ件。
一〇月一日　賀陽宮殿下御下賜金弐拾円、市長ヨリ受取。

一〇月九日　府庁ヨリ来書。施薬院へ御下賜金保管ノ件及開院以来患者数治死調書ノ件。

とあり、なおも名誉会員を募っている。賀陽宮から二〇円が寄付された。

一二月には院長および部長が選出された。

院長　医学士　馬杉則知

部長　楢林建之（外科）、奥沢礼次郎（眼科）、長井友平（同）、西村千吉（内科）、北脇範治（同）、安藤得太郎（同）、日下京平（婦人科）、中村正勁（小児科）(50)

部長は各科一名のはずであったが、一部複数になっている。また、婦人科と小児科が設置されたようである。規則にも「当分」三科と書かれていた。楢林建之（図30）は鎮山を祖とする楢林流外科に連なる。奥沢礼次郎（図31）は前々年まで京都府立医学校の教諭であった。長井友平は同二二年（一八八九）京都府医学校卒。日下京平はのち長らく有済校の校医をつとめた。

これと前後して一〇月ころから施薬院を保徳院から移す計画が持ち上がった。組織も大規模となり手狭になったからであろう。当初は建仁寺の塔頭久昌院が候補に挙がったようだが、結局保徳院の西方にある入信院になった。精軒の日記から引用しよう。

一〇月一七日　訪妙法院門跡、施薬院地所ノ件。貞広氏仝件。

一〇月二一日　中西直厚氏、施薬院土地ノ件。土地見分、建仁寺内久昌院ヲ訪ヒ其他近辺ヲ調査ス。

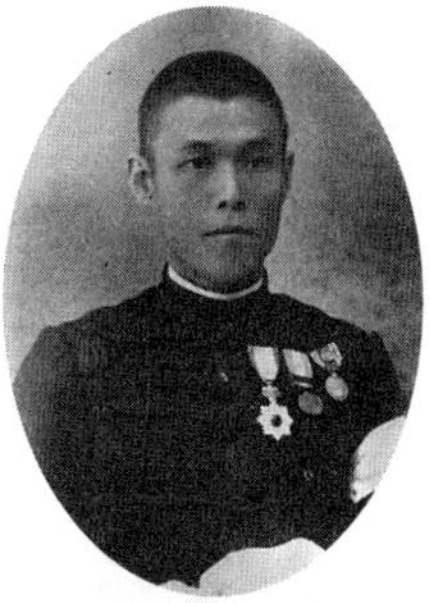

図30　楢林建之

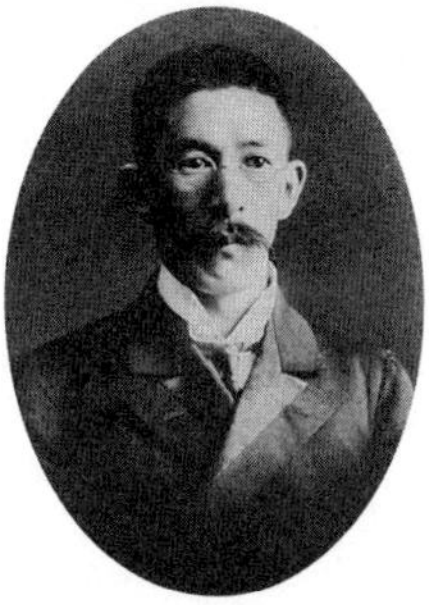

図31　奥沢礼次郎

一一月四日　集会。小泉・日下・得太郎・中西。入信院修繕ノ件。
一一月五日　訪内貴氏、施薬院ノ件。
一一月六日　施薬院協会幹事会。
一一月一〇日　訪藤本参事官、施薬院ノ件。
一一月一三日　施薬院協会、午后六時ヨリ。
一一月一八日　下京区役所書記清水義次来院、入信院へ移転ノ件。阿部書記ヨリ協会及会長印請求シ来。
一二月二日　日下京平氏来訪、本院引次ニ関スル件。
一二月一五日　施薬院幹事会、午后一時ヨリ。
一二月一七日　訪辻信次郎氏、施薬院資金八百円ヲ協会江引継ノ件。
一二月二一日　訪内貴甚三郎氏、施薬院協会ノ件。
一二月二五日　施薬院移転。西隣入信院江。施薬院ヲ協会江引継ノ書ヲ府庁江出ス。但、下京区役所衛生課清水氏周旋。
一二月二六日　九条公爵江参邸、内貴甚三郎氏仝伴。先年来ノ礼意。
一二月三〇日　施薬院診察拾七名。但、本日以后諸事協会江引継。

久昌院はかつて大村達斎の洞酌《けいしゃく》医学校が置かれたとこ

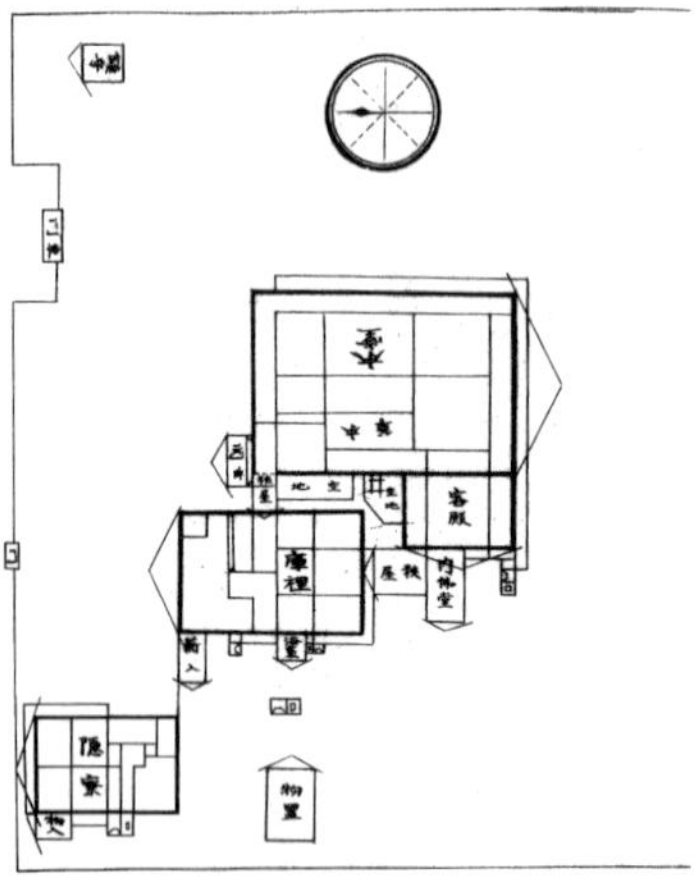

図32　入信院境内図

明治17年（1884）の状態。どの部屋を利用したかは不明。

ろであるが、今回どのような理由で候補となり取り止めとなったのかは明らかでない。日記を見ると、一一月には入信院（図32）に決まっていたようで修繕が検討されている。移転作業は一二月二五日に完了した。年末三〇日まで診察をして、精軒はすべてを協会に引き継ぐのであった。

精軒は詳細な「患者表」を作成しているが、ここでは合計人数のみを示しておこう。[51]

明治一六年	一四一四名	京都東三本木治療場
一七年	一〇一一名	京都東三本木治療場
一八年	一三七〇名	京都東三本木治療場
一九年	一三八二名	京都東三本木治療場
二〇年	二〇三六名	京都東三本木治療場
二一年	一九八二名	京都東三本木治療場
二二年	一九八二名	京都東三本木治療場
二三年	二〇三六名	京都東三本木治療場
二四年	一八四二名	京都東三本木治療場
二五年	二〇九七名	京都東三本木治療場
二六年	二〇八二名	京都東三本木治療場
二七年	二三一一名	京都東三本木治療場
二八年	一〇八六名	智《ママ》恩院山内治療場
二九年	一二八〇名	知恩院山内治療場

三〇年	一四九六名	京都知恩院山内施薬院
三一年	一五五〇名	京都知恩院山内施薬院
三二年	一三三三名	京都知恩院山内施薬院
三三年	九八五名	京都知恩院山内施薬院
三四年	一二五五名	施薬院
三五年	一五四一名	京都施薬院
三六年	一二九七名	施薬院

コレラ流行などで多少の変動はあるが、二一年間の平均は一五八九名となる。断片的に残る日記にはその日の患者数や各人の状況などが記録されている。精軒は一日当たり三〇名ほどの患者を診ている。回復を見守るまなざしは、精軒の人となりの一端を表している。

（1）「半井君茶話記聞」其一（『京都医事衛生誌』第二〇号、一八九五年一一月）。なお、奥沢康正訳『外国人のみたお伽ばなし』（思文閣出版、一九九三年）では、ヨンケルは「伝えられるほど悪意の人物ではなかったように思う」と述べ、「ヨンケルに対する悪評は、当時の日本人の側からの一方的な観点から生じた誤解ではなかっただろうか」とする。そして「どちらかといえば、欧米と日本の文化や生活習慣、表現の違いなど、彼我の文化的レベルでの相互理解の不足から生まれた悲劇であったように思える」と結ぶ。ヨンケルは日本の説話などを翻訳し（『扶桑茶話』）、和服姿で記念撮影に納まり、官邸の日本庭園に手を入れるなど、日本文化に造詣が深かった。半井の個人的事情による更迭と考えることもできよう。

（2）同右。

（3）「半井君茶話記聞」其三（『京都医事衛生誌』第二七号、一八九六年六月）。
（4）厚生省医務局編『医制百年史』（ぎょうせい、一九七六年）。
（5）高橋実編『京都市医師会五十年史』（京都市医師会五十年史編纂部、一九四三年）。同書および『京都医事衛生誌』第八三〜八七号（一九〇一年二〜六月）によれば、京都医事会社は明治一〇年（一八七七）に創立され、私立伝染病養生所や京都共立恵愛医院（先述）の設置に関わったが、同二六年（一八九三）六月に休会となった。私立伝染病養生所は同一九年（一八八六）六月、コレラやチブス流行に伴い東山に東北・極楽の二院を仮設したが、間もなく伝染病が終息したため一患者も収容することなく廃された。その寄附金など三〇〇〇円三〇銭、京都共立恵愛医院の残金三九〇円四銭、京都医事会社の会費残金五四〇円三〇銭をもとに、同三四年（一九〇一年）一月、京都医事会と改称されて再興した（理事長山田文友）。同年五月五日、臨時総会が開かれ、役員選挙の結果、精軒は評議員の一人として選ばれた。五月一二日には開所式を迎える。一方で同会主催の講習会も行われたが、同三八年（一九〇五）一一月をもって解散し、事業は京都府医師会京都支会に引き継がれた。秋元せき「明治期京都の名望家と行政――家別文書に含まれる古写真の保存と活用をめぐって――」（京都映像資料研究会編『古写真で語る京都』所収、淡交社、二〇〇四年）には「京都衛生検査所新築竣工記念写真」を掲載しており、そこには精軒の姿も見える。
（6）『京都医学会雑誌』第一号、一八八八年一月。
（7）拙稿「京都医会の創設」（『醫譚』復刊第八三号、二〇〇五年一一月）。
（8）「安藤精軒翁懐旧談片」三（『京都医事衛生誌』第二二八号、一九一三年三月）。
（9）「京都施薬院の起因」第六稿（『京都医事衛生誌』第二〇九号、一九一一年八月）。
（10）土屋栄吉「京都に於ける施薬院の事蹟と之れに対応する所感」（『京都医学会雑誌』第二巻第六号、一九五一年六月）所収。
（11）「木下熈文書」（京都府立医科大学所蔵）。
（12）「京都施薬院の起因」第一稿（『京都医事衛生誌』第二〇四号、一九一一年三月）。
（13）同右。
（14）高橋、前掲書。

(15) 同右。
(16) 『京都医事衛生誌』第一号附録、一八九四年四月。
(17) 拙稿「近江婦人慈善会蒲生支会の看病婦養成(一)」(『啓迪』第二五号、二〇〇七年三月)。
(18) 中村正勁「施薬院追憶記」上(『京都医事衛生誌』第五三六号、一九三八年一一月)。
(19) 『京都医事衛生誌』第二号附録、一八八九年五月。
(20) 『京都医事衛生誌』第四十二号、一八九七年九月。中村四郎は安政六年(一八五九)に新町通松原下ル富永町で開業した。明治三一年(一八九八)一〇月二九日没(六二歳)。後述する種痘創始五〇年祭の直前であった。
(21) 『京都医事衛生誌』第五六号、一八九八年一一月。
(22) 高石史人「赤松連城の慈善観」(『龍谷大学論集』第四三〇号、一九八七年四月)。
(23) 「安藤精軒文書」(京都府立医科大学所蔵)。
(24) 『京都医事衛生誌』第三三号、一八九七年一月。
(25) 中村、前掲論文。中村論文をはじめ「法徳院」と表記する文献をまま見かけるが誤りである。
(26) 京都府商工経済会編『京都商工会議所史』(同会、一九四四年)。
(27) 『京都医事衛生誌』第一八号、一八九五年九月。
(28) 京都薬科大学八十年史編纂委員会編『京都薬科大学八十年史』(同大学、一九六四年)。
(29) 中村、前掲論文。
(30) 竹沢徳敬「安藤精軒伝記」(『京都医学会雑誌』第二六巻第二号、一九七七年三月)。
(31) 『京都医事衛生誌』第二〇号、一八九五年一一月。西原光太郎編『日本赤十字社京都支部沿革誌』(日本赤十字社京都支部、一九三一年)。『京都医事衛生誌』第二二号、一八九六年一月。『京都医事衛生誌』第二九号、一八九六年八月。
(32) 『京都医事衛生誌』第三〇号、一八九六年九月。
(33) 『京都医事衛生誌』第三六号、一八九七年三月。
(34) 「安藤精軒文書」(京都府立医科大学所蔵)。
同右。

(35)『京都医事衛生誌』第四六号、一八九八年一月。なお、明治四二年（一九〇九）一二月には従六位に、大正五年（一九一六）一月には正六位に叙せられた（「略歴書」）。また、同年二月には勲六等瑞宝章を受けている（日記）。

(36)中村、前掲論文。中村は日本赤十字の例に倣い一部患者を有料化しようとしたと述べる。精軒は日赤京都支部の創立メンバーとして幹事をつとめたこともあった。なお、明治三〇年に訪れた患者数は、一四九六名であった（『京都医事衛生誌』第五七号、一八九八年一二月）。

(37)『京都医事衛生誌』第五七号、一八九八年一二月。

(38)中村、前掲論文。

(39)同右。

(40)『京都医事衛生誌』第九三号、一九〇一年一二月。

(41)『京都医事衛生誌』第九四号、一九〇二年一月。

(42)『京都医事衛生誌』第九七号、一九〇二年四月。

(43)「安藤精軒文書」（京都府立医科大学所蔵）。

(44)日記による。

(45)『京都医事衛生誌』第九七号、一九〇二年四月。

(46)『京都医事衛生誌』第一一〇号、一九〇三年五月。

(47)中村、前掲論文。ただし、中村は明治三七年一月、市役所迎賓館のこととしているが誤りである。また『京都施薬院事業概要』（京都施薬院協会、一九三二年）は「爰に於て当時の京都市長内貴甚三郎は、安藤精軒の熱誠なる請を容れて之が承継者となること、なれり。然るに此事業を永久的に持続せしめんには広く慈善家篤志家の同情を待つの外途なきを以て、同卅六年十二月新に施薬院協会なるものを組織し、大に入会者の勧誘に努め、一面開業医薬剤師中数氏の献身的賛助に因りて略其事業の計画成り、同三十七年一月、地方庁の許可を得て同山内入信院に移ると同時に施療施薬を続行せり。」という。これも協会設立時期に間違いがある。

(48)『京都医事衛生誌』第一一一号、一九〇三年六月および『京都医事衛生誌』第一一二号、一九〇三年七月。

(49)『京都医事衛生誌』第一一三号、一九〇三年八月。

(50)『京都医事衛生誌』第一一七号、一九〇三年一二月。
(51)「安藤精軒文書」(京都府立医科大学所蔵)による。

第三章　施薬院の発展と終焉

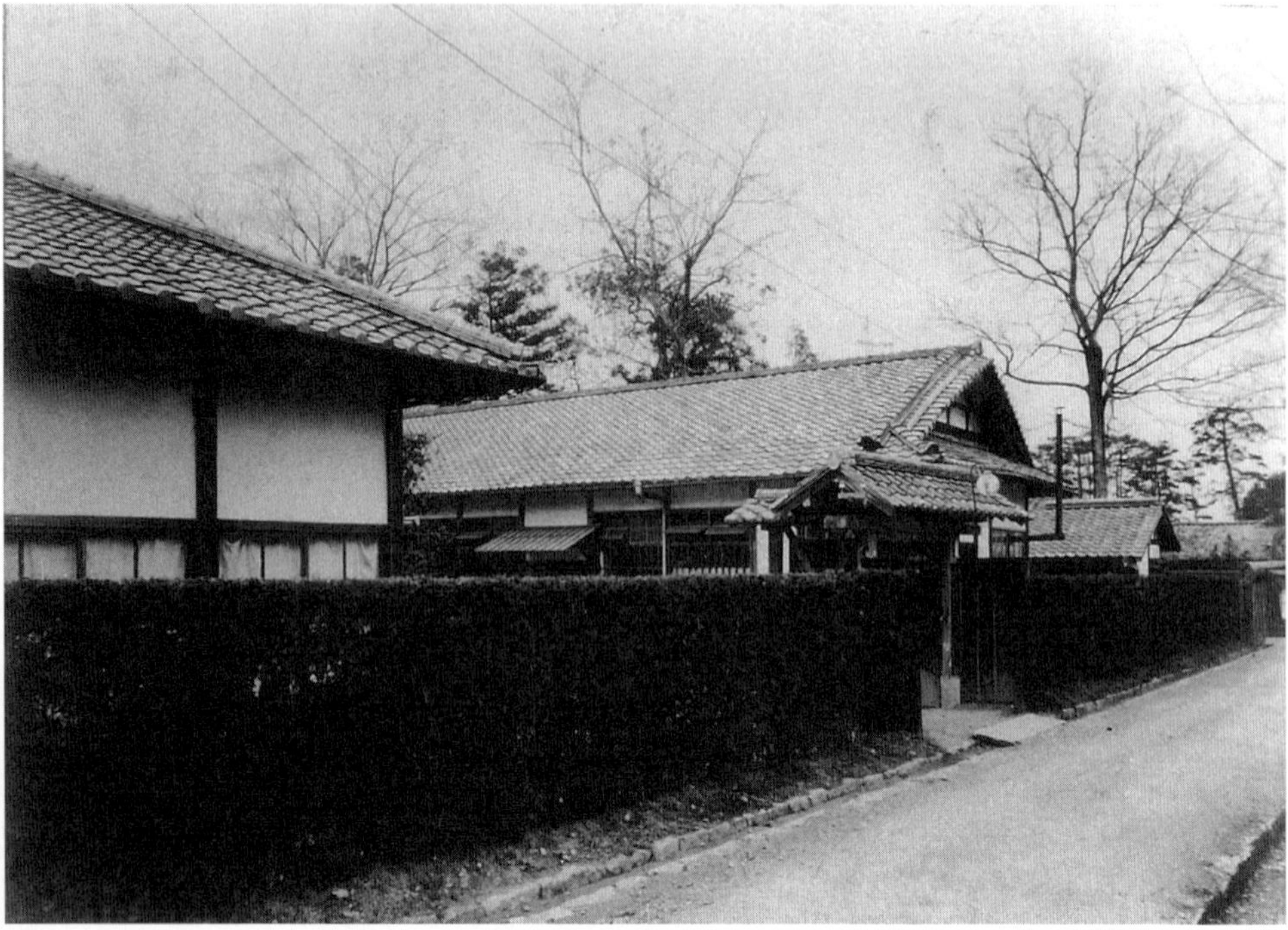

「私立施薬院」

撮影時期は明確でないが明治末期～大正初期と考えられており、入信院南隣地の施薬院と思われる。

入信院での施療

年改まり明治三七年（一九〇四）一月四日、知恩院山内の入信院で施薬院の開院式が行われた。精軒は日記に、

一月四日、施薬院始業式。午后一時。協会長、仝副幹事等拾余名出席。立食ノ供アリ。(1)

とのみ記した。医会側も、

施薬院の開院　同院は這回安藤精軒氏の手を離れて施薬院協会に移り、其管理の下に去る四日より開院せり。(2)

と淡々と記している。それでも一月中は引継ぎなどがあり、頻繁に会合を持っている。日記には、

一月一七日　施薬院協会評議員会、午后五時ヨリ。
一月二〇日　清水書記来訪、施薬院ヲ協会江引継書面、府―江届出調印。
一月二六日　訪貞広氏、引継ノ件。
一月二八日　貞広氏江集会、施薬院財産引継ノ件。
一月二九日　訪小泉俊太郎氏、施薬院ノ件。

と記録されている。二月、協会では新たに評議員などが選ばれた。

施薬院協会評議員及会計監督　今回左の諸氏へ掲題の嘱託を為したる由。
評議員　中井三郎兵衛、松居庄七、沢田栄太郎、錦光山宗兵衛、池田清助、安盛善兵衛、中孫三郎、雨森菊

太郎、渡辺伊之助、西村治兵衛
会計監督　辻信次郎
施薬院部長　中村良淳氏（眼科）にも之を嘱託せし由。(3)

その間、精軒は東上し皇后から袴地を拝領するなどしていた。日記によると、まず二月一一日午前八時二〇分、七条停車場（京都駅）を出発し、東京新橋に到着したのは午後一〇時であった。一二日は岩佐純と面会するなどして過ごした。山形県知事と同宿し、知事が発熱したため診察したという。一三日は、

宮内省伺候。岡局長・岩佐君等面会。皇后宮太夫葉山ヨリ御使トシテ登省。施薬院ノ御礼申上。

ということで、宮内省に出向いている。

一四日は海軍省、一五日は葉山御用邸に行き、一六日には、

夜来風、今朝止。午前拾時、御機嫌伺太夫殿、万里小路御用掛等面会。皇后宮陛下ヨリ御袴地、次デ一条松寿院殿伺候。近日微御風気ナルモ御軽快。次デ矢野義徹氏ヲ訪。逗子別荘。旧事ヲ話ス。甚興味アリ。殊ニ岡本監輔氏ヲ給助スルノ策ヲ講ズ時ニ故北海道開拓長官タリシ東久世通禧伯、隣家ニ在リシヲ以テ義徹責任ヲ追テ周旋スト云フ。午餐ヲ共ニシ午后三時拾分逗子発。汽車ニテ帰東京。夜ニ入タリ。

というように、皇后から袴地を拝領したほか、逗子まで出かけて昔話に花を咲かせるのであった。

一七日には宮内省で赤十字社の事業について議論し、夜は高木兼寛を訪れ「倫理談」を交わした。一八日は影仁親王の一周年祭典に参列し、一九日は赤十字社病院を訪れ、二〇日は沼津で皇太子を伺候した。二一日午後八時三〇分、京都に帰着した。肩の荷を降ろした精軒は、施薬院ゆかりの人々と面会して旧交を温めたことであろう。

一方、『京都日出新聞』は開院まもない施薬院の状況を報告している。三月一三日付にいう。

施薬院の情況　昨年末協会事業として智《ママ》恩院山内入信院に設けられたる施薬院は医師日下京平氏設計の許に内科診察室、外科眼科診察室、及び患者溜の間、薬局、受付及び暗室（眼科用）等の工事を終へ求診患者をして悪感を抱かしめざる程度に於て冗費を省き且つ外科医療器械、婦人科診察台及薬局に関する諸種の装置も既に整頓したりと▲協会の規約に基き施薬券を作り之を上下区役所及各警察署に托し置き市内及近郡の貧窮者と認むべき者に之を与へ右施薬券を持参したるものに限り診療を施すこととなり居るが本年一月四日開院以来一昨十一日迄の施療患者は二百三名なりと云ふ▲其内には市内の各町は素より柳原町の如きもありて一般に行渉り居れるが尤も多く来院せしは二月四日の患者三十四人請薬者三十二人にして斯く多数の投薬をなす時は同院の費す薬価も尠なからず従来の月計予算は百七十円にして之にて可なり支出を支へ得べきも夏季に至り患者増加の節は不得止患者の施療を謝絶せざるべからざる場合もあるべく目下は本派本願寺の寄附一ヶ月百円宛及会員三十余名の出金によりて之を弁じ居れりと云ふ▲同院の診察日は内科外科は月水金、眼科は火木土にして正午より午後二時とし各篤志医師が部長として交替に診察に従事しつゝあり▲出征軍人の遺族中に入院治療を施すべき患者往々ある由なれども前記の如く費用の不足より之を収容する運に至らずと▲施療の普及と同時に会員の募集をなし之に応ずる費金を得ざれば同院の持続は出来難く殊に時局に際する軍人遺族収容等を計画せば之にも尠なからぬ費用を要する故市民の同情に訴へて会員の募集をなさゞるべからずと同院の医員は語れり。

まず入信院の診察室の設計は、日下京平によるものであることが明らかになった。図面は伝わらないが、記事に基づけばある程度の設備を整えたものであったといえよう。あらかじめ申請して施薬券を得たものだけを対象として、開院以来一か月余で二〇〇名ほどの患者が来院している。なおも会員を募集しているが、三〇名余の醵金ではけっして潤沢とはいえないであろう。

続いて八月一三日付には、

施薬院近況　知恩院山内なる同院の近況を聞くに、即今は時候の関係等より来院患者の数を増加し、診察施薬の定日、即ち月水金曜日は内外科婦人科にて四十人内外、又火木土曜日は眼科にて三十人内外の来院者ありと▲医師は常詰一人の外に内外科婦人科共輪番にて出張診療に従事せり▲本年一月設立後、診療券を市内各警察署区役所等に配布せしは約一千枚の処、昨日までに右診療券を携帯して来院せしは六百三人なりと▲診療券携帯者の内には往々同院の目的以外の者にて、絹布を纏ひ俥に乗りて来る連中もあるよし。此等は直ちに拒絶するも、其の厚顔には驚き入るとは某事務員の話なり▲一度来院して診察せしものは、本院の患者として往診することあるも、未だ一度も来院せざるものより来診を請求するものあるも、此等は事情の許さゞるより断り居れりと▲設立以来恰も時局に遭遇せし為め、事業拡張上支障を来せりと▲経費の如きも基本金二千二百三十円の外毎月一定の収入として百二十円位なれば、毎月支出する薬品材料・消耗品費、其他俸給等に二百余円を要するを以て、毎月八十円内外の欠損あり。然るに此欠損額は基本金以外に慈善家よりの寄付金四百余円あるを以て先づ本年中は維持の見込なりと▲来春に至らば設備上にも改良を加ふると同時に、会員の募集、其他仁人君子の義捐金を仰ぎ大に院務を拡張する予定なりと▲重傷病患者の如きは収容の上治療すべき筈なるも、何様経費の都合上其の運びに至らずと▲出征軍人の家族遺族に対しても診療を施すべき計画中なりと▲同院の七月中に於ける患者の診察及投薬は、一千五十六人にして内、内科二百八十五人、外科百三十二人（内手術二十三人洗滌繃帯百〇五人）眼科百七十六人婦人科三十人なりと▲一月より六月末までの診察及投薬人員は、総計四千七百三十八人にして、内男千七百七十八人、女千七百三十六人、小児千二百二十四人なり▲同院より松原警察署へ配付したる診療券三百五十枚の内、一月より七月迄に貧民患者に下付せしは二百五十四枚なりと云ふ。

という。夏になり患者は一層増えたようである。いつの時代でも不正を働く人はいるもので、施療券をどこからか入手して来院するものもいた。会員からの醵金が毎月一二〇円あり、支出は二〇〇円。不足分は寄付金四〇〇円から充当したという。

なおくわしくは同三八年（一九〇五）度の収支決算が残っているので、左に掲げよう。

収入之部

一金参千五百七拾九円六拾七銭五厘　収入総額

内　訳

金四百八円四拾銭	会員醵金
金百四拾五円四拾八銭六厘	利子金
金千弐百円	大日本仏教慈善会財団補助
金七拾五円	京都府下付金
金百円	京都市下付金
金百円	池田清助殿寄附
金五拾円	大村彦太郎殿寄附
金弐拾五円	田中弥一郎殿寄附

金弐拾五円　川橋鉄之助殿寄附
金弐拾円　某殿寄附
金拾円　某殿寄附
金拾円　習田愛太郎殿寄附
金百八拾円　西村千吉殿寄附
金弐拾四円　奥沢礼次郎殿寄附
金弐拾四円　横川鍉吾殿寄附
金百八拾四円　中村正勁
金百九拾六円　中村良淳殿寄附
金百六拾四円　長井友平殿寄附
金百八拾円　日下京平殿寄附
金百九拾弐円　北脇範治殿寄附
金百六拾六円八拾八銭九厘　明治三十七年度ヨリ繰越金

支出之部

一金参千五百七拾九円六拾七銭五厘　支出総額

内　訳

金千百四拾四円　各部長報酬
金八拾四円四拾銭　基本金へ編入

金四円拾四銭五厘　器械費
金参拾九円拾壱銭　器具費
金六百八拾八円六拾七銭　薬剤費
金七百五拾九円参拾五銭　職員給料
金弐百四拾円　家屋賃借料
金弐拾弐円弐拾銭　印刷費
金百六拾六円五拾弐銭　消耗品費
金弐円四拾四銭五厘　通信費
金弐拾六円四拾七銭　臨時雇費
金弐拾参円拾九銭四厘　集会費
金四円　器械修繕費
金参拾壱円五拾銭　職員慰労費
金七円九拾壱銭　雑費
金参百参拾五円七拾六銭壱厘　明治三十九年度へ繰越現在金

基本之部

一金弐千四百五拾円　基本総額

内　訳

金千円　軍事公債額面

金参百円　　整理公債額面

金四百円　　綿ネル会社々債額面

金七百五拾円　　国庫債券額面

〆

右報告致候也

明治三十九年一月　　京都知恩院山内　施薬院協会[4]

収入のうち群を抜いているのは、大日本仏教慈善会財団からの一二〇〇円であろう。施薬院再興当初は護持会から同額の援助があったが、これを引き継いだのであろう。護持会は明治一九年（一八八六）、浄土真宗本願寺派（西本願寺）の明如《みょうにょ》宗主の意をうけた執行長利井《かがい》明朗《みょうろう》によって趣意書が出され、興学布教を目的として派内への協力を求めたものである。宗派も違う知恩院に設置された施薬院に資金援助することは本来の目的に合わないはずである。ただ、同会規則には他宗派からの入会も認めており、連城の力もあって毎年の寄付が実現したのであろう。

護持会は同三一年（一八九八）に財団が設立したので、今度は慈善事業のための財団をつくることが検討された。翌年六月には設立相談会を開き、全国から有志者を募集することにした。同三四年（一九〇一）九月、設立認可を得て成立したのが大日本仏教慈善会財団である。貧民施療、孤児貧児の養育、罹災救助、感化、免囚保護などの事業を行うことを目的とし、およそ百万円の資金をもとに会員の寄付によって運営しようとした。連城は評議員をつとめ、監事に北垣国道・飯田新兵衛・池田清助が就いた。補助は宗内の慈善団体だけでなく、広く全国に及んでいる。(5)それにくらべると、府や市からの下付金はあまりに少ない。

池田清助は貿易商にして美術品商で、同二八年（一八九五）、京都に池田合名会社を設立した。恤救社を起こして孤独の窮民を救済したというから、施薬院の活動にも理解があったのであろう。(6)大村彦太郎は白木屋の店主。西村千吉以下の八名は施薬院の医員である。一旦協会から給与を得て、それを全額寄付しているのである。合計額は支出の各部長への報酬「金千百四拾四円」と一致する。

家屋賃借料が上がっている。知恩院に収めたのであろう。職員慰労費は同三八年一二月一五日に行われた慰労会分と思われる。

施薬院医員慰労会　従来同医員には手当を給するの制なるも、其実悉皆同院に寄附し居り終始純然無報酬にて慈恵的に従事し居れる厚意を多とし、去る十五日祇園中村楼に慰労の宴を張りし由。(7)

そのころ世はまさに日露戦争の時期であった。精軒は人円会なる組織において救護活動に当たった。人円会とは人円主義を旨とする会で、『人円主義』（九州日日新聞社、一八九二年）および『人円主義綱要』（敬愛社、一九〇一年）の著者である藤本充安が主宰した。藤本は京都府書記官で施薬院協会の副会長であったから、精軒もその影響を受けたのであろう。

人円主義は人生の目的は幸福快楽を円満に取得することにあると考える。そのためには天則と人道を遵守する義務があり、その義務を履行するのもまた快楽であるという。義務を快楽と感じるのは、個人の心の持ち方次第であると説く。天則は理学的法則・化学的法則・生理の法則・養生の法則・遺伝の法則・進化退化の法則・優勝劣敗の法則・因果の法則からなり、これらを円満に遵挙すれば疾病なく栄盛となる。人道は益世・遵法・奉公・孝養・仁愛・進取・栄誉・改善・勤勉・義勇・剛毅・節制・倹約・報恩・明智・悟覚・至誠・恭敬からなり、これらを守れば相和し衝突は起こらない。そして、永久広大な快楽は健康で国家社会のために益する福徳円満なる人物になることであるというのである。

まさに倫理的道徳的な思想であるが、慈善活動を通じて社会に益することを目指したのである。この年四月二四日には市議事堂で音楽会を催している。『京都日出新聞』四月二〇日付に、

人円会の慈善音曲会　人円会にては本月二十四日午後一時半より市議事堂に於て音楽会を開き、其寄附金を恤兵部に献納する由。曲目は左の如し。

平曲　那須与一　藤村性禅

箏曲　海女　国風音楽会童女講習生

二十五絃琴　花の族　紀伊馬岸子

とあり、四月二五日付にも、

人円会の音楽会　恤兵献金の目的を以て昨日午後一時三十分より市議事堂に於て人円会の主催にて開かれたる音楽会は琵琶、箏曲、二十五絃琴、ヴァイオリン、八雲琴、尺八、活人画等順次演了し、同五時散会したるが、来会者は無慮八百余名に及び、非常の盛会なりき。又当日の寄付金は予定の如く恤兵部へ献金の手続をなす筈なりと。

と報じられている。恤兵部は兵士の慰問を取り扱う部署で、諸方から献金が寄せられた。

八月には役員を改正して「戦時救護部」を設けることになった。八月三〇日付にいう。

人円会と時局　当地の人円会は今回規則を改正し役員を左の如く定め、

総務幹事　安藤精軒

会計監督　貞広太郎
幹事　水茎磐樟
幹事　氷室鉄之助
顧問　藤本充安
顧問　多村知興
同　大貫真浦

大いに人円主義を拡張する第一着手に戦時救護部を設け、目近出征軍人家族にして業務の煩累たる幼児を保育するの法を立て、其救護所を上京区浄福寺一条上る浄福寺内に置きたるが、此事業を賛成して従来なかりし婦人の入会者続々あるを以て特に同会に婦人部を設けたる由。

水茎磐樟は平野神社・平安神宮・八坂神社の禰宜を歴任し、『平安通志』の編集や時代祭の衣装交渉に当たった人物である。多村知興は後掲のように上賀茂神社の宮司。大貫真浦は石清水八幡宮や伏見稲荷大社などの宮司をつとめた。精軒は神道を奉じていたので神官との知遇があったのであろう。

記事にある軍人子弟のための保育所は八月二九日に開かれた。精軒は日記に、

八月二九日　軍人子弟保育所開場式、午后四時。子弟家族及教員・保母・委員等出席。教員五名江謝状ヲ与フ。

と書いている。

なお、精軒はこれらの功績によって同四一年（一九〇八）に金杯を下賜されている。

京都市　安藤精軒

三十七八年戦役の際、尽力せしに付、金杯一個を賜ふ(8)。京都医事衛生社は精軒に事業報告を求めたところ、長文の回答があった。

予、今回図ラスモ賞勲局ヨリ明治三十七八年事件ノ功ヲ賞セラレ、金盃一個ヲ下賜セラレタルニ付、其事績ノ大要ヲ御報致スヘキ旨御申越相成候処、予ハ三十七八年戦役ニ当リ藤本充安君ノ首唱ニ成ル人円会戦時救護会ノ総務幹事ト為リ、軍人幼児保育所ヲ設立シテ出征軍人ノ家族中、幼児ヲ擁スルガ為メ生業ニ就ク能ハザルモノ、幼児ヲ昼間保育所ニ収容シ、以テ生業ヲ扶助シタル微功ニ依リタルモノト存候。依テ左ニ事業ノ概要ヲ記述シ、御答致候。怱々敬具

明治四十一年九月廿日

京都市上京区富小路通二条下ル俵屋町一番戸

平民　安藤精軒

京都医事衛生社御中

予ハ先代日野鼎哉ヨリ代々医ヲ業トシ、維新ノ際、北海道ニ渡リ函館戦争ニ従事シタル旧幕残徒ノ傷病者ヲ収メテ救療セシコトアリ。乱平キテ後、京都ニ帰リ家業ニ従事セリ。明治十年、西南戦役ノ後、物価騰貴シテ貧民等カ生計ニ窮シ、一旦病ニ罹ルモ医薬ヲ求ルノ資ニ乏シク、終ニ不幸ニ死スルモノアルヲ憫ミ之ヲ救済セントシ、明治十四年五月、有志ト謀リ貧民救療所ヲ市内三本木ノ出張所内ニ（元頼山陽先生ノ旧宅水西荘ヲ所有シ、此処ニ出張診療所ヲ設ケ居タリ）創設シテ、窮民ヲ救療セシコト十五年、其数一万以上ニ達セリ。日本赤十字社京都支部ノ創立ニ方リ、幹事トシテ奔走ノ労ヲ執リ、聊カ救護事業ニ尽シタリ。又篤志看護婦人会京都支会並京都婦人慈善会ノ創立ニ尽力セリ。三十年、有志ト謀リ施薬院ヲ設立セシカ、同三十六

年五月、　皇后陛下ヨリ　思召ヲ以テ金弐百五拾円ヲ下賜セラレ、且ツ仏教慈善財団ヨリ一ヶ年金壱千弐百円ヅヽノ補助ヲ受ケテ基礎確立シ、無告ノ窮民ヲシテ医薬ノ恵与ニ与フルコトヲ得セシメ、予ノ素志ヲ達スルコトヲ得タリ。

明治三十七八年戦役ノ始メニ方リ、京都市内出征軍人ノ家族中、幼児ヲ擁スルガ為メ生業ニ従事スル能ハザルモノヲ扶助スル必要アリ。人円会首唱者藤本充安氏（今ノ島根県事務官内務部長）カ賀茂別雷神社宮司多村知興氏等ト謀リ、人円会戦時救護会ヲ起シ、出征軍人ノ幼児ヲ保育スル計画アリ。予ヲ起シテ総務幹事タラシメ、専ラ保育事業ニ当ラシメタリ。予、老軀ヲ顧ミズ東西ニ奔走シ、有志ノ助力ヲ勧誘シ、苦辛経営ノ結果、遂ニ京都市内ニ六ヶ所ノ保育所ヲ設立シ、且ツ伏見ニ支部ヲ置キ保育所一ヶ所ヲ設立シ、児童ヲ収容スル。計二千二百九十九名ニシテ。戦局終了シ其必要ヲ認メザルニ至リシヲ以テ三十九年四月解散シ、京都市部ノ事業ヲ帝国軍人後援会京都支会ニ、伏見支部ノ事業ヲ伏見慈善会ニ引継キタリシカ、今ヤ図ラス厚キ恩賞ニ預リ、老後ノ花ヲ飾リタルハ実ニ欣喜ニ堪ヘサル所ナリ。依テ解散ノ当時会員並有志者ニ配付シタル事業報告書ヲ添ヘ貴問ニ答フ。（事業報告書は紙片の都合にて略之）(9)

報告書の前半は北海道時代のことから施薬院再興にいたるまでの経緯が記される。今や施薬院の第一線から引いたが、人円会において慈善活動は続けていることを述べたかったのであろう。

軍人を出した家では家族が仕事に就かねばならず、子どもの世話ができにくいことにかんがみて支援したのである。記事によれば京都市内に六か所、伏見に一か所あり、二二九〇名の児童が収容された。翌年四月に解散されたが、事業は別の組織が引き継いだ。

半年後の一〇月一七日、医師会などが主催して祝賀会が催された。

安藤精軒翁招待の祝宴　既報の如く翁が日露戦役の論功行賞に際し金杯の恩賜を拝せられたるを以て、京都府医師会及同京都市支部役員諸氏の発起にて、右の祝賀に兼ねて翁が夙に医界は勿論、其他の公共事業に尽瘁せられたる多年の労を慰する為め、去月十七日午後七時より祇園中村楼に翁を招じて祝宴を張りぬ。席上先づ斎藤仙也氏は発起人総代として、

一寸発起人に代りまして御挨拶を申上ます。

安藤君には積年我医界の事は勿論、其他の公共事業に熱心御尽力になりまして、殊に我医師会の前身たる京都医会の創立に就きましては一方ならざる御配慮で稍やく成立したもので……即ち今日の医師会の土台を築いて戴いたので、我々一同の感謝して永く忘るべからざる御功労であります。それから赤十字社なり施薬院なり、其他色々の事業に対し非常の御骨折であつたことは夙に来会諸君御承知の事で、殊に彼の日露戦役に於ては一層非常に御尽瘁被下て、其奉公事績は赫々として大に挙りまして、天下の模範ともなつた様の次第で、遂に今回金杯の御恩賞を御受になつたのは真に目出度事で、君の御名誉たるは申迄もなく、延ひては我々同業者一同の真に面目とし光栄とする所で御坐ります。就きましては今夕、我々同業者は聊か右の祝賀に兼ね、多年御尽力の労を慰する為め、御招待を致しましたら幸に御貴臨被下、一同難有御礼を申上ます。扨君には御高齢ではあるが、常に矍鑠として御強壮で入らつしやるから、前途老て益々壮なる御勇気を以て愈々道の為に奮て御尽力あらんことを希ひ、爰に君の御健康を祝し御一家の祝福を祈ります。

と述べ、尋で翁は謝辞を陳じて『老ひては只管若い方がお頼りだ』と感極まつて泣き、一坐粛然たり。次に委員三宅宗淳氏は翁より美酒沢山寄贈せられたりと披露し、宴に移り祇園赤白拍子の歌舞音曲の余興等あり

て同十時過散会し、極めて盛会なりき。此日参会の諸氏は左の如し。
笠原光興君、伊藤準三君、平井毓太郎君、田中秀三君、菅野弘一君、三宅宗淳君、日下京平君、中村正勁君、中辻丹治君、竹中寿太郎君、大嶋甲子郎君、矢野春利君、西村千吉君、里見時三君、浅木直之助君、足立健三郎君、宇野半吉君、須川鶴吉君、村田於菟次郎君、桜井喜吉君、中野忠一郎君、中田彦三郎君、大石粂次郎君、三宅俊之助君、北脇範治君、沢田亀太郎君、難波彦三郎君、吉岡清造君、熊沢成清君、三宅文傚君、松井隈太君、浅井貞吉君、斎藤仙也君、馬杉則知君、中村良淳君、井上幸一君、徳岡新之祐君、嶋谷嘉橘君、神服木之助君

因云、当日三宅宗淳氏は陶製金盃を寄附し、紀念として来会者一同へ頒たれたり(10)。

この年、精軒七四歳。当時としては高齢である。金杯下賜のことだけでなく、これまでのすべての仕事を祝賀された気持ちになったのであろう。施薬院の第一線から退いた安堵感もあって、感涙に咽んだのであった。

精軒門下の三宅文傚は、『京都日出新聞』明治三七年（一九〇四）四月一三日付に「出征軍人家族無料診察　新柳馬場仁王門南入医師三宅文傚氏は出征軍人の家族遺族にして病気に罹り診察治療を依頼する者は無料にて懇切に取扱うといふ」とあるように、師の教えを受け継いでいる。

施薬院に話を戻そう。同三九年（一九〇六）五月三〇日、施薬院協会は評議員会を開いた。

施薬院協会評議員会　去月三十日午後二時より洛東知恩院山内施薬院に於て開会。正副会長改選の結果、会長に内貴甚三郎、副会長に荘林維新両氏重任し、尚他一人の副会長藤本充安氏の補欠に就ては評議の上、当分正副会長に於て事務を取扱ひ、追て適任者を会長より推薦を乞ふ事とし、次に幹事七名の改選も亦一同重任する事となり散会したりと(11)。

先述のとおり藤本は島根県に転出した。後任は後日決定することとなり、それ以外の役員は重任された。運営体制に大きな問題はなかったようである。翌年五月以降、毎月一回には妙心寺僧侶によって施薬院維持のための托鉢が行われることになった。

施薬院寄付の慈善托鉢　知恩院山内に建設せる施薬院は内貴甚三郎氏等尽力の結果、施薬院協会を設け同院の維持方法を講じつゝあるも、何様施療患者益増加し、経費も非常に増加する有様なるを以て、洛西妙心寺に於ては其維持費に充つる為め、品麗学院の僧侶二十名を一組とし、毎月市内慈善托鉢を行ひ、其収得せる金品は挙て同院に寄付する事とし、既に其第一回慈善托鉢を去月十九日挙行せし由。善哉。

施薬院の慈善托鉢　既記洛西妙心寺釈承薫師は品麗学院生徒一同と共に去る五月以来例月一回市内を托鉢し、其喜捨は挙て施薬院の救護費へ寄附し、尚ほ今後例月第二日曜日に市内を慈善托鉢せらるゝ由。慈善家伝聞して喜捨次第に加はる。真に美挙たり(12)。

記事によれば、施薬院の患者は年々増加し、維持に支障をきたしていたようである。妙心寺は臨済宗妙心寺派の本山で、雲水の修行の一貫として托鉢があった。これを慈善托鉢に切り替えたのである。そうしたなか、一二月一二日、大日本仏教慈善会財団からの補助が半額になるとの情報がもたらされた。

京都施薬院の将来　京都施薬院協会は去る十二日夜、都ホテルに於て慰労会を開き、内貴会長、荘林副会長、日下幹事を初め同院部長等参会し、日下幹事より現下の状況を報告し、且従来本派本願寺より一ヶ月百円づゝの寄附ありしも、爾後五十円に減額し、差当り一ヶ年六百円の減額となり、忽ち院務に支障を来すを以て、其補填策に就き協議せしが、到底施薬院協会より有志の寄附を仰ぐの外、他に道なきを以て此際会員勧誘に力め、維持継続する事に決し、尚次項の如く本派本願寺婦人慈善財団事業として慈善病院を設立するの計画なるに就ては、若も此計画の実行せらるゝに就ては、施薬院と同事業なれば経済上困難の場合、之を無理に設置して両立するの必要なければ、斯る場合には現施薬院の資金を右慈善病院に引継ぎ、以て本願寺に事業を托する事となすも差支へなしとの事に決し、午後十時過、散会せし由。(13)

浄土真宗本願寺派ではみずから慈善病院をつくる計画があり、そのための処置としてであった。会員のなかには同様の慈善病院が二つとなり、無理して並立させる必要はなく施薬院の事業を本願寺派に託せばよいとの意見も出たほどである。さすがにこれは一部意見であるとの修正記事が出された。

京都施薬院の将来として前号に報道する所ありしが、そは単に一二有志者の私考に止まり、未だ決定したるものに非ずとの事なれば、之を是正す。因に高木文平翁は同院の事業に賛同を表して毎月拾円宛を寄附し、施薬費の一部に充てんことを申込み、尚ほ経済界順境に向はゞ寄附金を増額すべしとなり。

とりあえず六〇〇円分をどうするかであった。高木は精軒の起こした施薬院設立協会のときからの支援者である。年一二〇円の寄付は大きい。四〇年度の寄贈金品は、次のとおりであった。

一金千弐百円　大日本仏教慈善会財団補助金
一金六拾円　京都府下付金
一金百円　京都市下付金
一金七百円　中山侯爵家
一金百円　飯田新七殿
一金弐拾円　某殿
一金参円　水茎磐樟殿

一金参拾円　安藤精軒殿取次　某殿
一金壱円　松村寿子殿取次　瀬川つき殿
一金参拾円　日下京平殿取次　亀山キク殿
一金弐円　内貴甚三郎殿取次　某殿
一白木煙草盆四個　岩崎トモ殿
一金弐円　松村寿子殿取次　大森この子殿
一金弐拾五円　竹村タカ殿
一金拾円　奥宥海殿取次　獅谷名阿殿
一金五円　田原七兵衛殿
一金拾六円六銭九厘　釈　承薫殿
一金参円　貞広太郎殿取次　遠藤弥三郎殿
一金弐円　貞広太郎殿取次　竹内定八殿
一金弐百八円　日下京平殿
一金百八拾四円　中村正勁殿
一金百八拾四円　中村良淳殿
一金百七拾弐円　西村千吉殿
一金百六拾円　北脇範治殿
一金百五拾六円　長井友平殿

明治四十一年一月　施薬院[14]

府の下付金は減額されているが、個人の寄付が増えている。中山侯爵家からの七〇〇円は前年末、孝明天皇の側室で明治天皇の生母中山慶子が一〇月五日薨去し、その追福のためとして寄付された[15]。日下京平以下の六名は施薬院医員で、支給された手当てをそのまま寄付している。

同四一年（一九〇八）六月の評議員会でも継続審議された。

京都施薬院協会評議員会は去る五日、施薬院に於て開かれ、内貴会長を始めとし各評議員出席し、四十年度に於ける弐千五百余円の経費収支計算を報告し、何れも是認し、更に四十一年度に於ける収支予算を議したるに、同院は本派本願寺仏教慈善財団より千弐百円の補助を半額に減ぜられし為めに収入予算に欠陥を来すに就ては、内貴甚三郎氏より壱千円一ヶ年弐百円づゝを寄附する筈にて、八百円の収入繰越金あるを本年度に支出する事とし、尚弐百六拾九円の収入不足を告ぐるに付き、此等は会員の会費を充つる見込を以て、支出入共に弐千五百参拾五円を議決したり。右に付ては評議員中、本派本願寺が仏教慈善財団に於て施薬院設置の計画あるを以て経費欠陥の施薬院を持続せずして同財団に引継ぎては如何との議論もありし由なりしも、施薬院は皇后陛下よりの恩賜金に依り設立し、尚此御縁故に依り宮内省よりも御下賜金ありし歴史を有するを以て、今此歴史を廃滅するは遺憾なれば、持続の方法を立てんとの議多数にて、先づ之が持続の方法としては一ヶ年壱円弐拾銭の会費を納むる会員の大募集を為し、弐千名の会員を得ば優に持続する事を得べしとの事に決し、従つて評議員を増加する事に決し、更に角信勝氏を幹事に嘱託して散会せり。右決議予算は左の如し。

収入の部

一金弐千五百参拾五円　収入総額
内　訳
金六百円　大日本仏教慈善会財団寄付
金百円　京都市下付金
金六拾円　京都府下付金
金百六拾八円　利子金
金四百五拾六円　維持会員醵金　但二十八人
金八拾弐円　会員醵金　但特別二、正二十八、賛五
金八百円　前年度より繰越金
金弐百六拾九円　不足額寄附にて補充の見込
支出の部
一金弐千五百参拾五円　支出総額
内　訳
金八拾弐円　基本へ編入
金参百円　医員給料
金百四拾八円　〔薬カ〕調剤師給料
金百六拾弐円　事務員給料
金九拾六円　調剤師給料

金九拾六円　看護婦給料
金九拾六円　使丁給料
金百円　器械及器具費
金七百五拾円　薬剤費
金参拾五円　印刷費
金百六拾円　消耗品費
金四拾円　臨時費
金五拾五円　集金費
金弐百四拾円　借家料
金五拾五円　慰労費
金百弐拾円　予備費[16]

ここでは大日本仏教慈善会財団からの補助を六〇〇円として予算を組んでいる。補塡策として会長の内貴は千円の寄付を約した。これは「山陰線の権利株にて参千円を儲け得たりとて同会社より持参せるも此の金は自己の懐にすべき性質の金に非らざれば其の処置を考へ中なり之れを分け寄附すべしとて施薬院に千円、感化保護院に千円、盲唖院に千円と寄附せられたり」という事情による[17]。

本願寺派に施薬院事業を委託する案については、皇后からの恩賜金や宮内省からの下賜金を得ていることもあって否定された。比較的少額の会費を納める会員を多く募集することで維持は可能との結論になった。これをうけて九月の評議員会で規則を改正した（圏点は原文＝改正条項）。

施薬院協会規則

第一条　本会ハ慈善ノ趣旨ニ依リ窮民ノ病苦ヲ救済スル為メ施薬院ヲ設立スルヲ以テ目的トス。

第二条　本会ヲ施薬院協会ト称ス。

第三条　本会事務所ハ京都市下京区知恩院山内入信院ニ設置ス。

第四条　本会ノ為メ会費ヲ醵出セラル、人ハ、左ノ区別ニ依リ本会々員トス。

一特別会員　毎年弐円以上又ハ一時金参拾円以上醵出セラル、人。

一正会員　毎月金拾銭ツ、又ハ一時金拾円以上醵出セラル、人。

第五条　前条ノ会員又ハ会員以外ノ人ニシテ本会ノ事業ヲ維持スル為メ毎月金壱円ツ、寄附セラル、篤志者ハ、其期間本会ノ維持員トシテ常ニ事務ニ参与シ、且ツ特ニ評議員ト同一ノ権能ヲ有スルモノトス。

第六条　本会ノ挙ヲ賛助セラル、貴顕紳士ハ、評議員会ノ決議ニ依リ名誉会員ニ推薦スルコトアルベシ。名誉会員ハ評議員会ニ随時出席シテ意見ヲ述ブルコトヲ得。但シ決議ノ数ニ加ハラサルモノトス。

第七条　本会ニ総裁ヲ推戴スルコトアルベシ。

第八条　本会ニ役員ヲ置キ其職掌ヲ定ムル。左ノ如シ。但シ施薬院ニ係ハル役員ハ施薬院規則ヲ以テ之ヲ定ム。

会長　一人　本会一切ノ事務ヲ整理シ役員会ノ議長トナル。

副会長　二人　会長ヲ補佐シ会長事故アルトキハ代理ス。

幹事　七人　内二名ヲ以テ会計主任ニ充ツ。会長ヲ補佐シ会務ヲ分掌ス。

評議員　若干人　本会重要ノ事ヲ評議ス。

委　員　若干人　　会長ノ嘱託ニ依リ本会ノ事務ヲ補佐ス。
書　記　若干人　　会長ノ指揮ニ依リ雑務ニ従事ス。
第　九　条　本会ハ必要ニ応シ名誉総裁、名誉会長・副会長等ノ名誉役員等ヲ置クコトアルベシ。
第　十　条　正副会長ハ評議員会之ヲ推薦シ、其任期ヲ四ヶ年トス。幹事、委員ハ会長之ヲ嘱託シ、其任期ヲ四ヶ年トス。評議員ハ会長総会ニ於テ之ヲ選挙シ、其任期ヲ四ヶ年トス。書記ハ会長之ヲ任用ス。
第十一条　本会ノ役員ハ当分総テ無給トス。但シ書記ニ限リ相当ノ手当ヲ支給スルコトアルベシ。
第十二条　本会ノ事業ヲ完成スル為メニ基本金拾万円ヲ積立ツルモノトス。
第十三条　特別会員ノ醵出金ハ毎年三月九月ノ両度、正会員ノ醵出金ハ毎三ヶ月ニ徴集ス。
第十四条　会員又ハ会員外ニシテ臨時金品ヲ寄贈スル篤志者アルトキハ之ヲ受納シ、総裁又ハ会長ノ名ヲ以テ謝状ヲ贈呈ス。但シ篤志者ノ名簿ハ永ク本会ニ保存スルモノトス。
第十五条　会員ノ醵出金及寄附金ハ銀行ニ托シ、若クハ其他確実ナル方法ニ依リ増殖スルモノトス。但シ指定ノ寄附金ハ此限ニアラズ。
第十六条　前条資金ニ対スル利子ノ全部又ハ幾分ハ本会々費及施薬院費ニ充用スルコトヲ得。但シ当分ノ内必要ニ応シ評議員会ノ議決ニ依リ資金ヨリ支出スルコトヲ得。
第十七条　本会ハ毎年三月ニ会員総会ヲ開キ、前年中ノ事務ノ成績及会計決算ノ報告ヲ為スモノトス。
第十八条　本規則ハ評議員会ノ議決ニ依ルニアラザレハ改正加除スルコトヲ得ズ。

尚ほ現下感化保護院に収容の行旅病者を施薬院に引受の件、及会員大募集の件等を可決し、会員の募集勧財等に就ては角幹事専ら其任に当ること、なり、其他拡張上諸般の協議を遂げて散会せり(18)。

しかし、たとえば薬品は医員が持参するなど、多くの犠牲のうえに成り立っていたのもまた事実である。

入信院南隣地への移転

施薬院を安定的に維持するためには、会員の増加が何より重要である。規則を改正して広く会員を募集したところ、多くの賛同者が現れた。そのときの名簿が残っているので、左に掲げよう。

施薬院拡張賛成者

京都府医師会京都市支部役員

支部長　馬杉則知

支部副長　田中秀三

幹事　竹中寿太郎

仝　日下京平

仝　中村正勁

仝　中辻丹治

仝　桜井喜吉

主殿寮京都出張所長　中川忠純

久邇宮附家令　角田敬三郎

貴族院議員

伯爵　清閑寺経房

子爵　唐橋在正
仝　大宮以季
仝　豊岡圭資
仝　藤井行徳
仝　藤谷為寛
仝　舟橋遂賢
仝　樋口誠康
男爵　山名義路
京都市吏員
市長　井上　密
助役　加藤小太郎
京都市々会議員
議長　柴田弥兵衛
議員　竹上藤次郎
仝　谷口文次郎
仝　伊藤平三
仝　川上　清
仝　西村金三郎

仝　伊達虎一
仝　三幣　保
仝　山下好直
仝　浅川平三郎
仝　太田重太郎
仝　前田嘉右衛門
仝　渡辺　昭
仝　山下槌之助
仝　上田万次郎
仝　瀧谷角蔵
仝　藤原清兵衛
仝　江羅直三郎
仝　田畑房次郎
仝　菅善三郎
仝　北浦長七
仝　久保田庄左衛門
仝　堀田康人
仝　井上治三郎

仝　宮川岸之助
仝　三好亀太郎
仝　橋井孝三郎
仝　中川太一郎
仝　井口巳之助
仝　浅見孝太郎
仝　福井市之助
仝　棚橋　文作
仝　鈴木吉之助
仝　伊藤庄兵衛
仝　安藤　繁治
仝　林　長次郎
仝　神田達次郎

京都府会議員市内在住者

議長　山口　俊一
議員　太田重太郎
仝　尾崎　　保
仝　高田弁太郎

仝　宮川岸之助
仝　柴田弥兵衛
仝　碓井小三郎
仝　堀田康人
仝　小島亀太郎
仝　丹羽兵太郎
仝　森田　茂
多村知興
檜垣常伯
保科　保
石田直方
富沢五郎
渡辺ツネ子
大石許世
小林ユキ子(19)

加えて本願寺派の慈善病院開設が延期されることになり、従来どおりの補助金が確保された。そこで事業を一層拡張しようとの動きが出てきた。

京都施薬院の拡張　知恩院山内なる京都施薬院は本派本願寺の慈善財団に於て同院と同様の施薬施療の病院

を設置せん計画あり。為に同寺より一ヶ月百円宛寄附せらるべき補助金も本年度より停止せらるゝことゝなりしより、一時は同一都市に其目的を同ふせるものを設置するの必要を認めざれば、本願寺に於て設置せらるべき施薬院に引継がんとの議もありしが、京都施薬院は恐れ多くも皇后陛下よりの御下賜金を基本として組織せしものなれば、其侭引継ては陛下の思召に背き奉る嫌ひなきにあらざれば、仮令本願寺の補助金はなくとも施薬院協会に於て会員の大募集を為し、之が維持を為さんとのことにて、旧臘評議員会を開き之が決議をなし、会員の大募集に着手したるに、意外に会員を増加し維持金を得るの途を開きたる折柄、本派本願寺にては前記の計画に変更を来し、十ヶ年間設置を延期すると同時に従来通り補助金を交付することゝなりたるに付、今後に於ける同院事業は一層拡張する筈にて、御苑内博覧会建物中、京都府図書館に使用し居れるものを来る三月、同館の岡崎町新築館舎へ移転するを俟つて市参事会市長に無償交付を出願し、適当の地所を選定し、之に移転せんとて近日市長に向つて出願の手続をなす由。而して移築地所は昨今選定中なるが、差当り現今の場所に拡築する計画なりと。尚行旅病者収容を昨年十二月より感化保護院より施薬院へ引継ぐ予定なりしも、現在院舎所有の住職の反対を唱へたる為め、其侭となり居りたるも、此程に至り漸く承諾を得たるを以て、近日感化院より之が引継を為す由。[20]

行旅病者の収容については前年夏から話題に上っていた。明治三二年（一八九九）三月、「行旅病人及行旅死亡人取扱法」が制定され、行旅病人は市町村が救護することになっていた。もとよりその費用は本人またはその扶養義務者であった。とりあえず感化保護院が取り扱っていたが、これを施薬院に移そうというのである。

施薬院と行旅病者　現在の京都感化保護院を京都府知事の交渉に応じ府の代用感化院となすや否やは未だ決定せざるも、何にしても感化保護院内に於て行旅病者を取扱ふは面白からざれば、之を施薬院に移すに如かずとて、此程施薬院に交渉する処ありしに、同院に於ては之が調査の結果、今日の感化保護院に於て取扱ひ居る位の人員なれば、別に行旅病者の収容所を増築する迄もなく、現今病舎の一部を之に使用し毫も差支へなかるべしとの事なりしを以て、多分遠からず施薬院に移す事となるべし。[21]

ところが、入信院住職の反対があり実現できなかった。それがここにきて承諾を得られたため、同四二年（一九〇九）から施薬院で扱うことになったのである。したがって、行旅病人も無料診察が受けられることになった。

中村正勁は、

又当時行旅病者は一時大仏前の葬式人夫「駕春」の家に伴ひ、庭に筵を敷きて臥さしめ、長くなるものは感化保護院の一室に入れ置き、医師は急変の時のみ往診する如き状態なりしを以て、之れを施薬院に引き取り看護することにせり。入信院の一室に引き取りたるに行旅病者の如きは掌を合せて拝せるものあり。入院患者は主として日下京平君診療に従事し、予は必要時のみ診療せり。是れ日下君の住居は院に近き為め夜中急変等の時応援に便なるに因れり。[22]

と回想している。

さらに建物の無償交付を得て、施薬院を移転する計画も出てきた。三月六日の評議員会で次のように決議した。

施薬院評議員会　施薬院協会は去る六日、施薬院にて評議員会を開き、行旅病者収容所設置、感化保護院より引継ぎ病者を収容する事及び知恩院山内既成院が同境内桜馬場北側の空地に移転するを以て之を借入れ、同時に市より払下を得たる旧図書館一部の建物一棟を移転する事を協議し、前者は勧善会と協議の上、引受くる事に、後者は既成院借入の事に協定し、其交渉は協会長に一任し、其建築費用は此際勧財したるものにて支弁することを決議したりと云ふ。吾儕は一日も早く其成功を祈りて已まざるなり。[23]

この移転計画には知恩院の境内事情が関係している。明治三九年（一九〇六）四月七日、知恩院南方に位置する円山町の也阿弥ホテルから出火（二度目）、知恩院山内の真源院・樹昌院が類焼したことが発端である。両院の近くには三門があり、防火対策を講じることになった。そこで三門の南北にあった真源院・樹昌院・源光院・既成院・徳林院を移して、三門の周囲を空けようとしたのである。

当時、華頂道（黒門から古門にいたる道）南側には神宮道から西に通照院・常称院・信重院・保徳院・忠岸院・入信院・光照院が並んでいた。それら塔頭の南端と桜馬場（三門から新門にいたる道。知恩院道）との間を北林園と呼んだが、真源院以下の五か寺をここに移すことにした。その際、徳林院は既成院に合併され、華頂道北側にあった光玄院が移って並ぶことになった。結果、通照院から保徳院にかけての南側に隣接する形で東から順に光玄院・樹昌院・既成院・源光院・真源院の五か寺を移転した。同四一年（一九〇八）のことである（図33）。既成院は当初、入信院南側に移築するはずであったが変更になったため、その敷地を知恩院から借り受けることにしたのである(24)。

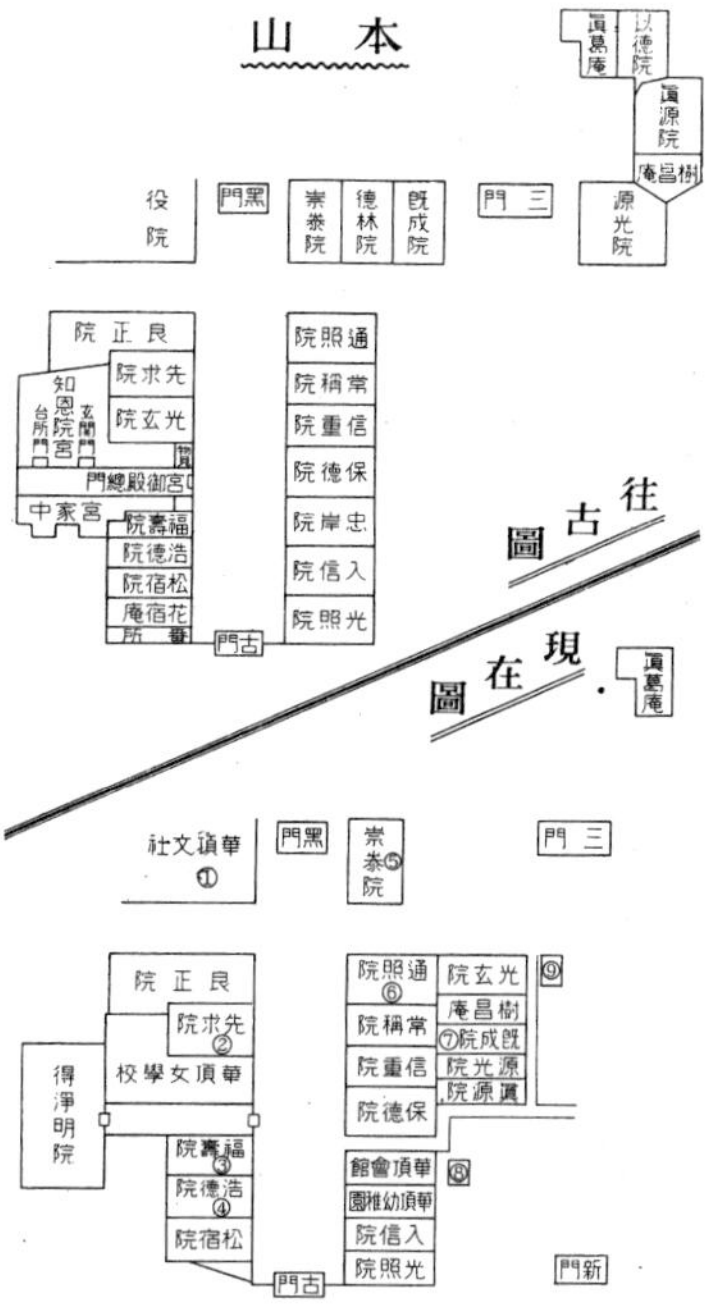

図33　知恩院境内変遷図（左が北）

入信院自体は移築されることはなかったが、同三九年四月には院内に華頂看護婦学校が開設されているので、施薬院の退去を望んでいたのかもしれない(25)。いずれにしても、同四三年（一九一〇）一月、知恩院との間で交渉がまとまった。

京都施薬院協会　知恩院山内なる京都施

薬院敷地に付、過般来同協会長内貴甚三郎氏と知恩院との間に交渉中なりしが、今回同院火防上に就て山門両側の各寺院を桜馬場に移転する事に成り、同馬場の北手を北林園、南手を南林園と改称し、北林園へ各寺院を移転することになり、其内既成院移転地に宛てたる四百坪余の地所不用に属したるを以て、右四百坪の地所を施薬院建築地に借入るゝことに交渉纏まり、内貴協会長と知恩院との間に契約成立し、双方連署し府庁の認可を出願したれば、認可あり次第直ちに建築に着手する筈なりと。因に旧臘廿五日、祇園中村楼に施薬院医員幷に幹事、会計其他同院の為めに尽力せし人々三十余名を招待し、六名の各科部長へ一名に付金弐百五拾円の手当金を贈与したるも、各部長は何れも該金全部を施薬院事業費中に寄附したるに付、内貴協会長より更に感謝状を贈呈したる上、一同慰労の宴会を開きたりと。(26)

工事は五月に着手され、八月になってほぼ竣工した。

京都施薬院工事　知恩院山内の寺院を借受け経営し居たる京都施薬院は、御苑内にありし京都府図書館に使用せし京都博覧会の旧建物の一部を市より無償交付せられ、去五月以来知恩院桜馬場高地北手に建築中なりしが、此程既に竣工して新築家屋に移転せしが、入院患者及行旅病者等を収容するには尚ほ狭隘を告るを以て、更に市立染織学校旧事務室の不用に属する者の無償交付を市参事会市長に請願し、許可の上は直に増築工事に着手する由。(27)

施薬院移転の件は『京都日出新聞』八月二〇日付にも、

京都施薬院工事　知恩院山内の寺院を借受け経営し居たる京都施薬院は、御苑内にありし京都府図書館に使用せし京都博覧会の旧建物の一部を市より無償交付せられ、去る五月以来、知恩院桜馬場高地北手に建築中なりしが、此程既に竣工して新築家屋に移転せしが、入院患者及行旅病者等を収容するには尚ほ狭隘を告ぐるを以て、更に市立染織学校旧事務室の不用に属する者の無償交付方を市参事会市長に請願し、許可の上は直に増築工事に着手するよし。

と掲載された。土地は一五年契約で地料は六〇〇円であった。京都府図書館の建物とは書庫のことで七三坪一棟である。病室や看護人室に当てられたという。さらに染織学校旧事務室の移築も計画され、同四四年（一九一一）五月に校舎一棟が下付された。これを診察室・手術室・薬局・患者控室・事務室とし、病院としての形態が整った(28)。

移転された施薬院の位置について、昭和初期の状況を描いたとみられる「京都市明細図」ＮＥ47（京都府立総合資料館所蔵）（図34）で確認すると、松原町の地番二八四・二八五・二八六を囲む建物輪郭線があり、その北方に二棟、西方に二棟あることが見える。同資料館が所蔵する旧一号書庫写真資料二三七「私立施薬院」（第三章扉裏）はこのときのものと思われ、北方東側は門であることがわかる。これらの建物が施薬院であると考えて間違いない。『京都地籍図』第弐編 下京之部および『京都市及接続町村 地籍図附録』第弐編 下京之部（京都地籍図編纂所、一九一二年）によれば、敷地は四五八・八八坪である。「京都市明細図」が作成された時点で施薬院はすでに再度移転されていたが、払い下げを受けた建物なのですぐ取り壊すことはしなかったのであろう。

この間、改築費用を捻出するため、女義太夫や落語が興行された。『大阪朝日新聞（京都附録）』明治四二年五月七日付に、

施薬院慈善興行　京都施薬院にては、今回京都図書館旧書庫の無償払下げを受け、之が改築費用に充てんため内貴甚三郎、高木文平氏等発起となり、七八両日千本中筋国華座に於て慈善興行を催す事となり、東京女義太夫一座幷に落語、橘家円太郎・同円次等出席する筈。

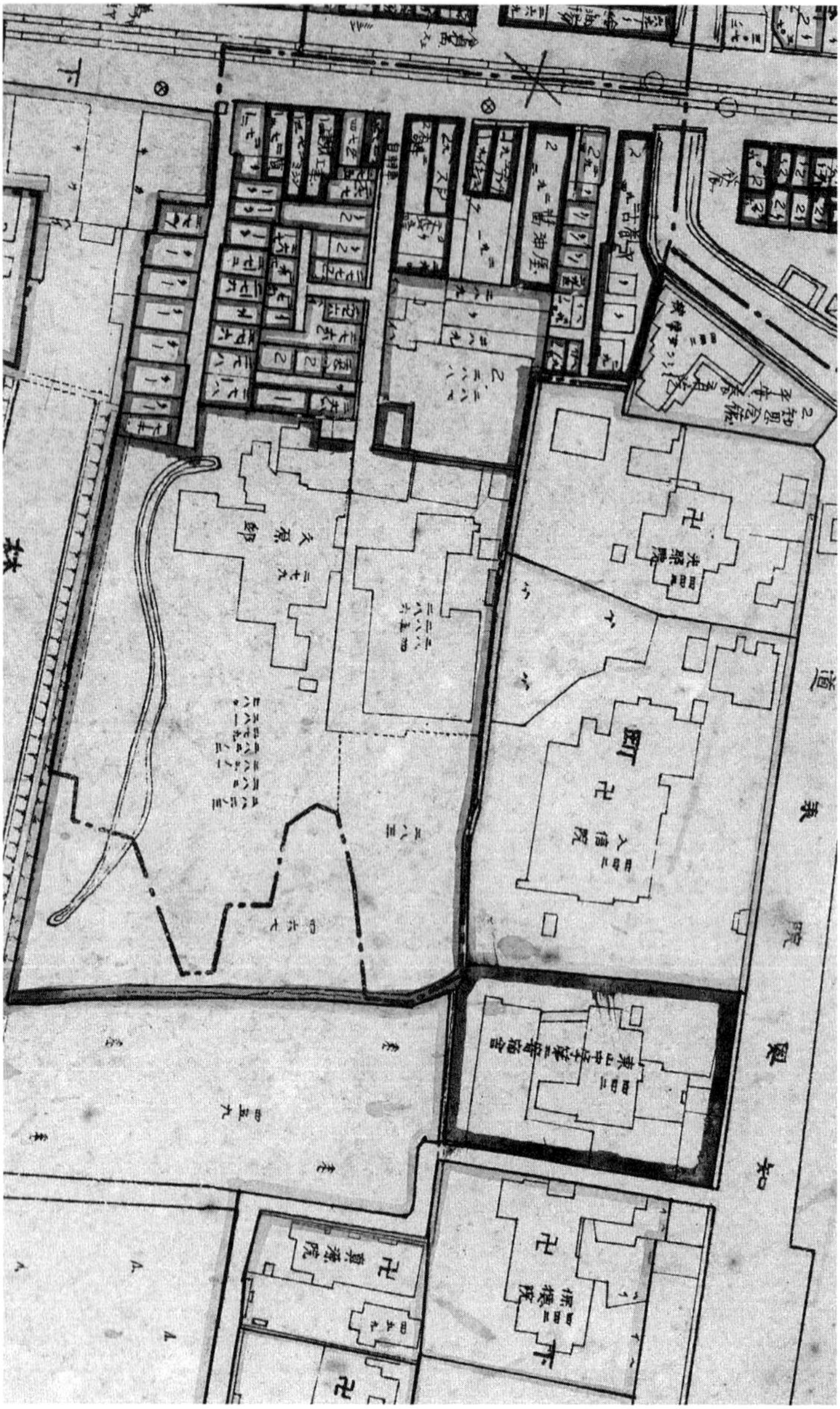

図34　施薬院と久原邸

という。また、同年七月には診療日を減らして支出削減につとめた。

年々患者の増加に従ひ救済費の膨脹を来し経営困難の為め已むを得ず同四十二年七月以来毎週月金曜の二回に減し一時経費の緊縮を図りたり(29)。

同四四年二月には内務省から四〇〇円の下付も受け(30)、いささか安定したのか三月には診療日を週三日にしている。

当時斯種事業に関する一般の理解乏しく、会長以下各役員は苦心惨憺各方面に奮闘努力の結果、少からざる後援を得、漸く経済の順調を見るに至りたるを以て、同四十四年三月より更に診療を一週三回即ち月水金曜日に改め現今に至れり(31)。

また、五月には知恩院が法然上人七百年大遠忌法要（三月一日から七日と四月一九日から二五日）に際して編制した救護班に協力している。

知恩院の遠忌に於ける救護報告は左の如し。

知恩院ニ於ケル宗祖七百忌ニ当リ、浄土宗第五教校附属尼衆校校友会ヲ以テ救護班ヲ編成シ、救護班ヲ集会堂ニ収容所ヲ山内既成院ニ設ケ、日下京平氏ハ班長トナリ、尼僧五十二名交番出勤看護事業ニ従事ス。施薬院協会施薬院ニ応援ヲ嘱託シ、中村正勁、中村良淳、西村千吉、北脇範治、長井友平、日下京平、加藤伝次郎ノ七氏、交番登山援助ニ応ス(32)。

六月になると、これまでの活動のまとめがなされた。

府下の施療事業と目すべきものは、知恩院山内の施薬院協会、東寺済生病院及び府下加佐郡余部町博愛病院の三個とす。中にも最も古きは施薬院協会にして、実に明治二十一年安藤精軒氏が三本木に設置せる治療所の後身にて、二十六年六月現在の知恩院山内に移り、三十七年一月同協会を組織して拡張を行ひ、四十二年四月よりは行旅病者をも収容して今日に及びしものにて、三十七年一月より四十三年十二月までの施療施薬の患者累計は八万八千六百四人に達し、三十六年四月には畏くも皇后陛下より弐百五拾円の御下賜金あり。四十年十一月には二位局の七百円の御恵贈あり。四十三年三月に奨励として五百円、四十四年二月には助成として四百円を何れも内務省より補助され、一ヶ年の経費は大要四千参百円内外にて、府市の補助、仏教慈善会財団其他の寄附、会員の醵金等を以て之が維持をなしつゝあり。目下患者施療は月、水、金の三日間となし、一週の患者は二百名内外、時には申込多きに過て拒絶する事あり。為に弐千円の予算を以て事務室、診察室、薬室、宿直室、受付室、患者溜所等を新築し、目下の建物は一切病室に充て、入院患者を施療するの計画なり[33]。

精軒の東三本木治療場を明治二一年の設置としているが、一四年の誤りである。なぜこのような記述になったのか不明であるが、のちの史料にも同様のことがあり不審である。また、治療場が知恩院に移ったのは二八年であった。これも誤解している。肝心の施薬院再興のことが欠落しており、やや不用意な記述といえよう。さらに二〇〇〇円の予算で一棟新築する計画があるという。

右は内務省衛生局による調査に関連すると思われ、四四年に創立された恩賜財団済生会から『施療事業一班』として出版された。全国から八か所が紹介されるが、京都は「施薬院協会施薬院」「済世病院」「舞鶴海軍工廠職工共済会病院」「私立余部博愛病院」の四か所である。京都が施療活動で特筆すべき存在であったことがわかる。その先鞭をつけたのが精軒であった。

ちなみに先の史料にある「済生病院」は、「済世病院」が正しい。真言宗の祖風宣揚会が明治四二年（一九〇九）、

東寺に設立した慈善病院である。『京都医事衛生誌』第一八〇号（一九〇九年三月）に、

●真言宗済生（世）病院　既報の同院は東寺境内北門金勝院附近約八百坪の敷地に約弐万円の予算を以て建築の由にて、事務所（五十五坪）は既に成りしが、本院の総建坪は二百五十坪にして、内病室二棟（百二十坪）其他を浴室、炊事室、院長室等に充て、来る五月中迄には全部竣工の予定なりと。而して大阪朝日新聞は『仏教最初の慈善病院』と題して左の如く報道せり。

真言宗各派聯合して創設したる「祖風宣揚会」といふがあり、会長は土宜法龍師なり。同会は済世救民を以下て目的とし、先づ第一に設立計画せしは慈恵病院にて、明治三十六年六月以来、これが経営に心を砕きしも、日露戦役の際とて耳を傾くるもの少く、同情の士もなかりき。然るに京都市下京区東洞院五条下る所に小林参三郎といふ人あり。英国に於て医学を研究し、ドクトルの学位を得て後、布哇に赴き同地の慈善病院の院長を勤むること十数年、多くの貯蓄も出来たれば、現今の所に居を占めて安楽に日を送れるなり。氏は何か世を益すべき事業を起さんと思ふ折から、祖風宣揚会が仏教主義を以て慈善病院を建設する由を聞き、氏も仏教に帰依すること深ければ、この事業に一身を捧げんと土宜会長を始め同会の理事等に自分の抱負と決心を語り、無報酬を以て同病院に職を奉ずること及び布哇より持ち帰りし医療器械五千余点、書籍三千余冊を寄附することをも申出でければ、同会の喜び一方ならず。早快諾の旨を答へ慈善病院の名を「済世病院」と名づけ、教王護国寺門前なる道場を適当の敷地として其処に建設する事とし起工しけるに、忽ちにして有志の人々より約一万円の寄附を得たれば、いよいよ去月二十一日上棟式を挙げ、先づ婦人科を設置することとなり、薄命の人々を救ひ、次に洋館を建てゝ外人を収容し、東手敷地を開拓し、こゝにも病室二棟を建て内外科を始め各科を設け、飽まで済世救民の実

を挙げ、小林参三郎氏はこれが院長として永久其の職に就くべく、かくして祖風宣揚会第一の事業は成りぬ。これぞ仏教界に於ける慈善病院の最初なりといふ。

と記す。

済世病院の位置について、これまで問題にされることがなかったので確認しておく。(34) 右の史料では「東寺境内北門金勝院附近」とある。明治四年(一八七一)の「寺地画図」(京都府立総合資料館所蔵)によれば、金勝院は櫛笥小路(北大門から北総門にいたる道)の西、針小路の南の一角にあった。この一角には東から宝菩提院・金勝院・増長院・宝泉院の四院が見える。ところが、明治初年この一角に総黌を建てるため、四院は撤去された。いずれも廃仏毀釈の影響などで、宝菩提院以外は無住ないし空寺であった。(35)

『社寺上地事件』明七―一八(京都府立総合資料館所蔵)に載せる絵図を見ると、同六年(一八七三)一一月の段階で、金勝院・増長院・宝泉院はその名を残すが、宝菩提院の位置には葛野郡第弐区小学校となっている。「当寺元寺中金勝院跡西之方ニ有之候竹藪」との表現もあり、すでに塔頭とはみなされていなかったようである。同八年(一八七五)から一五年(一八八二)に作成された「社寺境内外区別取調(絵図)」の教王護国寺の図(京都府立総合資料館所蔵、二―一三〇)を見ると、櫛笥小路の東、針小路の北に南から順に宝菩提院(八五三坪九分三厘)・金勝院(四五三坪九分)・増長院(一三九坪三分五厘)そして北総門東脇、八条通に接する形で太子堂(三六九坪三合四勺)がある。太子堂の敷地内には「太元堂」と「建物」がある。「太子」は「太元」の誤記であろう。先の「寺地画図」では、この場所は南から金剛珠院・仏乗院・金蓮院などがあったが、これまた無住ないし空寺だったのでそれぞれ合併された。宝泉院は廃寺となったようである。四院の旧地は八条村小学校および藪地と書かれている。

同一七年（一八八四）九月作成の『寺院明細帳』（京都府立総合資料館所蔵）増長院の項には仏堂・庫裏が「取畳中」と記され、「本寺合併許可、明治廿二年七月十八日」との朱字書入れがある（『寺社明細帳附録』二号五五にあり）。「社寺境内外区別取調（絵図）」（京都府立総合資料館所蔵、四二―一六二）でも増長院に朱字で注して「廿二年七月保存地、本寺ニ合併」とある。実は前年に丹波国船井郡大河内村に移転する予定であったが願い下げとなり（『寺社明細帳附録』二号一一四）、同二二年（一八八九）七月に廃寺となったのである。同二八年（一八九五）の「東寺境内一覧図」では増長院は見えず、宝菩提院と金勝院の二院となっている。太元堂の位置には利生殿と書かれているが、建物の形態はほぼ同じであり、別称と考えてよい。

『六大新報』第二七八号（一九〇九年一月一日）には「今や地を京都東寺塔中《ママ》金勝院の境内をトして建築工事に着手し」とあるから、もともと済世病院は金勝院境内に設置する予定であった。ところが、それだけでは手狭であったため、東隣の蜷川家（東寺公人）所有地四二〇坪余を借りることになった。先の史料で「金勝院附近約八百坪の敷地」というのはこれを指すのであろう。さらに、増長院跡地を取り入れたと思われ、『六大新報』第二八八号（一九〇九年三月一四日）にも「前面の筋塀は、八条通りの溝迄、取拡げることは先月決定し」、「病院の正門は北門となり」という。『寺院明細帳』金勝院の項には同四三年（一九一〇）六月二九日、境内にあった唯一の建物である本堂兼庫裏の移転許可を得たとするので、最終的には同院の敷地すべてが済世病院に使われることになったと思われる。のち利生殿（太元堂）を神泉苑に無償譲渡して跡地を加えた(36)。

『施療事業一班』には「敷地総坪千七百坪、建物ハ木造瓦葺本館ヲ除ク外平家建（二百八十坪）ニシテ土地、光線、換気等ノ関係適好。病床二〇、畳敷ヲ普通トシテ手術セシモノニ限リ寝台ヲ用ユ。薬局、手術室等整頓ス。炊事用器具並ニ薪炭油ハ病院ニ於テ支弁シ賄ハ患者ニ於テ自炊トス」という。当初予定を大幅に上回る敷地になり、設備も充実していたようである。

『京都医事衛生誌』第一八六号（一九〇九年九月）によると、

●真言宗の済生（世）病院　仏教病院の嚆矢として屢次本誌に報道せし同院の状況をは、去る九日の大阪毎日新聞京都滋賀附録は縷述して曰く、真言宗各派僧侶・信徒の義捐に成りし済生（世）病院は、今春来洛南教王護国寺境内に於て起工中の所、設備略ぼ竣工し、去る六月十七日より仮開院をなし、愈々本月十九日頃を以て官民紳士を招待し、盛大なる開院式を挙行する由なるが、目下設備の都合にて婦人科患者のみの治療に従事し、入院患者十五六名、外来患者毎日平均四十四五名位に達せり。職員は院長米国クーパー医科大学出身のドクトル小林参三郎氏（兵庫県人）の下に京都府立医学専門の出身稲垣益寿、同高城正治の二氏及び事務員・調剤員各二名、看護婦五名ありて、事務の才幹に富む同派の清瀧智隆師、院主代理として諸般の経営に当り、資産家の同宗信徒矢野長蔵氏は会計長となり、今日迄の建築及設備費に約壱万五千余円を投じ、其経費の大部分は矢野氏の独力出資に係りし由にて、其規模は狭小乍ら薬局、事務室、診察室、手術室、麻酔室、病室、浴室、炊事室等秩序能く整理し、病室は四畳半乃至六畳敷の室二十四個を有し、未だ電灯の装置運ばざる為め、古風なる行灯に種油を点じ、防火の安全を保持し居れり。偖て此病院の特色と認むべきは（一）薬価、診察料を始め悉皆の経費は、悉く患者の寄附行為に成りつゝあること（二）毎日午前診察に着手する前、内外の患者を階上なる弘法大師の絵像を掲げし大広間に集め、小林院長は心身相関の理に依り病気の治療は薬味、手術等物質的以上に宗教的信仰力の加護必要なる一種の新真言僧的説教をなしつゝあること（三）麻酔を施し大手術をなすべき手術室の楣間には真言宗長者土宜法龍師の揮毫に成りし長さ約一尺二寸、幅約四寸の檜板に奉転読大般若経六百軸済世施術如意祈攸皆来守護の二十二字の漢字と其首部には同宗十六善神の精神を文字に顕現せりと云ふ梵字とを書せられしもの病院の守本尊として掲げられたること等にして、入院の患者は卵巣切開、其他婦人科に関する大手術を受け、病床に呻吟し乍ら、孰れも南無大師遍照金剛を唱へ、弘法大師の現世的利益を讃歎しつゝ、ありと云ふ。

という。小林参三郎はサンフランシスコのクーパー医科大学を出てハワイに移った。ハワイに日本人病院を設立し、途中一年間、イギリスに渡って聖トマス病院などで研鑽を積み、日本人慈善病院の院長に就いた。帰国後、弘法大師への信仰を深め、祖風宣揚会の依頼を受けて済世病院の院長になる。[37]

経費の大部分を出資した矢野長蔵は、姉小路通大宮西入姉西町を本拠とし、父長兵衛の分を含め矢野家として宅地だけでも一万坪近くの土地を所有していた。[38]矢野家は祇園祭の神輿渡御や神泉苑の維持運営に大きく寄与した。また、教業小学校の創設にも貢献したり、三条通千本東入に京都国技館を建てたりしたことでも知られる。東寺に関しても、北総門西脇の東寺公園や観智院宝物館を寄進している。東寺および神泉苑の信徒総代でもあった。金勝院住職山本善雅は神泉苑住職を兼務していた。明治三二年（一八九九）六月一九日付『教学報知』によると、山本は神泉苑の保勝専務として派遣されていた。同三〇年（一八九七）、近くに京都鉄道二条停車場ができて参詣者が増えたため境内の整備に当らせたという。おそらく山本からの依頼を受けて矢野は済世病院の会計長に就任したのであろう。利生殿移築も山本と矢野の連携による。『六大新報』第三一五号（一九〇九年九月一九日）は「済世病院開院記念号」と銘打ち、開院にいたる経緯や矢野長蔵のくわしい業績などを紹介している。

診療は宗教色を強く帯びたもので、『施療事業一班』にも「本館二階ノ広間ニ大日如来ノ木像（約六七百年前作、小室《ママ》仁和寺寄贈）並ニ大師像（大安寺寄贈）安置セル仏壇アリ。其南ニ浄財喜捨函ヲ備フ。薬品ハ総テ直接薬局ヨリ之ヲ患者ニ渡サズ、必ズ此ノ高祖大師ノ霊前ニ供ヘシム。一週二回患者ヲ本室ニ集合セシメ、信仰及精神療養ニ関スル説法アリ」というものであった。当初は婦人科のみであったが、内科・外科を加え三科で運営していた。診療費は患者の喜捨に任せ、貧困者は無料施療としたという。その後、小林は岡田虎二郎の「岡田式静坐法」を取り入れた。

やがて病舎の増築を行うなど順調に運営されていたが、矢野が大正九年（一九二〇）に死去し、同一五年（一九二六）には小林も亡くなる。なおも宮内省からの下賜金、内務省からの助成金などを得て、昭和四年（一九二九）には附属産院・看護婦養成所を設置した。しかし、ついに昭和二一年（一九四六）廃止された[39]。いずれにしても、大寺院の一角での施療という意味で、済世病院が施薬院の影響を少なからず受けたことは間違いなかろう。

さて、明治四五年（一九一二）四月、施薬院の移転工事がすべて完了し関係者に披露された。『京都医事衛生誌』第二一七号（一九一二年四月）には、これまでの経緯や施設の運用、患者数の推移、さらには経費などについて詳細に記されている。

新築京都施薬院　京都施薬院は本と安藤精軒翁等の熱誠なる主唱に係り、明治三十七年、洛東知恩院桜馬場なる入信院の一部を借入れ、茲に其基礎確立したるが、其後内貴甚三郎氏同院維持の為め施薬院協会なるものを起し、名誉会長に大森知事、会長に内貴甚三郎、副会長に荘林維新、幹事に角信勝、飛田知済、岡本忠利、中村正勁、日下京平、小泉俊太郎、貞広太郎、会計監督辻信次郎、会計小泉貞広の諸氏及評議員飯田新七氏等三十又余氏又医員日下京平（婦人科兼外科部長）、中村正勁（小児科兼内科部長）、西村千吉、北脇範治（内科部長）、中村良淳、長井友平（眼科部長）、小泉俊太郎（調剤部長）の諸氏其任に当り、熱心経営し来り、曩に御苑内なる府立図書館建物一部の無料交付を受け、知恩院より地所を借入れ院舎を建築し、次で其南方に市立染織学校の旧校舎一部の無料交付を受けて増築中の処、今回全く竣成を告げ、旧校舎は行旅病舎、依托病舎、看護婦室、看護室、保養室に専用し、新築建物は事務室、医員室、応接所、会議室、内外科眼科各診察室、外科手術室、外来患者待合室等に専用せり。去る十五日午前九時より午後四時まで施薬院協会員等を招待し、内貴会長以下役員出席し一々各室に案内し、且施療に関する古文書類展観室をも一覧せしめたる上、源光院に於て茶菓の饗応あり。会するもの荒木、足立、加門、望月等の諸博士に斎藤学士、佐伯、富士川の両ドクトル等百三十余名なりし由。院舎の設備、患者の取扱ひ方、其他大に整頓し居れり。因に施薬患者延人員は三十七年一万二千五百六十四人、三十八年一万二千四百三十三人、三十九年一万五千二百十九人、四十年一万六千七百九十四人、四十一年一万五千八百七十八人、四十二年一万〇三百九十二人、四十三年九千〇十六人、四十四年入院患者延人員二千四百二十四人、外来患者八千七百六十三人にて施薬院協会の経費は四十年四千九百六拾円八十七銭、四十一年参千四百四拾六円六拾八銭六厘、四十二年四千弐拾弐円四拾四銭弐厘、四十三年四千四百拾参円五拾四銭四厘、四十四年参千六百八拾四円六拾九銭参厘、基本金財産は左の如し。

金六千五百五拾五円九拾壱銭	基本総額
内	
金千四百円	特別五分利公債
金五百円	甲号五分利公債
金四百四拾六円弐拾参銭	現金
金四千弐百九円六拾八銭	平家建百五十一坪五合

精軒も移転した施薬院を訪れている。日記にいう。

四月一三日　施薬院協会長内貴甚三郎氏ヨリ来状、十五日参院案内。多村知興氏ヨリ来書、十五日午前案内。

四月一五日　入洛、前八時。訪多村知興氏、整談。赴五辻。瀧川氏仝席。整理談及観屋。施薬院病室新築披露。六時帰。

この間、精軒は転居を繰り返していた。富小路二条下ルに居を構えたのは明治三年（一八七〇）であった。敷地内に乳牛を飼育したことはすでに紹介したとおりである。同一六年（一八八三）に廃止されたアポテーキ（京都合薬会社）（図35）を移築したこともある。[40] ここに約四〇年住み、同四二年（一九〇九）九月、二七〇坪余の土地と建物を京都教会に一万円で売却し、新富小路通孫橋上ル讃州寺町に転居する。[41] 長男得太郎はここに同居した。次男仲次郎は同四〇年（一九〇七）四月、智恵光院中筋北入に移転しているが、同四二年一一月には元誓願寺通大宮西入元妙蓮寺町に転居し独立した。[42] さらに同四三年（一九一〇）一一月、五辻通大宮西入五辻町に移り、

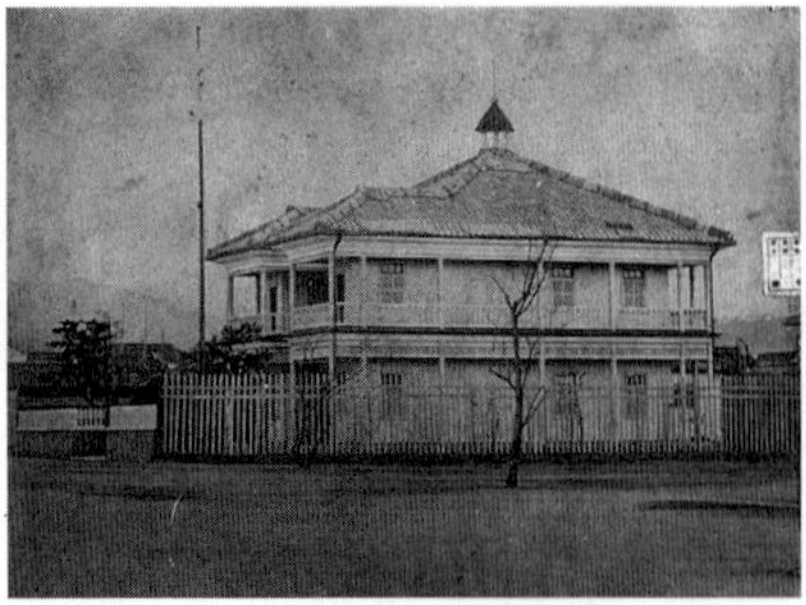

図35　「アポテキ」

アポテーキ（京都合薬会社）は明治７年（1874)、明石博高の建言によって上京と下京に建てられた。精軒が自宅に移築したのは上京の分で、下立売通新町西入ルにあった。オランダから医療器械や薬品を輸入したが、当時は医薬分業がなじまず、約10年間で廃された。

精軒は宇治郡山科村字勧修寺に転じる。[43] 得太郎は同四四年（一九一一）七月、粟田口町字三条坊に移転する。[44] そして、同四五年四月に仲次郎が浄福寺通今出川上ル有馬町に移転すると、翌月には精軒も同所に移った。[45]

日記に入洛とあるのは、ちょうど山科に住んでいた時期だからである。あえて感想は何も書いていない。すでに第一線を引いて久しく、山科に住む身である。変貌を遂げていく施薬院との距離は、ますます広がるばかりであった。

聚楽病院跡への移転

改元されて大正元年（一九一二）八月、施薬院は行路病者への対応を強化する方向で動いていた。

施薬院の近況　知恩院山内にある同院に就て近況を聞くに、目下行路病者として入院せるは十四名あり。病名は老衰病、リウマチス、脚気等なるが、毎年夏期に多き脚気患者、本年は更に少なく、又肺結核患者も例月頗る多き例なるが、是亦本年は何故か少なし。又一週中月水金の三回に診断する外来患者は目下一日八十名より九十名まで位あり。内科は肋膜肺結核、外科は梅毒、眼科はトラホーム最も多し。之れを先月に比するに、先月中までは約七十名位なりし外来患者が漸次増加し来りしものなるが、毎年夏期は一年中最も患者の来る多き時季なるが、尚ほ本月より九月に掛けては約一百位に達すべく、又行路病者の如き、尚ほ増加すべき見込なるが、目下の処別に数に於て増加せずといふ。[46]

同二年（一九一三）一月には内科部長に楢林兵三郎（京大病理助手）、眼科部長に京都医専医学士沢田税が嘱託され、ますますの発展が期待された。[47]さらに一〇月には昭憲皇太后から一五〇円が下賜された。[48]同皇太后は慈善事業に大きな功績がある。

同三年（一九一四）一月になると、こうした状況をうけて一層施薬院を拡張する機運が高まった。

京都施薬院拡張　洛東知恩院桜馬場の京都施薬院は、追々外来患者増加し入院患者も多数あれば、曩に下賜せられたる桃山御陵の建物を以て病室の増築をなさんとの議あり。同院の隣地に大阪の桑原某が別荘建築中なれば、知恩院に交渉し同地所の内を借入れんとせしも、同地所は桑原氏より八百円の寄附をなせし条件付貸地なれば、本山より交渉すること能はざる由にて、直接交渉をなすこととなりしが、右拡張と同時に同院経費大に増加すべきを以て、今回施薬院婦人会を組織し、年一回宛同院に於て死亡せし患者の為めに追弔法要を営み、且つ会員は時々患者を慰問し、会費を一ヶ月拾銭とし、之を積立て追弔法要其他の経費に使用することゝし、尚御大礼記念として婦人会発会式を挙げんと目下準備中なりと。因に内貴会長は旧臘二十四日午後六時より各医員を京都ホテルに招待し、慰労の忘年会を開きたりと。(49)

文中「桑原」とあるのは久原の誤りである。日立製作所や久原鉱業所などを設立し、のちには衆議院議員にもなった久原房之助《くはらふさのすけ》のことである。

久原は知恩院に八〇〇円を寄付した返礼として、桜馬場北側の境内地一二六〇・四七坪を得た。明治三四年(一九〇一)一二月二三日のことである。(50) 右の文では「別荘建築中」とあるが、一方で高橋義雄の回顧によれば、明治中期に知恩院そばの久原別邸に房之助の父庄三郎を訪れている。(51) この別邸が上記土地に建てられたものだとすれば、居住していたのは房之助ではなく庄三郎であり、新築ではなく増築または改築ということになろう。三八年(一九〇五)に庄三郎は隠居しており、房之助が家督を相続して事業も盛大になっていくので、京都の別邸に父を住まわせたのであろう。庄三郎は四一年(一九〇八)一二月三〇日にこの別邸で死去している。

先にも触れた「京都市明細図」NE47(図34)によると、松原町二七九の建物輪郭線内に「久原邸」と記されている。施薬院の南隣である。『京都地籍図』第弐編 下京之部および『京都市及接続町村 地籍図附録』第弐編 下京之部(京都地籍図編纂所、一九一二年)で確認すると、同町二七九~二八五および東に隣接する林下町四六七は奈良県生駒郡の田村市郎の所有となっている。田村は庄三郎の次男で房之助の兄である(母の実家の養子となる)。庄三郎没後まもなく、房之助は日立製作所や久原鉱業所を設立しており多忙を極めていたのであろう。京都の別荘は田村に譲られたようである。なお、施薬院の一部である同町二八六は祇園町北側の三浦源之助の所有であった。施薬院西隣の松原町二八七・二八八・二八九・二九一が頼龍三邸である。

もっとも田村所有地を合計すれば二〇四一・二四坪となり、知恩院から得たという一二六〇・四七坪を大きく上回る。また、施薬院の敷地が久原ないし田村の所有地だとすると、土地の貸借が知恩院を相手としていたとの記録と矛盾することになる。先に述べたように、円山町火災に伴う塔頭整備の際、既成院の移転先として入信院南隣地が候補に挙がったというのだから、そのあたりは知恩院境内地であったはずである。つまり、地番でいえば二八三〜二八六は、施薬院再移転後に田村が入手したと考えられよう。その面積七〇九・九八坪を除けば一三三一・二六坪、なお七〇・七九坪超過するが、これは境界地などの分であろう。なお、施薬院や久原邸があった一帯は、のち分筆されて住宅地になったが、現在は華頂短期大学七号館（附属幼稚園を含む）が建ち住所も林下町に変更されている。

さて施薬院協会としては隣地を借り増し、事業を拡大させたい意向を持っていた。そのため婦人部会を組織する計画も立てていたのである。婦人部会は翌年二月八日に発会式を行った(52)。

加えて追悼法要の実施も検討された。これは六月になってはじめて知恩院御影堂で行われた。

施薬院の追悼法要　京都施薬院協会は昨年四月より本年五月迄の行旅病者其他の死亡者に対し二十一日午前十時より知恩院本堂に於て荘厳なる追悼法要を営みぬ。管長山下現有師の導師にて一山僧侶二十余名を率ひて出堂、理修三昧法要あり。当日は加門京大教授、尾方、清水上下区長、各警察署長、同衛生部長、市区衛生課長、施薬院協会役員、医員、会員等八十余名参会して、順次焼香し盛儀なりしが、法要後休憩所に於て茶菓の饗あり。正午散会したり。因に死亡者総数六十一名の種別は、行旅病者四十四人（内男二十五人、女十九人）、済生会患者十四人（内男十二人、女二人）、委託患者三人（内男二人、女一人）にて、午後は施薬院協会にて幹事会を開き、婦人部会組織に就て協議し、同協会財団法人の認可下ると同時に婦人部会の発会式を挙行することに協定したり(53)。

翌年六月には婦人部会によって追弔法要が行われ、以後定例化したようである。

施薬院の追弔法要と婦人部総会　京都施薬院協会婦人部会は十二日午後二時より知恩院本堂に於て同院に収容中死亡せし死亡者の追弔法要を執行し、内貴会長・荘林副会長以下、各役員・婦人部員等参列し、山下現有師、一山の衆僧十余名を率ひ丁重な施餓鬼を厳修し、次で席を山内源光院に移し婦人部総会を開き、会務会計の報告あり。施薬院協会の事業発展と共に婦人部会も一層発展する事等を協定し、午後五時散会せり(54)。

精軒の日記を見れば、元年末から三年半ばまでたびたび施薬院拡張について相談を受けていることがわかる。施薬院のためにもう一肌脱ごうとの気持ちがあったのであろう。歴史に明るい竹岡友仙に依頼して施薬院の経緯をまとめてもらい、この年一月に印刷して諸方に配布した。

施薬院考摘要

施薬院の起原は　推古天皇元年に聖徳太子の大阪四天王寺に建立なりし事あり。聖徳太子伝記及び扶桑略記等に見ゆ。然れども正史に見えしは平城の都の時　聖武天皇の御代を始とす。続日本紀巻十天平二年夏四月辛未、始置皇后職施薬院、令諸国以職封並大臣封戸庸物価、買取草薬毎年進之、とあり。是れ其始なり。殊に「始置」の字に拠れば、之より以前の者は公文の官制なく、現時に所謂私設に属するならん。既に此発表あるも、其設立・所在地を記さず。思ふに興臣(福)寺内に設置ありし歟。其証は是より二十余年の後にて続日本紀、孝謙天皇天平宝字元年十二月辛亥、勅、普為救養疾病及貧乏之徒、以越前墾田一百町永施山階寺施薬院の記あり。山階寺は興福寺の旧号なり。

桓武天皇、都を京都に遷さるゝや、大内裏と共に施薬院をも建設なりしが、之を明記せし者を見ずと雖も、遷都（延暦十三年）後、凡そ二十年、淳和天皇の天長二年に始て施薬院使及び判官主典等の官吏を置かれし事は類聚国史に見ゆ。又此年に左大臣冬嗣、封戸を分ち施薬院に寄せ貧弱を済ふと編年集成に見ゆ。爰に始めて新都（即ち京都）に施薬院の建設なりし者歟。此年間即ち遷都後天長二年に至る間に於て、未だ施薬院に関する記あるを見ざるなり。和漢年契、天長二年の下に「始置施薬院殿」と記せり。是れ此年冬嗣公の封戸を分ちしに依て建設なりし者ならん。其所在地は九条坊門通の下、西洞院の東にあり。拾芥抄の註に唐橋南室町西とあれ共、非なり。山城名跡志に其誤を正せり。村上天皇天徳四年、大内裏炎上の時に焼亡せしか、或は其以前より廃棄せりや知る可らず。其遺跡は前記の地、即ち稲荷神旅所の東一町に小林あり。ヤク井の稲荷と称して小祠ありしが、明治の初年に廃絶開拓せり。

其後北条時宗の再興せし事あり。蓋し僧忍性の輔成する所にして、桑谷療病所是なり。元亨釈書及び本朝年代記等に見ゆ。夫より乱世打続き是亦廃して久しく無かりし。

豊臣秀吉は施薬院の制を再興せんことを朝廷に乞ひ、許されて禁闕の南方御苑内の西南約四万有余坪の地を画し大施薬院を新設し、近江の人に全宗といふ医を当庸し奏して法印に叙し施薬院使に任じ、昇殿を許され其任に当らしめ、毎年前後一百日を期して入院者の外に施薬したり。全宗の子に秀吉は偏諱を賜ひ、秀隆と名け藤原姓を授け、侍従より従四位少将に任ず。然れども父に先ちて歿す。故に同く近江の人三雲資之の子を養ふて嗣とす。之を宗伯と云ふ。亦名医なり。奏して法眼に叙し侍医とす。慶長四年、法印に叙し施薬院使に任じ釆地を賜ふ後、徳川家康に従ひ屢々治効を見はす。慶長五年、関ヶ原の役に従ふ。家康・秀忠・家光の三将軍参内の日、宗伯の家に入て衣冠を改む。以後之を例として明治維新迄此の如し。是れ三雲施薬院なり。家は中立売御門内の北に在り。烏丸通に傍ふたる家なりし。屋根の構造瓦葺にして、寺院の本堂の如き観あり。近傍に連なりし他の公家衆の邸宅と全く趣を異にし、烏丸通より目立て見えたり。明治の維新、三雲氏は無論其職を解かれ、邸宅即ち施薬院は御苑内改築と共に取払はれたり。

竹岡友仙誌(55)

さらには赤松連城を通して二楽荘を施薬院に寄付するよう働きかけている。精軒の日記にそのいきさつが記される。

三月二三日　赤松連城師へ発信。

拝啓、爾来御無音打過失礼御高免可被下候、陳ハ別紙願上度、如何ノ順序ニヨリ御進達方御依頼致シ候テ宜シク候、御一報被下候者ハ難有奉存候、恐惶頓首

今秋被為行候御大典ニ付願書

多年不少御補助ニヨリ維持経営致シ居施薬院、初期設立ノ程度ニ不達苦心致シ居候折柄、今秋被為行候御大典ニ就ハ海外各国使臣モ参列致シ候ニ附テハ今日ノ儘ニテ万世不易ノ帝都トシテ慈善事業ノ不備ナル謗ヲ免ル不能、誠ニ帝国ノ体面ニ関シ、且ツ御本山ニ於テ御設立被為候大日本慈善団ノ御趣旨ニモ如何御座候ハント存候間、近日新聞紙ニテ拝見仕リ候二楽荘御取払相成リ候、壱部ナリトモ御下被下候ヘハ内外国人ノ慈善心ヲ喚起シ速ニ成就可致存候条、予テ蒙御懇候御因縁ヲ以テ出願仕度、如何ニシテ御法主様ヘ御覧ニ入度、此段可然奉願上候、敬白

敬具

三月二四日　赤松連城師返信来。

過日ハ御来訪被下候処、折柄来人有之為メ不得拝顔失礼仕リ候、陳ハ別紙速達ノ義、御相談ニ預候処、二楽荘取払之義ハ未ダ決定不仕、単ニ法主本山ニ常住シ申義ニ相成候随一二楽荘上ニ有之候学校ハ是亦移転之事未決、京都女学校ヘ本山設立之分ニ相用度トノ議論モ有之候由、旁右等ノ内情承知致シ居候拙者ヨリ取次候様ニハ相成不申、乍去折角之御思立ニ候得ハ直接ニ本願寺執行御中ト御宛被成候テ御郵送方可然奉存候、尤モ右之次第ニ付、緩用ハ先ヅ六ケ敷事ト存候ヘ共、御上進ニハ差構ヘ無之候、拙者も御聞及ヒノ通リ疑獄中巻込レ不愉快、起居罷在候砌、御察可存下候、頓首

三月二十四日　　連城

四月二日　訪利井本願寺執事。昨日大石女史来訪ノ砌、六甲山二楽荘取払ノ談話アリ。現今舎監上杉静江女、利井師方出入スルノ故ヲ以テ其一部ヲ施薬院ヘ寄附ノ件ヲ本山ヘ願出ノ事ヲ内談ニ及ヒシニヨリ其交渉ノ為ナリ。

今秋被為行候御大典ニ附願書

多年御本山ヨリ不少年々御補助ニ依リ維持経営仕リ居リ候施薬院、初期設立致シ候程度不達毎々遺憾ノ至リニ不堪懼慮仕リ居リ、殊ニ今秋被為行候　御大典ニ附テハ外国使臣モ参列仕リ候折柄、現今ノ儘ニテハ万世不易ノ帝都トシテ慈善事業不備ナル謗ヲ免ル不能、即チ　帝国ノ体面ニ関シ可申、御本山ニ於テ予テ御設立被為在候大日本慈善財団ノ御趣旨モ被為在候ニ、就テハ誠ニ恐レ多キ義ニハ御座候ヘトモ、近日新聞紙上拝見致シ二楽荘御取払被遊候趣、就テハ御建物ノ一部ナリトモ御下附被成下候者ハ内外国人慈善心ヲ喚起致シ速ニ成就可仕ト奉存候、多年御懇命ヲ蒙リ居リ候御因縁ヲ以テ特ニ奉願上候、敬白

大正三年四月二日

京都施薬院設立者　安藤精軒

本願寺御本山御執事中

四月四日　訪本願寺執行勝山師面会、二楽荘払下ノ件。

二楽荘は西本願寺法主大谷光瑞の別邸で、明治四二年（一九〇九）、六甲山麓に建てられた。二四六、〇〇〇坪、一七万円。光瑞は中央アジアへの探検などから巨額の負債を起こし、疑獄事件にまで発展した。二月一一日、同寺の朝倉明宣・大洲鉄也・後藤環爾らが拘引され、連城も取り調べを受けた。光瑞は法主を引責辞任、二楽荘も三月に閉鎖された。精軒はそこに目をつけたのであったが、残念ながら実現はしなかった。のち、大正五年（一九一六）、かの久原房之助が発掘品とも買収したが、昭和七年（一九三二）全焼した。(56)

一方、大正三年五月には昭憲皇太后崩御によって御大葬に用いられた建物一棟四八坪が下賜されたので、これを改築して敷地南側に建てた。二階建て三五坪余で、記念館と称して会議室などに当てた。(57)とはいえ先の隣地借り増しの件は不調に終わったらしく、八月二八日の評議員会で聚楽病院の払い下げをうけて移転する案が浮上した。(58)同四年六月になって移転計画が本格化する。

大典と施薬院　洛東知恩院山内に於ける京都施薬院は、今や其基礎鞏固と成ると同時に外来患者大に増加し、入院患者亦二十名の計画が三十名に増加し最早収容の余地なきより之が増築を企画したるも、知恩院にては敷地増借をゆるさゞるより内貴会長を始め以下役員は種々協議の末、本年の御大典を記念するため他に適当の場所を選定し、移転増築を為さんとの事に一決したる折柄、大阪の篤志家久原氏の老母より右増築費の内へ金壱万円の寄附を申込みたるより、内貴氏は目下不用となり居れる聚楽病院を検分の上、市に無償交付の交渉を為したるに、市は無償交付所か弐万参千円ならでは売却し難しとの事にて、沙汰止みとなり、其後市は同病院を公売に付せんとしたるに、何分伝染病院の跡なれば望人なくして一人も入札者来らず。之が為めに施薬院との交渉再び継続するに至り、結局壱万千五百円を以て同院に売却せんとの案は去る七日の市参事会にて議決せられ、不日市会の決議を経て正式の手続を為すこと丶なりたるを以て、十日内貴会長は角、荘林等の各幹事と共に再び聚楽病院に出張し、敷地建物等の実地検分を為し、差当り診察室・薬局を設置することに決し、其上修繕を加へ周囲のペンキ塗替等を為す筈にて、御大典迄に移転完成せしむる計画となりたるが、前記壱万円の寄付者たる久原氏は尚ほ其不足額弐千円を寄付せん筈なりと。(59)

聚楽病院は明治一七年（一八八四）に創設された上京区公立避病院を前身とする。葛野郡朱雀野村聚楽廻（現在の中京区聚楽廻松下町＝丸太町通七本松西入）にあった。精軒も院長心得に就いたことがある。同二二年（一八八九）に京都市の所管となり、同二六年（一八九三）に聚楽病院と改称された。大正四年二月、聚楽病院はもと下京避病院の日吉病院と合併のうえ、京都病院と改称して西院村（現在の中京区壬生高田町）に開院した。(60)京都市立病院の前身である。聚楽病院は公売に付されることになった。『京都日出新聞』同年三月一二日付に、

聚楽病院公売　市立伝染病院は今回洛西々院村に新築開院したるにつき、従来の日吉病院は分院となすこととなりたるが、別の聚楽病院は全く不用に帰したるを以て之を公売に付すること丶し、昨日午前十時より開会の臨時市参事会にて同意を与へたり。右の公売敷地は八反二畝十五歩、建物は四百坪なりと。

との記事が出ている。

聚楽病院の病舎はそのままになっていた。折しも施薬院では移転先を求めていた。それというのも、隣地に別邸を建てた久原から施薬院の移転を要望されていたからである。

此の病院の西隣は彼の久原房之助氏の別邸なれば患者の汚穢なる洗濯物を林間に乾燥せるを見られ、来客の

時に困るから何とかしてくれまじきかと、庭園師小川治兵衛氏（先代）を以て交渉度々あり、尚後には移転することは出来ざるかとの話ありしかば、場所さへあれば移転しても可なりと答へ置きたり。(61)

中村正勁の回想では、さらに次のように述べている。

恰も大正四年十月、京都市は京都病院を建てたるに予算超過のため大に困難をなし、終に聚楽病院は当時不用空屋なれば之を売却すること決定せる趣を日下京平君聞き込み直ちに角理事に諮り両氏相携へて市役所に至り市助役大森吉五郎氏に交附方を交渉せるに、慈善団体のことなれば無償にて差上げたきも市の方も目下財政の逼迫の時なれば如何ともなし難し一応競争入札をなすべし、と入札者を募りしも更に望む人なく、伝染病の跡、ペストの病舎（是れは二階建の建築にて京都病院へ移されたり）の存する所なれば買手なし。詮方なく壱万円納付すれば売渡すべしとの事につき久原氏の方へ小川氏を介して地代壱万円寄附の件を交渉せしに久原氏は快諾せられたる旨の回答を得早速市役所へ買受方を申込みたり。

然るに市役所の方にては、京都病院より大宮松原までの道路改修に付き弐千円を要すれば壱万弐千円提出されたし、との事に就き更に壱万弐千円支出方を久原氏へ交渉せるに承諾を得たれば早速市役所へ回答し譲受の手続をなしたり。

此の交渉には小川氏の尽力は最もなれども久原氏の快諾は実に吾人の徳とする所にして永久忘却すべからざる事なり。又市役所の側にては市助役たりし大森吉五郎氏の斡旋も亦力ありし。是れ今日の盛大を致さしめたるなり。

先の史料とやや齟齬するところがある。両者を勘案すれば以下のとおりになろう。かねて施薬院の隣地に別邸を構えていた久原房之助は、環境上の問題から施薬院の移転を希望し、その資金の負担を申し出た。施薬院協会は事業拡張の機運もあって、この希望を積極的に検討した。日下京平は京都市が聚楽病院の売却を考えているとの情報を入手し、これを協会で協議した。内貴甚三郎会長はじめ役員は大正天皇御大典記念として、ぜひ移転したいとの結論に達した。これをうけて久原は母親文子名義で協会に一万円を寄付した。文子は久原家の郷里萩に久原奨学金を設けたり、貧窮者に寄付したりするなど慈善事業に理解があった(62)。

そこで日下と角信勝が京都市に出向き、助役大森吉五郎に施療事業であることを理由に無償下付を願い出た。しかし、大森は市の財政から考えて無償下付はできないといい、二万三〇〇〇円で売却したいといった。ここで話は一旦頓挫した。

その後、市はこれを競売にかけることにして申込者を募ったところ、「伝染病院」の跡ということでだれも応募しなかった。そこで市は再び協会と交渉することにした。今度は病院分の一万円と、京都病院から大宮松原までの道路改修費を合わせて一万一五〇〇円での売却を持ちかけた。協会はこれを了承し、六月七日の市参事会で議決、ほどなく市議会でも議決された。六月一〇日、内貴会長らは現地に赴き検分した。修理が必要であることから、久原に二〇〇〇円の追加寄付を申し入れ、これが了承された。

京都市は協会の一員であり、無償提供してもよいところだが、京都病院開院に際して多額の費用を要していたこともあって、それはかなわなかった。二度目の交渉で半額にしたのは、協会が久原から一万円を得ていたことも関係しているであろう。ともあれ、ようやく話がまとまった。

移転工事は早速始まった。八月の段階で、

京都施薬院大典紀念事業　同院協会にては御大典記念として同院事業の発展を図らんがため同地聚楽病院の敷地及建物を壱万壱千五百円にて払下げ大修繕を加へ、現在知恩院境内に建設せる診察室・薬局・病室等も同所に移転し、昭憲皇太后桃山御斂葬場たりし三十坪許の建物下賜ありしを以て記念館として二階建に建築し、楼上を大広間と為し、同院に於ける婦人協会其他の会議室に充て、階下は応接室其他事務室等に充つる都合にて、目下夫々調査設計中なるが、遅くも十月中に竣工移転式を行ふ予定なりとのことなり[63]。

という。精軒の日記では、九月二日に「施薬院評議員会出席。議員七名出席。本院ヲ聚楽病院跡へ移転スル事ヲ決」とある。この評議員会では特別会計も組まれた。

施薬院の旧聚楽病院跡移転　京都施薬院移転地として京都市より購入せし聚楽病院は既に登記等の手続きも終了し、内貴会長及理事は市の工務課杉村技手と共に現場に至り、修繕箇所其他を調査せし上、現在建物の修繕及び知恩院境内の診療所・事務所の移築設計を同杉村技手に依託して設計書を作成し、二日評議員会を開きて左の予算案を可決し、

臨時収入之部

一金壱万弐千円　寄附金（久原房之助氏）
一金参千円　特別積立金
一金千五百円　基本金繰入
一金千五百円　大正四年度経常費繰入
計金壱万八千円

臨時支出之部

一金壱万壱千五百円　聚楽病院買収費
一金弐百五拾九円八拾八銭　登記印紙料

一金壱百四拾壱円参拾壱円　村税歩二
一金参拾七円拾参銭　府税
一金六拾五円　消毒薬及人夫料
一金四千五百円　移転修繕及建築費
一金弐百参拾円　水道設備費
一金百五拾円　電灯工事費
一金拾五円　電話移転費
一金六百五拾五円　寝台及藁蒲団
一金六拾円（但シ患者四十人、一人壱円五拾銭）　患者移送費
一金百円　器具其他運搬費
一金弐百八拾六円六拾八銭　雑費
計金壱万八千円

右聚楽病院大修繕幷に病室のペンキ塗替へ、知恩院境内の同院事務室移転、記念館新築等の工事受負は南桑田郡曾我井村字中村・和田丈太郎に落札し、五日之が契約手続を為し、保証金を納付せしめ、六日より移転地なる聚楽病院修繕に着手し、本月中に病室修繕を了り、直ちに入院患者を移転せしめたる上、事務室の移転、記念館新築に取掛る筈なりと。

九月六日から約一か月を要して修理に当たる予定であった。既存建物の移転と記念館新築も含めて四五〇〇円を見込んでいる。合わせて移転直前の様子が記される。

京都施薬院の満員　知恩院境内なる同院入院患者は八月中、非常に増加し、三十名より収容し能はざる病室に三十八名を収容し、余地なきに至りたるを以て、事務所なる応接室を今後臨時病室に充つる事に設備為しつゝあるが、現入院患者は済生会の分十五名、行旅病者二十三名にて、行旅病者中、上京区の分九名、下京区の分十四名にして、両区大に趣きを異にし、上京の分は人員は少きも老衰病者多くして、大体は全快見込みなきものなり。下京区の分は人員多きも、一時救護的患者多くして死亡者はなかるべく、而して外来患者は余り増減なく七八十名を上下しつゝありて、其病症は脚気、肺結核、胃腸加答児、レウマチス、肺炎、トラホーム等の類にて、一時鹿ケ谷町民の多く来りし時は、眼病非常に多かりしも、今は同町民が頓に来らざるより、眼病は非常に軽減したりしも、予定の聚楽病院後に移転せば入院患者は頂上二三百名まで収容するを得るも、先づ当分は五十名収容の設備の見込みなり。本年一月より七月中迄の新入院患者数は百二十一名、内行旅病者八十七名、済生会依託に依るもの三十四名にて、此内死亡したる者は行旅病者十八名、済生会十二名なりと。(64)

これまで入院患者は三〇名としていたが、移転後は最大三〇〇名になると予想している。当然、経費も一〇倍である。はたしてどのように費用を工面するつもりだったのであろうか。

かくして大正四年一〇月一一日、施薬院は聚楽病院跡地に移転した。

施薬院の移転　同院は既記元聚楽病院の修繕工事竣工し、去月十一日を以て全く移転を了せり。(65)

再び中村正勁の回想を見てみよう。

此の聚楽病院は旧伊賀屋敷と称せるもの。七本松通は四十五間、奥行は五十数間にして七本松通の門（今の東南門）が当時の正門にて入口には門番の詰所あり、南側に松の並木あり馬場の形を残せり。其の他の建物は明治十九年のコレラ病流行時に建築せる平屋病舎三棟あり、門の正面に事務所あり（之れは京都病院へ移せり）、門の南側にはペスト病舎あり鼠及び蚊の侵入を防ぐため窓戸には悉く金網を張りし二階建なりし、之れは新しかりし為め京都病院に移せり。

邸内は雑草成長して身長に及び、病室は窓硝子、戸障子の破損せるもの多く、病室に入れば初冬の候なりしも尚ほ蛇の走るを見、物置に伏せたる樽を除きしに相当大なる蛇の骨のとぐろを巻きつ、残れるを見るなど、最初同行せる松浦院長（図36）、内貴会長、荘林副会長、角理事、小泉理事、日下理事及び予等その荒廃実に惨憺たる状態に驚き之れが整理は何処よりすべきやと思はれたり。

其の東北隅に殆んど正角をなせる百数十坪の地あり、茲に中央の土を取り去りし形跡あり十余尺の深さに及べり。池の底には水あり是れは予が明治二十八年市医として屢々来院せる時より存在せるものなり。（伝へ云ふ、壁土殊に土蔵建造には聚楽土を最上とせるため以前に掘り取りしものなりと）此の穴を埋める為め角理事は一策を案出し、京都市の下水より引き上げし泥土を此の処に投入することにせられたるに驚くべし二千四百台の泥車を要せり。（後之を石原氏に譲る）

邸内の北側は半朽の高塀あり、其の北は細き溝あり小さき真竹藪ありしため蛇蝮の巣窟にして蝮取業者の採集場たりし。此の溝は下立売通の南側の崖となれる所なりし。南側には土塀あり、現今存在せる　伏見宮家胞衣埋納所として大なる榎のある高き塚と三尺ばかりの道路を隔てたるのみなりし。西側高塀あり雑木林を以て境界とし、其の西は竹藪にして総坪二千四百七十五坪なりし。

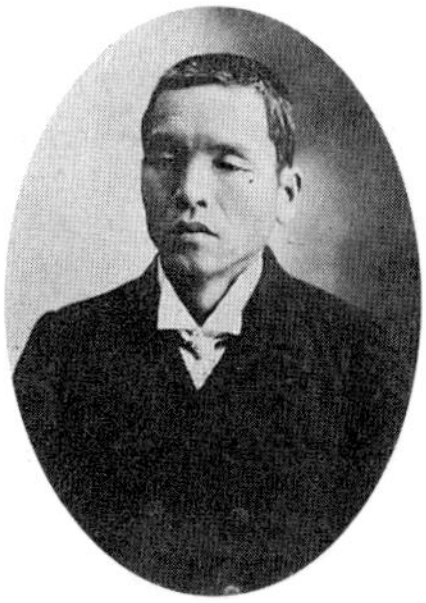
図36　松浦有志太郎

茲に於て先づ診察室、事務室に充てたる一棟を知恩院山内より移し同じく診察室、事務室に応用せり。是れ九年末まで使用し目下病室に変更せるもの是れなり。（新中病舎）是れより先き明治四十五年七月三十日　明治天皇御崩御遊ばされ、大正元年九月伏見桃山陵に於て御大葬の際、種々幄舎を設置せられたる中、皇族御休息所及び附属建物を御下賜せられ、此の材料を以て平屋二十六坪のものを建て会議室に使用せり。是亦移して当直医員の宿直室とせり。[66]

聚楽病院跡地は二四七五坪の敷地で、古い病舎が三棟あった。病舎は破損が激しく、かなり荒廃していた。雑草が生い茂り、蛇が出没する有様である。敷地東北隅には池があり、移転に際して埋め立てられた。「後之を石原氏に譲る」というのは、大正一四年（一九二五）一一月のことで、

而して大正十二年八月中、石原耕太郎氏の交渉に応じ、接続地三百三十九坪と協会所有地の内百七十二坪を無償交換を約し、同十四年十一月、これが授受を終へ成規の登記手続を了したり。[67]

という事情である。石原耕太郎は朱雀野村の村長で、壬生を本拠地とする富豪である。日本赤十字社の特別社員でもあったので、比較的理解を得やすかったのであろう。[68]

『京都地籍図』第参編　接続町村之部および『京都市及接続町村　地籍図附録』第参編　接続町村之部（京都地籍図編纂所、一九一二年）によれば、もとの避病院は「伝染病院敷地」とされ、葛野郡朱雀野村大字聚楽廻り字松ノ下一二ノ二・一三の合地で京都市の所有、同一二ノ一（地目は「畑」で病院の北側）および同一四（地目は「山林」で同西側）が石原の所有であった。もとの敷地の西北隅は欠けているので（石原所有地が一部南に張り出している）、その南端に合わせて北側を石原に譲り、その代わりに病院西側の石原所有地の一部を病院敷地にしたのであろう。なお、病院の東側は「官有地」になっており、この段階では七本松通に面していない。

そのころ精軒は、一一月一七日になって移転された施薬院を訪れている（日記）。もはや客分として参観する

に過ぎない状態である。一方で大日本慈善会をつくるべく多くの賛同者を得て済生会に上申している(69)。施薬院から手を引いたとはいえ、慈善事業に対する思いは薄らいではいなかった。

新たな出発を遂げた施薬院は、患者数も増加し寄付金も多く集まった。大正五年（一九一六）四月に行われた評議員会では、

施薬院評議員会　十五日午後三時より京都施薬院に於て施薬院協会評議員会を開き、会長内貴甚三郎氏以下役員も出席し、大正五年度、左の予算案。

▲歳入　財産収入金百七拾八円五拾銭　▲会員醵金五百六拾四円八拾銭　▲補助金八百九拾八円　▲寄附金参百円　▲患者受託料金五千八百〇参円五拾銭　▲雑収入金百九拾五円　合計金七千九百参拾九円八拾銭

▲歳出　事務費金弐千参百九拾六円八拾五銭　▲救護費金五千弐百参拾参円　▲弔慰費金参拾参円八拾銭　▲予備費金百七拾六円拾五銭　合計金千九百参拾九円八拾銭

を附議したるが、二三の質問ありしも異議なく原案に可決確定したるが、歳入に於て前年度より増加する事、壱千参百六拾円弐拾弐銭弐厘、之が理由は寄附金の多かりしと患者の増加に仍て計上せるものなり。又歳出に於ても収入増加と共に事務費其他支出を増加する事、依然千参百六拾円弐拾弐銭弐厘を増加せる計上を為したるものなりと。此外に施薬院移転臨時費収支決算を報告したるが、同費の収入金は壱万八千円にて総支出は壱万七千七百七拾参円七銭五厘を要し、弐百弐拾六円九拾弐銭六厘の剰余を見たるも、水道敷設の結了せざるを以て残余は水道敷設費に置く事に成り、尚ほ設計洩の工事あると。其他新たに建築すべきもの等あるを以て、更に大正五年度臨時費追加予算案として壱千七拾七円参拾九銭を支出する事に決し、午後六時過

散会せり。(70)

とあるように、歳入が増えたことを伝えている。患者についても、

施薬院の患者増加　京都施薬院の知恩院に在る時代は毎年夏期の外来患者は一日平均六七十名なりしが、本年は日々九十名及百名以上に達し、医局は非常の繁忙を加へつゝあるよしなるが、知恩院時代は患者の大部分は下京区の貧民のみなりしが、昨今の患者は下京区方面より来れるもの四分、西陣方面の貧民六分と云ふ割合なりと。又入院患者は知恩院時代は三十名以上を収容する能はざりしが、現時は行旅病者と済生会の患者を合し、大抵四十五名以上は達し居れりと。(71)

と述べ、患者の居住地域の変化にも触れている。翌年一二月からは日本赤十字社京都支部の委託患者も収容し、ますます充実していくのであった。(72)

同五年四月二五日から三日間にわたって落成披露が盛大に行われた。『京都日出新聞』四月二六日付にいう。

施薬院落成披露　京都施薬院は市の元聚楽病院を購入し、旧病室は勿論、其他の附属物、周囲の塀等に至るまで消毒大修繕を加へ、是に知恩院山内にありし事務室、会議室、薬局、診察所、外来患者休憩所等の建物をも病室の東方に移築し、其他浴室、賄室、宿直室、車夫休憩所に至るまで増築を為したる上、明治天皇・昭憲皇太后桃山御斂葬の節の皇族休憩所、其他建物を両度に下賜されたる木材に不足木材を補足し、記念館として二階建白木造りを新築したるが、之等は総て竣成し、庭園も完成せしより、二十五日より三日間竣成披露会を開くことゝし、同院記念館始め各病室、其他の観覧を許すことゝなしたるが、二十五日は京都府知事を始め各高等官、衛生課長以下課員、市長、助役、市参事会員、市衛生課長・課員、市衛生委員、大学医院の諸博士、上下両区長、衛生課長、施薬院協会維持会員、五十円以上の寄付者、新聞記者等を招待し、頗

る盛況なりしが、二十六日は施薬院協会特別会員、正会員を、二十七日は同協会婦人部会員等を招待する筈なり。因に該施薬院としては敷地坪数は二千六百坪、病室は結核病室十二室、(世)済生病院依託患者用病室七室、施薬院行旅病者用病室七室の外に西南隅に癩病患者収容病室三室あり。目下入院患者四十七名にて外来患者は目下七八十名の間に在りて、移転当時は松原警察署部内の貧民多かりしが、漸次上長者町署部内の患者続々来り、昨今にては上下京区民殆んど相半ばする事となれり。

同七年（一九一八）になると、一月には内務大臣から選奨を受け百円が交付され[73]、六月には恩賜財団済生会から視察に来るなど[74]、社会的認知も広がっていった。『京都日出新聞』八月八日付にも、

施薬院美談　生命の報恩と無名の見舞品

七日午前十時の事なり。身装卑しからぬ洋服の三十四五とも見ゆる男子が市内朱雀院聚楽廻り施薬院協会を訪づれたり。名刺には秋田県北秋田郡沢田亀太郎と認め、先年の御礼の印なりとて金三円の外、職員の方にとて国産林檎十箇程持参せり。本人の言に依れば、大正五年十月中、本人が大阪より秋田に帰省するつもりにて、素より懐中無一物の事とて汽車にも乗得ず。膝栗毛にて大阪より淀までテク〳〵と歩み来りしも、淀にて病気のため倒れたるを淀町役場の救済にてソコ二十八日間世話になり居りしが、全治の見込なく済生会患者として同役場より施薬院協会に送附となりしは十一月六日の事にて、翌年二月二日まで入院治療を続け、病気全快のため初志の如く秋田に帰省し、爾来千辛万苦の後、今や同県花園鉱山従業員として活躍し居れる由にて、自分の今日あるは全く御会の賜にて、実は御礼のため旁々出向ひたる次第なりとて感謝の意を表したるが、患者名簿を繰返してまで見るに、如何にも本人の言ふ如く記載しありて、掛りの者も其篤志に感じ患者の亀鑑なりと称し居る由。本人は尚淀町役場並警察署を訪問して、同様謝意を表したりと云ふ。因に同

院が以前知恩院境内に在りし頃より、年々夏期になれば患者用として菓子パン団扇等を持参する無名の人あり。七日午前も又復菓子パン百箇に団扇を添へて持参せり。姓名は秘して答へざるも、毎年之を持参するは十六七歳と思はるる学生風の少年なりといふ。

という心温まる記事が出た。

そうしたなかで九月七日、精軒が静かに息を引き取った。

安藤精軒翁逝去　京都医界の耆宿たる翁は老て益々矍鑠、岡崎町御所の内の隠栖に老を養ひつゝありしが、七日午前五時、老衰を以て終に溘焉として逝く。享年八十四。吁哀哉。翁は福井藩医山田道意の次男にして、十四歳京都に来り、典薬安藤桂洲に学び、遂に其女に配し、安藤家に養はる。維新前、三条実美、丹羽出雲守、梅田雲浜等と国事に参与し、慶応四年、箱館に出張を命ぜられ、同地に赴くや清水谷侍従、堀基、岡本監輔等と謀り国防の為、北門社を創設し、又岩倉公に建議して函館裁判所を設く。明治元年、軍医となり、二年、幕艦朝陽艦の函館に爆破するや、賊兵と雖も官軍と同一の保護を加ふべき旨を主張して採用せられ、御傭英国海軍々医デメルキと共に賊兵の治療に従事し、明治五年、京都療病院医員となり、十二年、宮内省兼務桂宮参診を命ぜらる。十五年五月、貧病者の救療場を設けて有志者と共に力を尽し、三十年、宮内省の許可を得て施薬院と改称す。是れ実に今日の施薬院の濫觴なり。二十一年、侍医局勤務（奏任扱）を被仰付、以て今日に至り、正六位勲六等に叙せらる。令嗣得太郎氏は今朝鮮全羅南道康津、次男仲次郎氏は京都に在りて共に医を業とす。其医事衛生に関する事歴は、吾儕嘗て其懐旧談を筆し、載せて本誌大正二年一、二、三、八月号に在り。尚読者の記憶に新なる所なるべし。越へて十二日午前七時、南禅寺金地院に於て神式を以て葬儀を修め、祭壇には御下賜の祭粢料、久邇・嘉陽両宮の御供料を奠し、祭儀最と厳粛にして、府医師会の弔詞は半井副会頭、同京都市支部の弔詞は田中支部長、赤十字社の弔詞は清水京都支部主事朗読し、式終りて遺骨を清閑寺の墓地に埋葬せり。当日両宮御代拝、村雲尼公御使、荒木大学総長、伊藤医科大学長、猪子、中西、平井、松浦、高山、賀屋、小川、望月、工藤等の諸博士、其他医師諸氏に内貴、雨森、中井、古川等知名の諸氏、無慮五百有余名会葬し、近来稀有の盛儀なりき(75)。

『京都日出新聞』九月一一日付にも、顔写真入りで訃報が掲載され、右と同様の経歴が紹介されている。死亡広告には、

侍医寮御用掛安藤精軒儀、予テ病気ノ処、療養不相叶本月七日午前五時卒去致候。就テハ来ル十二日午前七時、途中葬列ヲ廃シ南禅寺内金地院ニ於テ神式ヲ以テ葬儀相営候間、此段謹告仕候也。追テ葬儀事務ハ八条通大宮東入安藤仲次郎方ニ於テ取扱可申候。大正七年九月九日。男在朝鮮安藤得太郎、男安藤仲次郎、男安藤桂次郎、親族総代安藤福三郎、友人総代医学博士賀屋隆吉、門人総代三宅文俶

と記されている。精軒は最晩年に転居し、岡崎で隠棲していた。子孫の伝によれば「施薬院に全部注ぎ込んで、借家の四畳半で死んだ人」というが(76)、それが精軒の矜持でもあった。精軒は今も清閑寺の墓地に眠る（図37）。ここはかつて岡崎・願成寺にいた礼厳が妻を亡くしたあと隠棲した寺であった。

同一四年（一九二五）一〇月二七日から二九日までの間、岡崎の京都府立図書館・三階陳列室で「赤十字展覧会」が開催された。うち精軒関係資料として以下が出展

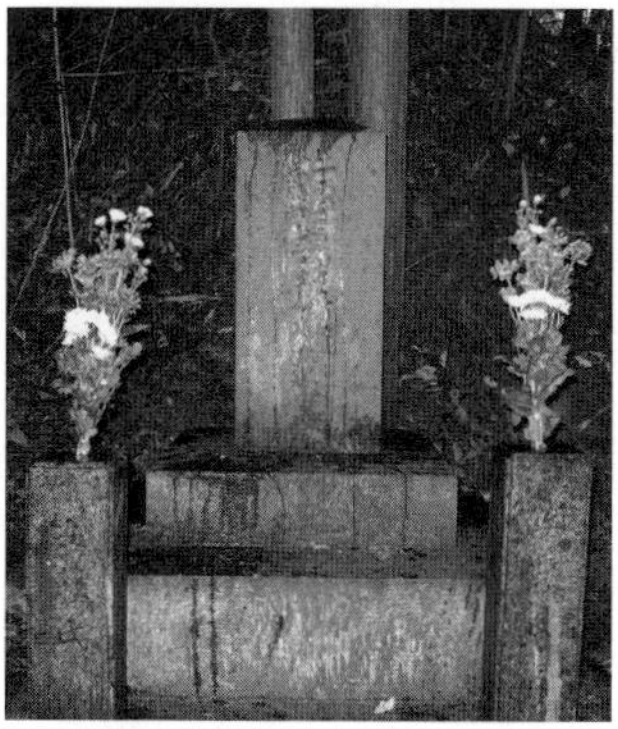

図37　安藤精軒墓（清閑寺）

表面「正六位／勲六等　安藤精軒墓」
背面「大正七年九月七日卒／行年八十四歳」
隣には安藤桂洲の墓があるなど、一帯は安藤家の人々の墓で占められている。

された。

【第一部　戦時救済に関するもの】

安藤精軒肖像　　京都　安藤憲一郎蔵

安藤精軒が施薬院に鞅掌せし頃の肖像（油絵）なり。

安藤精軒辞令三通　　同

精軒が明治元年より二年まで北海道及樺太の医務に従ひしときのものなり。

安藤精軒略歴書　　同

函館役に賊軍負傷者までも療養したる時の事を示す。

【第二部　施薬救療に関するもの】

白神除痘弁　　京都　安藤憲一郎蔵

白神はハクシネと訓む。牛痘の蘭語なり。本書は日野鼎哉の撰にして殆ど日本最初の種痘書といふべきものとす。

安藤精軒日記（図38）　　同

精軒の日記は明治十年頃より以後存す。こゝには十五年九月十三日の分を出す。治療場に各宗寺院より毎月一円宛を寄贈せらるゝを喜び彼が通帳に題せる詞なり。

施薬院類及び診療券　　同

次で治療場を知恩院山内に移し、間もなく施薬院と改称し普く天下の同志

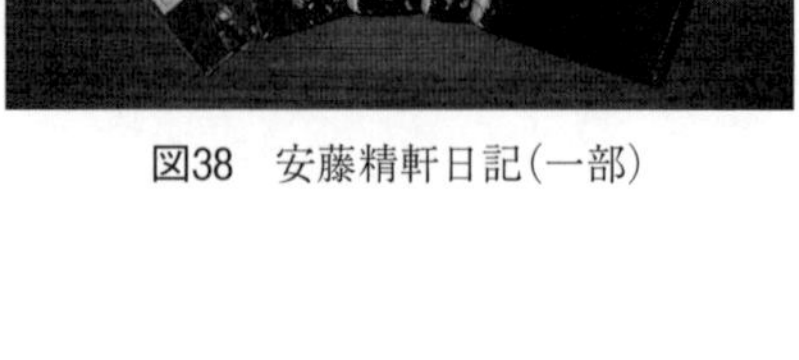

図38　安藤精軒日記（一部）

に語らひ、且つ愈々其業を拡張したる時のものなり。

治療場書類及治療場演義　　　　　　　　　　　　同

精軒が治療場を東三本木の宅（頼山陽山紫水明処の跡）に建て普く諸人に施療したる時の記録及統計なり。

安藤精軒檄文案　　　　　　　　　　　　　　　　同

明治二十九年、大学校設立と慈善事業拡張を以て京都の使命とすべしと論じたるもの、案なり。[77]

右のうち『白神除痘弁』は日野鼎哉草稿の写本で、明治三一年（一八九八）大徳寺で行われた種痘創始五〇年祭にも出品された。[78]史料の多くは長く子孫が持ち伝え、このほど京都府立医科大学に寄贈された。ただ日記は同三五年（一九〇二）から大正六年（一九一七）までのものが断片的に残っているに過ぎない。東三本木治療場での施療や施薬院の再興の部分が含まれないのは遺憾である。

施薬院の閉鎖

精軒没後の大正九年（一九二〇）、中央慈善協会が『日本社会事業名鑑』を刊行した。ここに施薬院も紹介されており、当時の概要を知ることができるので以下に引用しよう。

私立施薬院　　　　　　京都市下京区聚楽廻松下町（会長　内貴甚三郎）

事業　施療

組織　会員組織（現在会員一百名）、財産収入、事業収入、会員醵金、寄附金、補助金等を以て維持経営し、職員として会長以下医師一二名、薬剤師一名、調剤員三名、事務員三名、看護婦七名を置く。

沿革　明治三十七年一月、内貴甚三郎の主唱に依りて設立せられ、同時に明治二十一年以来医師安藤精軒の経営し来れる施薬院と、事業を継承せり。四十三年八月行旅病者収容所を開設し、大正二年二月恩賜財団済生会より患者の委託を受け、更に六年より日本赤十字社京都支部の救療患者をも収容するに至れり。大正四年九月京都市立聚楽病院の払下を受け、改修の上之に移転し、以て現今に及べり。

現況　大正六年度中の施療人員九三〇名、同年度末現在の収容人員行旅病者其他五三名、外来患者は本院発行の診療券を携ひ来れるものに限り施療し、入院患者は区役所より委託せられたる行旅病者及び恩賜財団済生会、日本赤十字社より委託せられたるものを収容す。資産の総額三三、二五〇円、大正六年度の収入金一五、二五五円、支出金一二、七七一円なり。

資産及収支（会計年度自四月一日至三月末日）

資産

基本金	七、九九五円
動産	三、四五一円
不動産	二一、一二八円
現金	六七六円
合計	三三、二五〇円

収入

	大正六年度	累計
基金利子	三九九円	二、七六六円
事業収入	一一、二四二円	三七、〇七五円
会員醵金	六〇六円	七、六一六円

寄附金	六二九円	二一、〇五〇円
助成金（内務省）	一〇〇円	二、一七〇円
補助金（京都府・市）	三六〇円	一〇、八〇二円
補給金（京都府）	一、二三八円	二、四七一円
雑収入	七八一円	五、二八九円
合計	一五、三五五円	八九、二三九円
支出	大正六年度	累計
事業費	八、四四五円	二九、八六〇円
事務費	三、九二一円	二四、九二一円
其他	四〇五円	三、八五九円
合計	一二、七七一円	五八、六四〇円

救護人員	外来患者			入院患者		
	男	女	計	男	女	計
大正六年度中施療	五二九	四〇一	九三〇	六八	二〇	八八
累計	五、七四七	四、〇四八	九、七九五	九五三	三九七	一、三五〇
大正六年度末現在	二九	二二	五一	三三	二〇	五三

右の史料によれば多額の「事業収入」もあって（その内実は不明）、黒字経営となっている。移転後の運営が順調であったことを示している。

同一三年（一九二四）一月には、皇太子ご成婚を記念して宮内省が社会事業功労者を表彰、内貴甚三郎が栄誉を受け銀盃と金二〇〇円を得た。『京都医事衛生誌』第三五九号に、

○社会事業の分

従五位勲四等　内貴甚三郎氏

（嘉永元年十月生）

氏は社会事業に従事すること二十ヶ年にして、今其事績の大要を記さんに、施薬院は京都医師安藤精軒個人の創設にして、明治二十一年頃、貧困病者の施薬を開始し、同三十一年、知恩院山内に移転し業務を継続せしも、種々の障害ありて一頓挫を来たし、茲に於て時の京都市長たる内貴甚三郎は安藤医師の懇請を容れ、荘林維新、日下京平、中村正勁、西村千吉、小泉俊太郎等と図り、新たに施薬院協会を成立せしめ、同三十七年一月、知恩院山内入信院に移転し、相当設備を整へ、救療施薬の事業を続行するに至りしも、之が財源に窮せしかば本人は自ら私財壱千円を醵出して其の難関を経過し、幸に本会の目的たる救療施薬を続行し、其の後、大正四年、京都市より現在の敷地建物を譲り受け、之を改修増築し、漸次改良を加へ、爾後順調に進みつゝあり。此間、殆二十ヶ年苦辛経営の結果、基本財産と目すべきもの動産不動産を時価に見積り約拾五万円余を造成し、無料施薬せし外来患者延人員二六七、〇一九人、委託患者の入院者延一七三、八五〇人を救療せり。而して本人は戸長、区長、衆議院議員、市長等の公職に就き、教育、勧業、交通其他商工業の発展促進に努め、尚各種の理事、委員、幹事、顧問等枢要の地位に選挙せられ、夫々尽す所ありたり。現在は引続き京都施薬院協会長として尽瘁しつゝあり。

と紹介されている。

また、この年四月一七日には施薬院創立二十周年記念式が挙行された。『京都医事衛生誌』第三六一号には次のように記されている。

施薬院創立満二十年記念式　京都七本松通丸太町上ル施薬院協会は、創立満二十年記念式を十七日午後二時より同協会内記念館に於て挙行、内貴会長の式辞、河隅常務理事の事業報告、功労者表彰、来賓祝辞、表彰者総代日下京平氏の答辞にて閉会せり。当日出席の来賓は荒木帝大総長、足立同医学部長、白根本府内務部長、府市社会課長、区長、警察署長、方面主事、篤志家、協会会員、同婦人会員、役員等無慮百五十人に達し、閉会後院内の諸設備と満開の桜花を観覧に供し、階上階下庭園等に於て随意折詰模擬店の饗応ありて、午後五時頃盛会裡に散会せり。因に同協会は単に創立二十年に相当せるのみならず、本年は畏くも摂政宮殿下御成婚の御当年とて此御慶事を永遠に記念せんが為、内容の充実を図り基礎を固め、以て益々社会に貢献せん為、財団法人たるの資格を得んと目下其準備中なりと云ふ。而して其事業一班は下の如し。

緒言

慈恵ハ宇宙自然ノ真理、人性ノ美徳ニシテ、人誰カ慈善ノ心ナカランヤ。唯其方法宜シキヲ得テ、之レヲ実行スルノ難キニアルノミ。惟フニ我国施療施薬ノ事業ハ最モ古キ歴史ヲ有シ、　列聖仁慈ノ叡旨ハ古今ヲ通ジ終始渝ラレザルコト史伝ニ徴シテ明ナリ。近クハ済生会ノ設立ヲ嘉シ給ヒ巨額ノ恩賜アリ。今ヤ　皇太子殿下ノ御慶事ニ方リ全国社会事業助成奨励ノタメ御内帑中ヨリ多額ノ御下賜アリ。此ノ如ク優渥ナル　聖旨ニ対シ奉リ豈報効ノ至誠ヲ尊重発揮セズシテ可ナランヤ。

本協会ハ明治三十七年一月ノ設立ニシテ、本年一月ヲ以テ満二十ヶ年ニ達セリ。今ヨリ其当時ヲ回顧スレバ、社会事業ニ対スル一般ノ理解、今日ノ如ク旺盛ナラズ。随テ経営ノ苦辛困難ハ想像ノ及バザルコト多カリキ。

然レドモ幸ニ各種団体及篤志家ヨリ物質的援助乃至精神的勤労ノ奉仕ヲ受ケ、辛フジテ其難関ヲ経過シ、漸ク今日ノ域ニ達スルニ至レリ。時恰モ本年ハ本会設立後二十年ニ相当セルノミナラズ、畏クモ　皇太子殿下御成婚ノ御当年ニシテ、此御慶事ヲ記念シ奉ランガタメ、現行ノ組織ヲ財団法人ニ改メ、内容ノ充実ヲ図リ、其基礎ヲ鞏固ニシ、益々本事業ヲシテ健全ナル発達ヲ期セシメ、以テ　皇恩ノ万一ニ報ヒ奉ラントス。冀クハ大方同志ノ諸賢、本会ノ趣旨ヲ諒セラレ、其目的ノ達成ニ一層ノ御援助アランコトヲ。左ニ既往現在ノ概況ヲ高覧ニ供ス。

大正十三年四月　　京都施薬院協会

二十ヶ年間事業概況

敷地坪数二四七五、基本金三〇〇七五、建築　棟数一五、坪数五三九、患者収容定員八三、現在会員　維持員四四、特別会員二七、正会員九、婦人会員一〇〇

最近三ヶ年の経費（十一年度ハ決算、十二年度ハ実支出、十三年度ハ予算ヲ計上ス）

	経常費	臨時費	計
大正十一年度	二三、五八四円	一、七〇四円	二五、二八八
同　十二年度	二六、三二二	九〇〇	二七、二二二
同　十三年度	二四、〇八一	二、〇〇〇	二六、〇八一

実収入（会計年度）

二十ヶ年総額	上欄ノ内最近三ヶ年間		
	大正十年	同十一年	同十二年

御下賜金	一、三〇〇円	三〇〇円		四〇〇円
官公御下附	七、八九七	五六〇	四〇〇	六〇〇
団体其他補助	一七、一八六	七一五	四五四	二九
篤志家寄附	二四、九〇三	一、一七七	三、八四九	二、六〇〇
会員醵金	一〇、四三八	五〇八	五三七	五六五
其他収入	一八六、五六四	二二、三〇九	二二、四三二	二六、二〇七
計	二四八、二八八	二五、五七〇	二七、六七四	三〇、四〇一
物品寄贈人員	三五〇	一四	三〇	二七

外来患者施療施薬数

	二十ヶ年総数	上欄ノ内最近三ヶ年間 大正十年	同十一年	同十二年
実人員	六、一一八	一九〇	二七二	六〇五
延人員	二九〇、六〇〇	一三、九九三	一五、一五三	二三、五八一
投薬数	九七五、九九九	二六、〇一四	二二、六〇九	三五、三一五
一人ニ対スル平均日数	四八	七一	五六	三九
一人ニ対スル投薬数	一六〇	一三七	八三	五八

受託入院患者数

二十ヶ年総数	上欄ノ内最近三ヶ年間

		大正十年	同十一年	同十二年
実人員	二、八九七	二六四	三〇六	三三二
延人員	一九五、六九五	二一、一三一	二二、三一一	二二、七六三
退院人員	一、七二九	八五	一二六	一六七
死亡人員	一、一〇四	一一六	一二四	一〇一
期末現在	六四	六三	五六	六四
一人ニ対スル在院日数	六八	八〇	七三	六六
百人ニ対スル死亡歩合	三八	四四	四一	三〇

あくまで施薬院協会の創立二十周年である。注目すべきは会員数であろう。四年前の『日本社会事業名鑑』では一〇〇名であったが、ここでは一八〇名を数える。しかも正会員はわずかに九名で、半数以上は婦人会員であった。施薬院は女性が主体となって維持されていたといっても過言ではないのである。

やがて同一四年(一九二五)二月三日、施薬院協会は財団法人の認可を受けた。これに伴い役員選挙が行われ、左のように決まった。

会長兼院長　内貴甚三郎
副会長理事　荘林維新　松浦有志太郎
理　事　中村正勁　小泉俊太郎　日下毅一　細田善兵衛　戸田徳治　河隅清作
監　事　田中泰輔　長野仙之助
評議員　菅野弘一　田中泰輔　田中秀三　松居庄七　伊吹平助

中野忠一郎　伊藤平三　津田栄太郎　平井仁兵衛　島津常三郎
長野仙之助　沢島太助　浅井清之助　織田宇一郎　松井深通[79]

長年院長をつとめた馬杉則知が辞任し（大正一一年三月三一日死去）、内貴が院長を兼ねた。副会長に京都大学皮膚科学教室教授だった松浦が就いた。しかし、翌年五月九日、内貴会長が死去し、しばらくの間荘林副会長が会長代理をつとめた。施薬院を牽引してきた二人が相次いで亡くなり、まもなく昭和に改元されて、時代は大きく変貌を遂げようとしていた。

財団法人化に伴い「京都施薬院規則」が改正された。

京都施薬院規則

第一条　京都施薬院ハ資力乏シキ患者ノ救療ヲ為ス所トス。
第二条　本院ハ京都市中京区聚楽廻松下町九番地ニ設置ス。
第三条　本院ハ財団法人京都施薬院協会ニ於テ維持シ且管理スルモノトス。
第四条　診療ヲ受ケントスル者ハ診療券ヲ請求スベシ。
前項ノ場合ニ於テ院長ハ所轄市区町村長、警察署長、府市社会課員、方面委員、救護委員等ノ身元証明書ヲ提出セシムルコトアルベシ。
本院ニ於テ必要アリト認メタルモノハ前項ノ証明書ヲ要セス。
第五条　本院ニ左ノ部ヲ置ク。
内科部（小児科、耳鼻咽喉科ヲ含ム）
外科部（皮膚科ヲ含ム）

眼　科　部
産婦人科部
調　剤　部
庶　務　部

第　六　条　本院ニ於テ診療スル患者ヲ分チテ外来患者及入院患者トス。

第　七　条　外来患者ハ無料トス。
入院患者ハ公共団体、済生会、赤十字社等ノ各委託患者及資力乏シキ患者トス。

第　八　条　入院料及手術料、薬価、治療材料、手数料等ハ施薬院協会長ノ承認ヲ経テ院長之ヲ定ム。

第　九　条　外来患者ノ診療及受付時間ハ当分ノ間左ノ如シ。
但天候其他必要ニ応ジ臨時変更スルコトアルベシ。
毎週　月、水、金　自午後一時至同三時。
診療ヲ受ケントスル者ハ診療開始三十分前迄ニ診療券ヲ受付ヘ提出スベシ。
薬剤ノミヲ請求スル者ハ四月一日ヨリ九月末日迄ハ午前八時迄ニ、十月一日ヨリ三月末日迄ハ同九時迄ニ請薬券ヲ受付ニ提出スベシ。

第　十　条　本院ノ休日左ノ如シ。
大祭日、祝日、日曜、自十二月二十九日至一月三日

第十一条　公共団体及済生会、赤十字社等ノ委託ヲ除ク他ノ患者入院セントスルトキハ、京都市内及隣接町村ニ住居シ、且身元確実ナル保証人二人以上、又ハ京都府市社会課員方面委員等ノ保証ヲ要ス。

但病床病類ノ都合ニ依リ入院ヲ謝絶スルコトアルベシ。公共団体其ノ他ノ委託患者亦同シ。
第十二条　入院患者ハ治療ニ関シテハ医師ノ指示ニ遵ヒ且所定ノ規則ヲ遵守スベシ。
第十三条　入院患者ニシテ前条ニ違背ノ行為アリタルトキハ、退院ヲ命スルコトアルベシ。
第十四条　患者退院セントスルトキハ医師ノ承認ヲ得タル後其ノ手続ヲ為スベシ。
第十五条　公共団体、済生会、赤十字社等ヲ除キ入院患者ノ入院料其ノ他ノ料金ハ、本院ノ告知ニ依リ一週間分以上之ヲ前納スベシ。
但退院死亡等ノ場合残金アルトキハ返付ス。
第十六条　患者付添人ヲ置カントスルトキハ本院ノ承認ヲ受クベシ。
第十七条　患者外出セントスルトキハ医師又ハ事務所ノ承認ヲ受ケ、帰院シタルトキハ其ノ旨届出ツベシ。
第十八条　入院患者ニ面会ヲ請フ者ハ、住所氏名並ニ其事由ヲ事務所ニ申出、承認ヲ受クルニアラザレハ病室ニ立入ルコトヲ得ズ。
但危篤ノ場合ハ此限ニアラズ。治療上又ハ取締上差支アリト認ムルトキハ、面会ヲ謝絶スルコトアルベシ。
第十九条　入院料其ノ他ノ料金ハ別ニ定ムル所ニ依リ之ヲ徴収ス。
第二十条　手術証書入院証書等ノ様式ハ左ノ如シ。

手術証書

参銭収入印紙

今回手術相受ケ度候ニ就テハ手術中ハ勿論手術後ニ於テ如何ナル変症出来候トモ本人ハ申ニ及バズ父兄

親族ニ至ル迄決シテ苦情異議等申間敷依テ手術証如件

年　月　日

住所

本人　氏名　㊞

住所

保証人　氏名　㊞

京都施薬院長殿

入院証書

収入印紙

本籍

住所

戸主トノ続柄　職業

患者氏名

生年月日

右者今般入院治療承認相受候ニ就テハ御規則堅ク遵守可致ハ勿論本人一身上ニ係ル事件ハ一切保証人ニ於テ引受可申候尤モ入院費用ハ所定ノ期日ニ無相違相納可申若シ延滞候節ハ速ニ保証人ヨリ納付可致候也

追テ保証人他ニ転居等ノ節ハ貴院ノ承認ヲ得タル相当代人相立テ可申候

年　月　日

本　人　氏　名㊞
現住所
保証人　氏　名㊞
現住所
保証人　氏　名㊞

京都施薬院長殿(80)

また、新たに「京都施薬院協会寄附行為」が定められた。

京都施薬院協会寄附行為

第一章　名称及事務所

第一条　本会ハ財団法人京都施薬院協会ト称ス。

第二条　本会ハ事務所ヲ京都市中京区聚楽廻松下町九番地ニ置ク。

第二章　目的事業

第三条　本会ハ博愛慈善ノ趣旨ニ基キ病傷者ヲ救治療養スルヲ以テ目的トス。

第四条　本会ハ前条ノ目的ヲ達スルタメ左ノ事業ヲ行フ。

一　施薬院ヲ設ケ資力乏シキ患者ノ施療ヲ為ス事。

二　官公署又ハ篤志者ノ依託ニ係ル患者ヲ治療スル事。

第三章　資産及経費

第五条　本会設立ノ日ニ於ケル資産ハ別紙明細表ニ依リ価格ヲ弐拾万円トス。
恩賜金及基金ニ指定ノ寄附金ハ資産ニ編入ス。

第六条　資産ニ属スル現金ハ可成国債其他確実ナル有価証券ヲ購入スルモノトス。
資産ノ中現金及国債其他有価証券ハ確実ナル銀行又ハ郵便官署ニ預入スルモノトス。
資産ハ評議員三分ノ二以上ノ同意ヲ得ルニアラザレバ之ヲ処分スル事ヲ得ス。

第七条　本会ノ経費ハ左ニ掲クルモノヲ以テ之レヲ支弁ス。

一　資産ヨリ生スル果実
二　会員ノ義金
三　補助金寄附金（指定寄附金ハ其指定ニ従フ）
四　事業収入雑収入

第八条　本会ノ会計年度ハ毎年四月一日ニ始リ翌年三月三十一日ニ終ル。

第九条　会計年度ノ終ニ於テ剰余金アルトキハ之レヲ資産ニ編入ス。
但シ時宜ニ依リ翌年度ニ繰越シ之レヲ使用スルコトヲ得。

第十条　本会ノ予算ハ毎年会計年度開始前評議員会ノ議決ヲ経テ之レヲ定メ、決算ハ終了後評議員会ノ認定ヲ経ルモノトス。

第四章　会　員

第十一条　本会ノ会員ハ左ノ四種トス。

一　名誉会員　評議員会ニ於テ推薦シタルモノ若クハ一時金千円以上ヲ寄附シタルモノ。

二　特別会員　理事会ニ於テ推薦シタルモノ及ヒ一時金百円以上寄附シタルモノ若クハ毎年拾弐円以上ノ義金ヲ醵出スルモノ。
三　正　会　員　一時金五拾円以上ヲ寄附シタルモノ若クハ毎年六円以上ノ義金ヲ醵出スルモノ。
四　賛助会員　毎年弐円以上ノ義金ヲ醵出スルモノ。
第十二条　前条ノ一時金ヲ寄附シタルモノハ直ニ終身会員トシ、毎年義金醵出ノ会員ハ満十ヶ年ニ達シテ終身会員タルモノトス。
第十三条　会員ニシテ特ニ功労顕著ナルモノハ、理事会ノ推薦ニ依リ評議員会ノ決議ヲ経テ有功章ヲ贈呈スルモノトス。

第五章　役　員

第十四条　本会ノ役員ハ理事九名、監事二名、評議員二十名以内トシ、更ニ理事中ヨリ会長一名、副会長二名ヲ選任ス。
第十五条　会長・副会長ハ理事会ニ於テ互選ス理事ハ評議員会ニ於テ選挙シ、監事ハ評議員会ニ於テ互選ス。但シ理事ハ評議員ヲ兼ヌル事ヲ得ス。
第十六条　会長ハ本会ヲ代表シ会務ヲ統轄ス。副会長ハ会長ヲ補佐シ、会長事故アルトキハ其会長ハ評議員会ヲ召集シ其議長トナル。
第十七条　評議員ハ理事会ノ推薦ニ依リ会長之レヲ嘱託ス。
第十八条　役員ノ任期ハ総テ五ヶ年トス。但シ再任ヲ妨ケス。補欠員ハ前任者ノ任期ヲ継承ス。

第十九条　役員ハ総テ無給トス。
第二十条　理事監事任期満了スルモ後任者ノ就職スルマデハ、前任者ニ於テ其職務ヲ行フ。

第六章　評議員会

第二十一条　評議員会ハ左ノ事項ヲ議決ス。
一　寄附行為ノ改廃
二　歳入出ノ予算及決算報告ノ認定
三　資産ノ処分
四　前各号ノ外会長ニ於テ必要ト認ムル事項
第二十二条　評議員会ハ毎年一回会長之レヲ召集ス。
但シ会長ニ於テ必要ト認ムルトキハ臨時召集スルコトヲ得。監事及評議員三分ノ一以上ヨリ会議ノ目的タル事項ヲ示シテ請求ヲナシタルトキ亦同シ。
第二十三条　評議員会ハ現任者三分ノ一以上出席スルニアラザレバ開会スルコトヲ得ス。
但シ第二十一条第一号ノ場合ハ現任者四分ノ三以上出席ヲ要ス。
第二十四条　評議員会ノ議事ハ出席者ノ過半数ニ依リ決ス。可否同数ナルトキハ議長之レヲ決ス。

第七章　職　員

第二十五条　本会ニ主事及ヒ事務員其他必要ナル雇員ヲ置ク。
第二十六条　主事ハ理事会ノ承認ヲ経テ会長之レヲ任免シ、事務員以下ノ任免ハ会長之レヲ専行ス。
第二十七条　主事ハ会長ノ指揮ヲ受ケ会務ヲ処理シ、事務員以下ハ主事ノ指揮ヲ受ケ其任務ニ従フ。

第八章　補　則

第二十八条　本寄附行為ハ評議員三分ノ二以上ノ同意ヲ得、且内務大臣ノ認可ヲ得テ之レヲ変更スルコトヲ得。

第二十九条　本会ハ施薬院協会ニ属セシ一切ノ権利義務幷ニ事業ヲ本法人設立ト同時ニ之レヲ継承スルモノトス。

第三十条　本会解散ノ場合ニ於ケル残余財産ハ民法ノ規定ニ従ヒ主務官庁ノ許可ヲ得テ、本会ノ目的ニ類似セル目的ノ為ニ処分スルモノトス。

第三十一条　現ニ施薬院協会ノ会員タル者ハ第十一条各号ニ該当スル資格ニ依リ夫々本会々員タル資格ヲ有ス。

第三十二条　本寄附行為ニ必要ナル細則ハ理事会ノ決議ヲ経テ之レヲ定ム。

第三十三条　本寄附行為許可ノ後理事就任ニ至ルマデハ設立者ニ於テ理事ノ職務ヲ行フ。[81]

昭和二年（一九二七）、都市計画事業の一環として丸太町通が拡張されることになった。敷地の南側六七五坪が京都市に買収され、一九六七坪七二となった。買収地にあった建物を移転させるとともに、昭和天皇即位記念とあいまって院舎の大改造を行うことになり新築・修理や撤去が繰り返された。[82] 同一二年（一九三七）の段階で建物は一七棟（八八五坪余）になり、その内訳は以下のとおりである（図39）。

本館	一一九坪余	二階建て
救護病舎	一三一坪余	平屋、五七名収容
療養病舎	六八坪余	平屋、三〇名収容

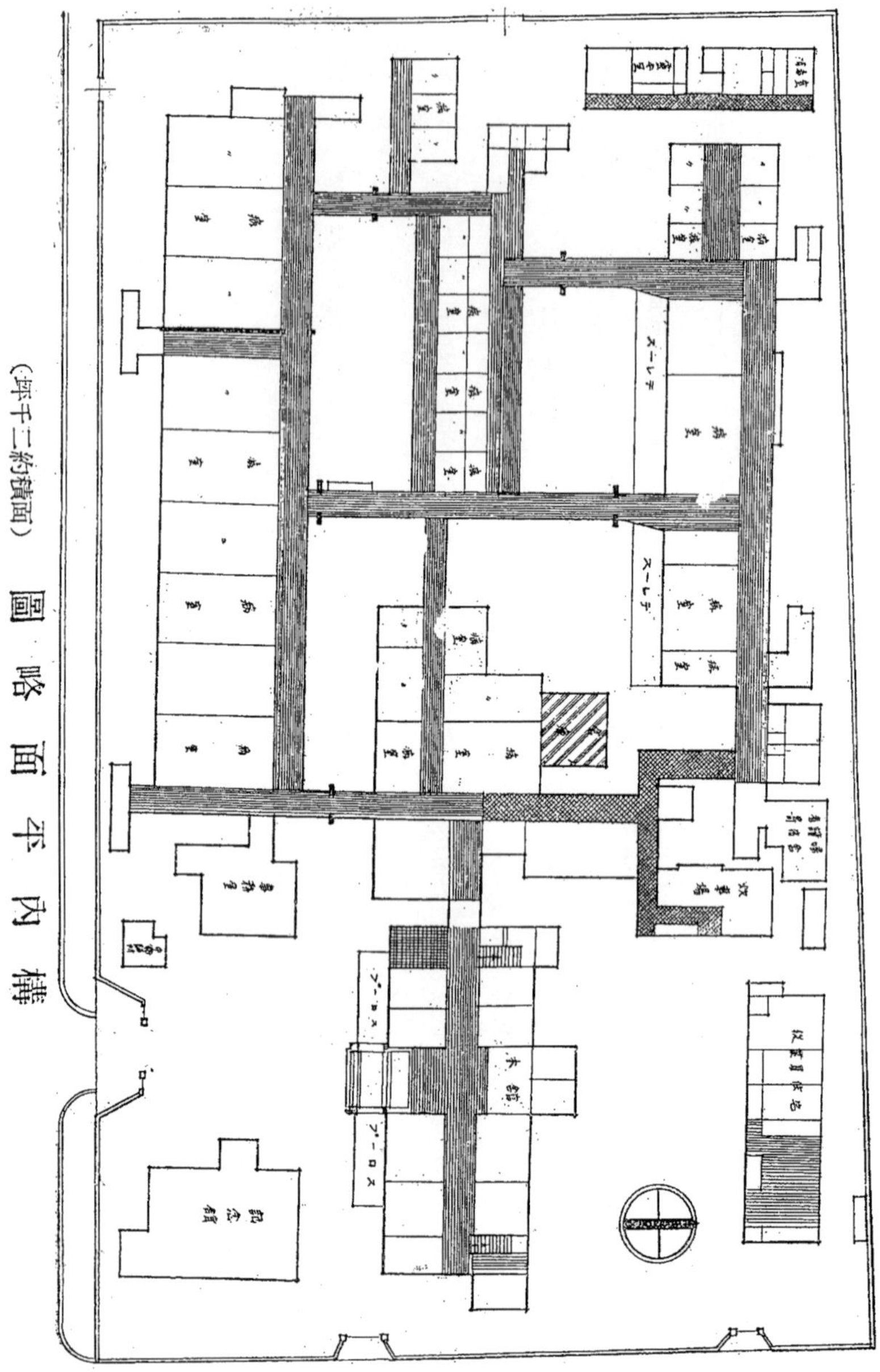

図39　施薬院構内平面図

中病舎	四七坪余	平屋、二一名収容
記念病舎	一二坪余	平屋、六名収容
北病舎	一一六坪余	平屋、四八名収容
新中病舎	七八坪余	平屋、二五名収容
事務室	一五坪余	二階建て
記念館	三五坪余	二階建て
看護婦寄宿舎	一三坪余	二階建て
従業員住宅	三九坪余	二階建て
従業員舎宅	一五坪余	平屋
炊事場	三七坪余	平屋
倉庫	九坪余	二階建て
消毒夫室及消毒室	九坪余	平屋
霊安室	九坪余	平屋
守衛詰所	三坪余	平屋
渡り廊下、便所	一三〇坪余	

本館は患者増加に伴い同年一二月六日に竣工したもので、一階は内科・小児科・外科・婦人科・皮膚科の診察室、調剤室、実験室、受付、患者控室、手洗所などからなり、二階は講堂、応接室、役員室、医局、眼科診察室、図書室、耳鼻咽喉科室、手洗所などがあった。延べ床面積は二一六坪八五で総工費約四万円である。翌年四月一

九日、竣工披露が行われた。

施薬院本館竣工披露　丸太町通七本松角に在る財団法人施薬院協会の施薬院本館は、既報の如く、昨年七月起工し、建築は昨年末殆んど竣工し、其後附属工事並設備等も全く完成したれど、時節柄挙式等は遠慮して四月十九日特に関係者を請じて之れが披露を為せり。幸に当日は陽春の快晴にて、午前と午後とを通じて案内せし来賓は約三百名にて、其の主なる者は京大の戸田、真下の両教授、府大の角田学長、中村院長、浅山教授、中西幹事に府市当局者、後藤上京区長、府市医師会長、社会事業家、方面委員其他会員等約三百名にて、会側よりは中村、日下、長野、菅野、平井、津田、織田、六鹿、白崎、松居、島津、矢代、松井、浅井、松本等の各役員之に列し、午餐席上中村院長の挨拶あり。角田府大学長は来賓を代表して謝辞を述べ、乾杯して後交も院内を廻覧して慶讃し薄暮盛会裡に目出度散会せり。

新築本館は木造二階建百十九坪、延二百十六坪、之に従業員住宅木造二階建延七十八坪、及中病舎の修築・医療器具の充実等、総経費約五万円を要せり。其大部分は本会建築資金中より支出せるも、尚原田積善会より五千円、三井報恩会より四千円の巨額助成の外、長野仙之助氏の応接室の設備、六鹿清次氏の太陽灯、井上利助氏の耳鼻科設備、松居庄七氏の外科手術室設備、山田茂助氏の婦人科設備、白崎栄次郎氏の防火栓設備、土橋嘉平氏の寝台、其他無名氏の五百円、杉本亀次郎氏の二百円等の篤志寄附もありしなりと云ふ。(83)

これに合わせて従業員住宅が新築され、中病舎が改築された（総工費約一万円）。『事業要覧　本館新築記念』が発行され、出席者に配布している。

原田積善会は銀行頭取などをつとめた原田二郎が大正九年（一九二〇）に資産一〇二〇万円を拠出して設立し

た助成団体で、困窮した人々を救済することを目的のひとつに挙げている。三井報恩会は昭和八年（一九三三）に設立された財団法人で、全国の施設に助成事業を行っている。一一年度の『事業報告』によれば「臨時施設助成」として京都施薬院協会に対して「診療室及本館建築設備」名目でたしかに四〇〇〇円を助成している。大口の助成金としては右の二件のほか、慶福会から増改築補助として昭和四年（一九二九）に一〇〇〇円、同一〇年（一九三五）にも一五〇〇円の寄付があった。恩賜財団慶福会は下賜金を基金として大正一三年（一九二四）に設立され、社会事業への助成を目的としている。

このころまでに施薬院は府市や内務省・宮内省などから多くの寄付を得ている。古くは明治三一年（一八九八）の英照皇太后からの五〇円、同三六年（一九〇三）の昭憲皇太后からの二五〇円、同四〇年（一九〇七）の中山侯からの七〇〇円、大正二年（一九一三）の昭憲皇太后からの一五〇円があった。それ以外は『京都施薬院事業概要』によって左に整理しておこう（単位は円）。

	京都府	京都市	内務省	宮内省
明治三七年（一九〇四）	七二	一〇〇		
三八年（一九〇五）	六〇	一〇〇		
三九年（一九〇六）	六〇	一〇〇		
四〇年（一九〇七）	六〇	一〇〇		
四一年（一九〇八）	六〇	一〇〇		
四二年（一九〇九）	六〇	一〇〇		
四三年（一九一〇）	六〇	一〇〇	五〇〇	

四四年（一九一一）	六〇	一〇〇	六〇〇	
大正元年（一九一二）	六〇	二〇〇	四〇〇	
二年（一九一三）	六〇	三〇〇		
三年（一九一四）	六〇	三〇〇	二五〇	
四年（一九一五）	六〇	三〇〇	三二〇	
五年（一九一六）	一二〇	三〇〇	一二〇	
六年（一九一七）	六〇	三〇〇	一〇〇	一〇〇
七年（一九一八）		三〇〇	七〇	
八年（一九一九）	一〇〇〇	二五〇	七〇	
九年（一九二〇）	六〇	二五〇	七〇	一〇〇
一〇年（一九二一）	六〇	三〇〇	二〇〇	三〇〇
一一年（一九二二）	六〇	三〇〇		
一二年（一九二三）	一〇〇	三〇〇	二〇〇	四〇〇
一三年（一九二四）	五〇	五〇〇	二〇〇	三〇〇
一四年（一九二五）	五〇	五〇〇		
昭和元年（一九二六）	五〇	四〇〇		
二年（一九二七）	五〇	四〇〇	二〇〇	三〇〇
三年（一九二八）	五〇	四〇〇	二〇〇	三〇〇

四年（一九二九）	五〇	四〇〇	二〇〇	三〇〇
五年（一九三〇）	八〇	四〇〇	二〇〇	三〇〇
六年（一九三一）	六〇	四〇〇	一〇〇	四〇〇
七年（一九三二）	五〇	四〇〇	一〇〇	四〇〇

救護病舎は救護法による救護施設で、昭和八年一月に認可された。もとあった南病舎（四九坪、二年に移転）を増築したものである。総経費八一六六円で、その二分の一に当たる四〇八三円が国庫から下付された。療養病舎は敷地の西南隅にあった病舎を同九年（一九三四）一二月に改築したもので、肺結核患者専用である。北病舎は聚楽病院時代からの建物であろう。

記念病舎は天皇即位のとき使用された饗宴所附属煖房汽鑵室及変電所一棟四八坪が下賜され、その材を用いて昭和五年（一九三〇）二月に竣工した。事務室は同六年（一九三一）一月、守衛詰所は同年六月、炊事場も同年一一月の竣工。中病舎・記念館・消毒夫室及消毒室・霊安室は同二年の丸太町通拡幅に伴い移転されたもの。看護婦寄宿舎は同三年九月、倉庫は同五年四月の完成である[84]。

同五年二月、荘林維新が施薬院協会会長になり、松浦有志太郎と小泉俊太郎が副会長に就いた。同九年四月一七日には創立三〇年記念式が行われ、創立以来の役員小泉俊太郎、中村正勁、西村千吉ならびに永年勤続職員松井深通、河瀬泰、柏井忠安、小島与三郎、吉津フジが表彰された[85]。吉津は看護婦であろう。

同一〇年（一九三五）二月、役員が改選され、以下のように決まった。

会長兼院長　松浦有志太郎

副会長兼会計　小泉俊太郎

副会長兼副院長　中村正勁
理　事　細田善兵衛　田中一馬　内貴清兵衛　長野仙之助　日下毅一（兼副院長）　菅野弘一
監　事　織田宇一郎　平井仁兵衛
評議員　伊藤平三　伊吹平助　六鹿清治　中川末雄　日下公平　松居庄七　松井深通
　　　福井繁太郎　浅井清之助　浅山富之助　島津常三郎　杉本松之助

また、六月には功労者を有功会員に推薦している。

伊藤平三　伊吹平助　飯田新七　細田善兵衛　堂坂製作所
土橋嘉兵衛　大沢徳太郎　織田宇一郎　梶原松太郎　河崎顕了
上尾庄兵衛　田中一馬　津田幸二郎　津田コト子　津田栄太郎
中村正勁　中村チエ　長野仙之助　内貴清兵衛　日下毅一
日下　増　矢代仁兵衛　松浦有志太郎　小泉俊太郎　小泉マス
寺井清一郎　浅井清之助　島津源蔵　島津常三郎　平井仁兵衛
平尾孝次郎　平尾甚三郎　菅野弘一

有功会員はのちに白崎栄次郎、小泉俊三、松浦健夫、桜井吉太郎、松井深通、角村栄蔵（以上、昭和一二年一〇月）、六鹿清治、山田茂助（以上、昭和一三年三月）も推薦された(86)。

一方、同一二年五月には中村正勁が済生会から功労者として表彰を受けている。

施薬院協会副会長中村正勁氏の光栄　恩賜財団済生会二十五周年にあたり、同会救療事業の施行について京都府関係の功労者として施薬院協会副院長の中村正勁君が表彰され、六月三十日午後二時より府庁知事室で鈴木知事から会長徳川公爵よりの感謝状を伝達された。明治三十一年一月、知恩院山内に今日の施薬院が創始された時代より医員として救療に従事して以来、今日に及んで四十年の永きにわたり診療奉仕をなした功績は実に多大なるものあり。同協会副会長兼副院長の職にあり其の人格は万人の敬慕するところとなつてゐる。(87)

中村は同年八月に小泉俊太郎副会長と松浦有志太郎会長が相次いで死去したのに伴い会長事務取扱となり、院長に就任している。この年の職員は以下のとおりである。

院　長　　中村正勁
副院長　　日下毅一　田代勉三
各部　内　科　河瀬　泰　藤森賢而　深沢高正　高橋三郎　若山　毅
　　外　科　田代勉三
　　産婦人科　志田半三郎
　　眼　科　弓削経一
　　皮膚科　田代勉三
　　耳鼻科　貴志義雄
　　調剤部　三大寺小一郎　俣野　稔
　　庶務部　高橋重蔵　菅河牧太　大沢　極　三浦有一郎　清水千年　福井　吉
　　看護婦　清水千年　川崎とら　小笠原スヱ子　中林たか子　小崎千代　大久保恒子
　　　　脇谷美代　黒沢キヨメ　松本まさゑ　西村かつ　土井カツ子　前川ちよ

長谷川ヨシヲ　松本　緑　河島登美子　森　綾子(88)
「看護婦」の全貌がはじめて明らかになった。同一四年（一九三九）一二月、中村は正式に会長に就任した。副会長は日下毅一と長野仙之助である。(89)
同一五年（一九四〇）三月、評議員会で「京都施薬院協会寄附行為」の一部改正が決定し、厚生大臣に認可申請をした。

第四章　会員

第十一条　本会ノ会員ハ左ノ四種トス。
一、名誉会員　本会ノ為ニ特ニ功労顕著ナル者トシテ、評議員会ニ於テ推薦シタルモノ若クハ金千円以上ヲ寄附シタルモノ。
二、有功会員　本会ノ為ニ功労顕著ナル者トシテ、評議員会ニ於テ推薦シタルモノ若クハ金五百円以上ヲ寄附シタルモノ。
三、特別会員　理事会ニ於テ推薦シタルモノ及金百円以上寄附シタルモノ若クハ毎年拾弐円以上ノ義金ヲ醵出スルモノ。
四、正　会　員　一時金五拾円以上ヲ寄附シタルモノ若クハ毎年六円以上ノ義金ヲ醵出スルモノ。
第十二条　前条ノ一時金ヲ寄附シタルモノハ直ニ終身会員トシ毎年義金醵出ノ会員ハ満十ヶ年ニ達シテ終身会員タルモノトス。
第十三条　会員ニ対シテハ各会員章ヲ贈呈スルモノトス。(90)

これまであった賛助会員を廃し、新たに有功会員を設けた。そのかわり、もと第十三条にあった功労顕著な者に対する有功章の贈呈を廃している。

この年一〇月には中村正勁が厚生大臣表彰（救療）を受けている。

中村正勁

生年月日　明治元年三月二十三日

本籍地　京都市下京区新町松原下ル富永町一一八

現住所　本籍地に同じ

職業　医師

社会事業に関係する年月　自明治三十六年十二月　至現在　三十八ヶ年間

事蹟の大要　氏は明治三十一年一月より同三十六年十二月迄、安藤精軒氏設立の京都市東山知恩院山内施薬院の診療に従事したが、安藤氏の独力経営困難となるに及び其の事業を継承すべく時の京都市長内貴甚三郎氏、府参事官藤本充安氏其他数名と協力し京都施薬院協会を設立して其の理事となつた。爾来同院の経営に渾身の努力を傾注して来たのであるが、昭和五年同協会副会長に当選同時に副院長となり昭和十二年十月同院長に、同十四年十二月同協会々長に選ばれて現在に至つた。氏は前述の如く本協会創立に尽力したる外爾後の経営に専心尽力すること実に二十七年、其の功績は寔に人をして驚歎せしむるものがある。今同院にて取扱つた患者数を挙げると次の如くである。

入院患者	八、五三九人
同延人員	九九六、九一五人
外来患者	二一、一一一人

同延人員　　　　五五八、〇六六人

表彰

大正七年十二月十日　二十年間学校医の職にありて学童並に市民体育の振興に寄与したる功績顕著なるの故を以て京都市長より表彰せられた。

大正十年四月十七日　財団法人京都施薬院創立に尽力し又其の事業に貢献する所尠からざるの廉に依り同協会より表彰せられた。

大正十三年十月二十四日　大日本医師会より表彰せられた。

昭和大典に際し公共事業関与十五年の功労に依り京都市長より表彰せられた。

昭和七年十一月十二日　教育功労者として京都市教育会より表彰せられた。

昭和八年三月五日　京都市修徳尋常小学校々医として満三十年間勤続学校衛生上貢献したる功績顕著として京都市学校医会より表彰せられた。

昭和十二年五月二十六日　恩賜財団済生会事業の為特別の尽力をなし其の功績尠からざるに依り表彰せられた。

昭和十三年四月二十一日　学校衛生上の功労に依り京都市長より表彰せられた。

昭和十四年二月十一日　四十一年の久しきに亘り私設社会事業に従事し民衆福祉の増進に寄与したる廉に依り恩賜財団慶福会より金弐百円を賜った。(91)

中村は精軒が起こした施薬院に養父中村四郎の指示を受けて医員として携わった。明治三〇年（一八九七）のことであった。以来、四〇年余にわたって施薬院に尽力してきた。今や文字どおり施薬院の顔であり、その他の業績とあいまって受賞は当然であろう。

昭和一六年（一九四二）三月一七日、評議員会が開かれ、施薬院の名を廃し「京都厚生病院」に改めることが決定された。

京都施薬院協会評議員会　十七日午後四時より四条萬養軒に於て開会、中村会長議事を裁し、高橋主事は議案の説明に当りて昭和十六年度の歳入出予算案を審議して原案を可決、次に事業の功程を按じて医療保護法の対策を講じ、先づ多年の懸案たる院名の改称を実行して新に『京都厚生病院』と命名し、之れが為め寄附行為を改正して来る四月一日より施行するに決し、尚此期に創立三十五周年記念並改名式を挙行すべく、其日取並施設方法等は理事会に一任し、終りて晩餐を共にして八時過散会せり。尚高橋主事は即夜右保護法打合の為め東上せり。(92)

医療保護法とは「貧困ノ為生活困難ニシテ医療又ハ助産ヲ受クルコト能ハザル者ニ対シ医療券ヲ発行シテ医療又ハ助産ヲ受ケシムル事業」（第二条）を管理する法律で、この年三月に公布された。内容はまさに施薬院にふさわしいものである。事業者は原則として二分の一の国庫補助が得られる。そのためには協会は施薬院よりも「病院」と称するほうがよいと判断したのであろう。ついに施薬院の名が消えることになった。

右の文中に「創立三十五周年記念」とあるのは四五周年の誤りである。四月一八日、記念式典が行われた。そのときの様子が詳細に記録されている。

京都施薬院協会経営京都厚生病院創立四十五年記念式　今は昔華頂山麓――知恩院の森ふかきところ入信院を借りて京都施薬院の看板を掛けたのは遠き四十五年の前である。院史に院主安藤精軒、院長馬杉則知とあり、開院式に列した十数氏こそ当時優れた進歩主義の人々であつた。安藤氏の熱烈剛毅――日下京平、三宅宗淳、小泉俊太郎氏等の各異彩ある人格者であつた事は今尚内外に喧伝せらるゝ所であり、中村正勁、菅野弘一両翁は現に七十余歳矍鑠として現に院の首脳として尽瘁せられつ丶あるのである。後、松浦有志太郎博士を京大教授現職のま丶院長として迎へたことも床しい思出となつた。明治三十七年一月、施薬院がいよいよ経営難破の危機に臨んで内貴甚三郎氏が悠然としてクローズアップせられて来る……それから施薬院協会が組織せられて基礎漸く成つたのである。春風秋雨幾十年、いまは市の中心丸太町通七本松二千余坪の地にスマートな其の名も京都厚生病院と改められ四月十八日この創立記念式が行はれた。定刻、都木知事代理官、漆葉市社会部長、戸田、真下両京大教授、常岡府大学長、浅山同教授等をはじめ来賓百余名、役員会員百余名、先づ国民儀礼の丶ち中村会長の式辞に次ぎ知事、市長祝辞、厚生大臣、中央社会事業協会、全日本私設社会事業聯盟等の祝辞祝電の披露があり続いて役員に対し感謝状、勤続職員に対し表彰状を授与し被表彰者の謝辞を以て閉式した。

式辞

春風駘蕩トシテ百花爛漫タルノ時、閣下並ニ諸君ノ光臨ヲ辱クシ我京都施薬院設立四十五年記念式ヲ挙行シ得タルハ吾人ノ最モ欣幸トスル所ナリ。顧ミレバ往昔　光明皇后ノ垂レ給ヒシ大慈大悲ノ令旨ヲ奉体シ、前院主安藤精軒氏ハ夙ニ窮民救済ヲ高唱シ熱烈ナル心情ヲ以テ諸大家ヲ説キ同業者ノ協賛ヲ得テ知恩院山内ニ施薬院ヲ設置セシハ実ニ明治三十年一月十八日ナリシ。其後数年ニシテ財政上ノ蹉跌ニ遭遇シ、経営困難ニ至リシヲ以テ当時ノ市長タリシ内貴甚三郎氏ニ懇請シ賛助ヲ得テ京都施薬院協会ヲ設ケ大々会員ヲ募集シ、漸ク本院ヲ維持スルコトヲ得タリ。爾後、内貴氏モ亦誠心誠意力ヲ尽サレ遂ニ今日アル基ヲ確立セラレタルナリ。此間、皇室ヨリハ屢々御下賜金及ビ年々助成金ノ御下附アリ。内務省並厚生省ヨリハ毎歳補助金ヲ交付セラレ、吾人ハ其恩恵ニ感激セリ。而シテ目下ノ社会状態、殊ニ我医学界ノ趨勢ヲ熟視スルニ、単ニ施療施薬ニヨリ現在所患ノ疾病ヲ治療スルヲ以テ足レリトスルノ時ニアラズ。進ンデ予防医学ノ領域ニ入リ病魔ヲ未然ニ駆逐シ、羸弱ノ身体ヲ強壮ナラシメ、保健衛生ノ増進ニ孜メテ以テ此非常時局ニ副フベキ必要アリ。是レ本院ノ名ヲ改メテ京都厚生病院ト称セル所以ナリ。然レドモ趣旨目的ハ勿論、維持方法及職員ニ異動ナキモ漸次ニ機構ヲ改革シ、各自奮励努力滅私奉公ノ誠ヲ尽シ、上ハ　皇恩ニ対シ、下患者ノ福利増進ニ勉メ、医業報国ノ実ヲ挙ゲンコトヲ期ス。希クハ当局ノ諸賢ヲ初メ会員諸君、倍旧ノ同情ト尽力ヲ以テ一層鞭撻有終ノ美ヲ済サシメ給ハンコトヲ。一言以テ式辞トス。

昭和十六年四月十八日

京都施薬院協会々長
京都厚生病院長
中村正勁

厚生大臣祝電

財団法人京都施薬院協会経営京都厚生病院創立四十五年記念式ニ際リ、衷心ヨリ祝意ヲ表スルト共ニ、時局ニ鑑ミ関係各位協力ノ上、益々実績ヲ揚ゲラレン事ヲ望ム。

京都府知事祝辞

本日茲ニ本院創立四十五年記念式ヲ挙行セラル、ニ方リ一言祝辞ヲ呈スルヲ得ルハ寔ニ欣幸トスル所ナリ。惟フニ本院ハ病ミテ医業ニ親シムニ途ナキ薄幸ノ者ヲ救療シテ其ノ心身ノ健康ヲ恢復セシメ、以テ其ノ臣道ノ実践ニ遺憾ナキヲ期スルモノニシテ、常ニ隣人ヘノ温情、行旅病者ヘノ福音、公衆ヘノ奉仕ヲ標榜シテ国家社会ニ貢献スルコト、将ニ四十五年其ノ経営機宜ニ適ヒ、其ノ基礎漸ク鞏固ニシテ、功績亦洵ニ尠少ナラザルモノアリ。加之、今次事変ノ勃発スルヤ、出征軍人遺族家族ノ診療及軍事扶助法ニ依ル施設ヲ加ヘ、以テ銃後ニ奉公セラル、ハ吾人ノ感謝ニ堪ヘザル所ナリ。本院亦是ニ鑑ミル所アリ。今ヤ医療保護法公布セラレ、将ニ其ノ実施ヲ観ントシ、其ノ使命倍々重キヲ加ヘントス。本院亦是ニ鑑ミル所アリ。新ニ京都厚生病院ト改称シ、愈々社会ノ福祉増進ニ寄与セラレントス。冀クハ将来一層協心戮力シテ其ノ使命ノ完遂ニ邁進シ、以テ銃後社会ノ強化ニ貢献セラレンコトヲ。茲ニ盛典ニ列シテ慶祝ニ禁ヘズ、聊嘱スル所ヲ陳ベテ祝辞トス。

昭和十六年四月十八日

京都府知事　安藤狂四郎

京都市長祝辞

本日茲日ニ財団法人京都施薬院協会京都厚生病院創立四十五年記念式ヲ挙行致サレマスコトハ寔ニ慶賀ニ耐ヘナイ所デアリマス。今ヤ太平洋ノ風波一段ト荒ク、世界平和確立ヘノ指導者タル我等大和民族ニ荷セラレタル使命ハ、実ニ重大ナルモノガアルノデアリマスガ、コノ使命達成ニハ先ヅ健全ナル体位、健全ナル精神ヲ以テ国民ノ総テガ一致協力、前戦ニ銃後ニ其ノ職域ニ於テ全能力ノ発揮ヲ要請セラレルノデアリマス。コノ秋ニ於テカ医薬ノ道ナキモノ一人トシテナカラシメ、万民ヲシテ安ンジテ、ソノ職分奉公ノ誠ヲ致サシムルハ国家ノ喫緊事ニシテ、我等ノ責務ナリト痛感スルモノデアリマス。幸ニシテ本院ニオカレマシテハ、夙ニコノ事ニ意ヲ用ヒラレ、創立以来四十有余年、撓マザル努力ニヨリ多年斯業ニ尽瘁致サレマシテ、本市ニ寄与セラレタル所不尠、又今回厚生病院ト改称セラル、ト共ニ益々其ノ施設ノ拡充強化ニ不断ノ努力ヲ惜マズ、ソノ社会ニ貢献セラル、ハ邦家ノ為、欣快ニ耐ヘザル次第デアリマス。時勢ノ推移ハ今後益々人的資質増強ノ要望切ナルニ及ビ、一段ト斯業ノ重要性ヲ加ヘルニ至リマシタノデ、政府ハ斯業ノ統合整備ヲ図ル為、医療保護法ヲ制定シ、之ニ応ヘントシテ居ルノデアリマス。冀クバ本院ニオカレマシテモ時局ニ鑑ミ益々本業ノ尊キ使命達成ニ一層ノ御努力アランコトヲ切望シテ止ミマセン次第デアリマス。些カ所懐ヲ陳ベテ祝辞ト致シマス。

昭和十六年四月十八日

京都市長　加賀谷朝蔵

中央社会事業協会会長祝辞

茲ニ財団法人京都施薬院協会経営京都厚生病院創立四十五年記念式ヲ挙行セラル、ニ当リ、祝意ノ一端ヲ陳ブル機会ヲ得マシタコトハ私ノ洵ニ欣幸トスル所デ御座イマス。惟フニ我国ノ社会事業ガ畏クモ上　歴朝ノ普キ御仁慈ニ淵源シ優渥ナル御庇護ノ下ニ発達致シマシタコトハ洵ニ恐懼感激ニ堪ヘナイ所デ御座イマシテ、此ノ鴻大無辺ナル聖恩ヲ奉ジ克ク時世ニ即応シテ之レヲ体現致シマスコトハ、将ニ当務ノ人ノ責任デアルト信ズルノデアリマス。本院ハ創設以来同労諸士ノ赤誠ニ依リ、輓近特ニ重要国策トナレル人的資源確保ノ根本ヲ成ス救療事業ニツキ、既ニ四十五年前ヨリ力ヲ效サレ、拮据経営以テ今日ノ成果ヲ齎ラサレタル御功績ニ対シテ満腔ノ敬意ト感謝トヲ献グル次第デ御座イマス。今次事変モ既ニ五年ノ星霜ヲ累ネ、大東亜共栄圏建設ノ聖業ハ着々ト進展スルト共ニ、一方国内ニ於テハ社会事業界モ昨年十月全国社会事業大会ノ挙行ニ方リ畏クモ　総裁　高松宮殿下ノ　台臨ヲ辱クシ、優渥ナル　令旨ヲ賜ハリ、皇国社会事業ノ嚮フベキ大道ヲ昭示アラセラレ給フノ光栄ニ浴シマシタコトハ唯々恐懼ニ堪ヘナイ所デ、感激亦新ラタナルモノガアルノデアリマス。我等苟モ身ヲ　皇国社会事業ニ奉ジテ大業翼賛ノ本義ニ仕フル同労ノ士ハ、斉シク　令旨ヲ奉体シテ発奮興起、此ノ光栄アル重責ヲ完フスルノ覚悟ヲ固メザル可ラザルヲ思フ時、本院ノ使命モ亦一層重且大ナルモノガアルト存ズルノデアリマス。冀クハ関係者各位ニ於カレマシテハ深ク思ヒヲ洪大無辺ナル皇恩ニ馳スルト共ニ、優渥ナル令旨ニ恪遵シテ一層事業ノ発展拡充ヲ図リ、以テ千載一遇ノ時代ニ於ケル職域奉公ノ誠ヲ效シ、国運ノ興隆ニ寄与セラレムコトヲ祈念シテ已マナイ次第デ御座イマス。聊カ蕪辞ヲ連ネテ祝辞ト致シマス。

昭和十六年四月十八日

財団法人中央社会事業協会
会長　伯爵　清浦奎吾(93)

同年六月には協会として京都帝国大学名誉教授辻寛治と体質に関する共同研究を行うことを決定した。施薬院協会は近く病院名を京都厚生病院と改称して一層刷新に驀進し、特に時局に鑑み厚生の本義に基き只管国民体質の向上と疾病予防に努力せんことを期し居れる折柄、恰好叙上辻寛治博士より体質研究提唱の交渉を受けて渡りに舟と深く賛同の意を表して設備其他の完成に相当の支援と便宜を与ふべく、博士亦随時診療の幇助をも辞せざる覚悟にて協議中なりと云ふ。善哉。因に同会にては六月二十六日午後四時より評議員会を四条萬養軒に開会し、左の諸件を可決せり。後晩餐を共にして八時散会。

第一号　昭和十五年度経常費決算
第二号　昭和十五年度建築資金決算
第三号　昭和十五年度職員退職慰労資金決算
第四号　京都施薬院協会寄附行為一部改正
第五号　議事録署名者選挙ノ件

以上

出席者　中村、長野、日下（毅）、菅野、平井、松居、白崎、田代、山田、織田の各理事、土橋、福井、中川、津田、中野、横田、日下（公）の各評議員、高橋主事(94)

辻は内分泌学を専門とし、この年、文部省所管の財団法人として体質研究所が認可設立されたばかりであった。しかし、太平洋戦争に突入するなかで、政府は昭和一七年（一九四二）二月に国民医療法を公布し、日本医療団を設立した。日本医療団は国民体力の向上を目的とし、結核の撲滅と無医地区の解消を目指した。病院を一般体系と特別体系に分け、一般体系を中央総合病院、都道府県中央病院、地方総合病院、地方診療所などとし、特別体系を結核療養所と位置づけた(95)。これに伴い同一九年（一九四四）、日本医療団は京都厚生病院を強制的に買い上げ、京都府中央病院と改称したのである。ここに京都施薬院協会は運営母体ではなくなってしまうのであった。

戦後、国民医療法は廃止となり、日本医療団も解散された。京都府中央病院は京都施薬院協会に還元されるはずであったが、同二三年（一九四八）六月、今度は京都市が買収して京都市中央市民病院と改称した。当時、協会長で京都府医師会会長の浅山忠愛は、病院を買い戻す運動を続けた。浅山没後、協会長になった大阪医科大学学長松本信一は、同二七年（一九五二）八月、日本医療団と京都市を相手取って不動産所有権抹消及び引渡しと不当利得返還、損害賠償請求の提訴をした。提訴の趣旨は、日本医療団との間の売買契約の無効を主張するものであった。被告は買収手続きに遺漏はないとして全面的に争うことになった。結局、最高裁判所までいったが、日本医療団と京都市の全面勝訴になった。同五一年（一九七六）四月二三日のことである(96)。

その間の同四〇年（一九六五）一二月、京都市中央市民病院は市立京都病院と統合され、京都市立病院として中京区壬生高田町に設立され今日に続いている。病院跡地のおよそ東半分（二七三六・八九平方メートル）は、同五四年（一九七九）に京都市休日診療所・寄宿舎（京都市丸太町寮）となったが、平成二三年（二〇一一）に土地・

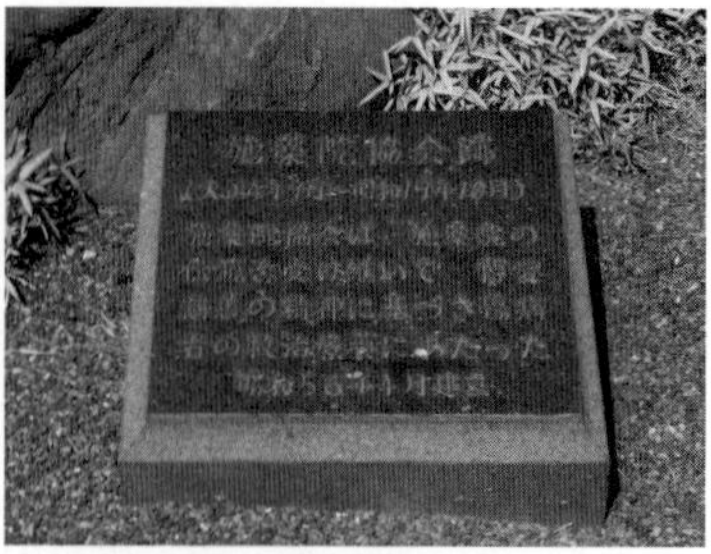

図40 「施薬院協会跡」碑

「（大正４年９月～昭和19年10月）
施薬院協会は、施薬院の伝統を受け継いで、
博愛慈善の精神に基づき傷病者の救治療養
にあたった　昭和56年４月建立」

建物の売却先が公募された。その結果、まもなく洛和会丸太町病院が新築される予定である。明治一七年（一八八四）の上京区公立避病院以来、この地が病院施設として継承されることは意義深いといえよう。西半分は昭和五六年（一九八一）に京都市社会教育総合センター（のち京都市生涯学習総合センターに改称）・京都市中央図書館（京都アスニー）となって現在に及ぶ。同年、敷地内に「施薬院協会跡」の碑が設置され、この地における三〇年の歴史を今に伝えている（図40）。

これまでの長きにわたる施薬院の動きを整理すれば、以下のとおりである。

明治一四年（一八八一）　安藤精軒が水西荘の東三本木治療場で施療開始
　　二七年（一八九四）　精軒が施薬院設立協会をつくる
　　二八年（一八九五）　知恩院山内 保徳院に移転
　　三〇年（一八九七）　治療場を施薬院に改称
　　三七年（一九〇四）　知恩院山内 入信院に移転、施薬院協会が運営
　　四五年（一九一二）　入信院南隣地に移転
大正　四年（一九一五）　聚楽病院跡地に移転
　　七年（一九一八）　精軒が死去
　一四年（一九二五）　京都施薬院協会が財団法人化

昭和一六年（一九四一）　京都厚生病院に改称
一九年（一九四四）　京都府中央病院に改称、京都府が運営
二三年（一九四八）　京都市立中央市民病院に改称、京都市が運営
四〇年（一九六五）　市立京都病院と統合し京都市立病院に改称

近代京都の施療は、精軒の東三本木治療場にはじまる。明治二三年（一八九〇）に精軒が水西荘を売却してから も同所での施療は続き、同二八年に保徳院に移転したのであった。同三〇年、それを改称する形で精軒は施薬院を再興した。以後、施薬院は精軒の手から離れ施薬院協会が運営することになり、移転と改称を繰り返しながら施設と内容の充実が図られた。そして、昭和一九年になって協会は運営から手を引かざるを得なくなった。病院はなおも続くが、施療活動はこの年をもって終焉を告げる。

施薬院は近代京都の医療を底辺から支えてきた。同二年（一九二七）、健康保険制度が開始されたとはいえ、被保険者は一部に限られていた。同一三年（一九三八）に国民健康保険法が施行されたが、任意加入であり医療費の負担率も高く十分機能していたとはいえない。国民皆保険となるのは、同三六年（一九六一）のことである。貧困者への差別感情も著しいなか、精軒の志は医療の原点でもある。医学がいかに進歩しても、人が人を診ることに変わりはない。施薬院は医の本質を具現しているのである。

（1）「安藤精軒文書」（京都府立医科大学所蔵）。以下同。なお、中村正勁「施薬院追憶記」上（『京都医事衛生誌』第五三六号、一九三八年一一月）では入信院への移転を明治三一年のこととしているが、記憶違いであろう。
（2）『京都医事衛生誌』第一一八号、一九〇四年一月。

(3) 『京都医事衛生誌』第一一九号、一九〇四年二月。
(4) 『京都医事衛生誌』第一四三号、一九〇六年二月。
(5) 吉田久一『日本近代仏教社会史研究』(吉川弘文館、一九六四年)、本願寺史料研究所編『本願寺史』第三巻(浄土真宗本願寺派宗務所、一九六九年)、名和月之介「明治中期における仏教慈善事業の形成について」(『四天王寺国際仏教大学紀要』第三九号、二〇〇五年三月)。
(6) 桜井敬太郎『京都府下人物誌』(金口木舌堂、一八九一年)。
(7) 『京都医事衛生誌』第一四一号、一九〇五年一二月。
(8) 『京都医事衛生誌』第一七三号、一九〇八年八月。
(9) 『京都医事衛生誌』第一七五号、一九〇八年一〇月。
(10) 『京都医事衛生誌』第一七六号、一九〇八年一一月。
(11) 『京都医事衛生誌』第一四七号、一九〇六年六月。
(12) 『京都医事衛生誌』第一五九号、一九〇七年六月および第一六〇号、一九〇七年七月。
(13) 『京都医事衛生誌』第一六五号、一九〇七年一二月。
(14) 『京都医事衛生誌』第一六六号、一九〇八年一月。
(15) 『京都施薬院事業概要』(京都施薬院協会、一九三二年)。
(16) 『京都医事衛生誌』第一七一号、一九〇八年六月。
(17) 中村、前掲論文。
(18) 『京都医事衛生誌』第一七五号、一九〇八年一〇月。
(19) 「安藤精軒文書」(京都府立医科大学所蔵)。
(20) 『京都医事衛生誌』第一七八号、一九〇九年一月。
(21) 『京都医事衛生誌』第一七三号、一九〇八年八月。
(22) 中村、前掲論文。
(23) 『京都医事衛生誌』第一八〇号、一九〇九年三月。

(24) 藪内彦瑞編『知恩院史』（知恩院、一九三七年）、谷直樹編『大工頭中井家建築指図集』（思文閣出版、二〇〇三年）所収の「知恩院絵図」。光玄院の跡地は、明治四四年（一九一一）に創設される華頂女学院の一部になった。

(25) 亀山美知子『近代日本看護史』Ⅲ 宗教と看護（ドメス出版、一九八五年）。まもなく廃校。なお、これとは別に大正七年（一九一八）九月に華頂婦人会看護婦養成所が設立されている。

(26) 『京都医事衛生誌』第一九〇号、一九一〇年一月。

(27) 『京都医事衛生誌』第一九七号、一九一〇年八月。

(28) 中村、前掲論文および『京都施薬院事業概要』（京都施薬院協会、一九三二年）。

(29) 『京都施薬院事業概要』（京都施薬院協会、一九三二年）。

(30) 『京都医事衛生誌』第二〇三号、一九一一年二月。

(31) 『京都施薬院事業概要』（京都施薬院協会、一九三二年）。

(32) 『京都医事衛生誌』第二〇六号、一九一一年五月。

(33) 『京都医事衛生誌』第二〇七号、一九一一年六月。

(34) 拙稿「東寺済世病院の変遷」（『醫譚』復刊第九六号、二〇一二年一二月）。

(35) 東寺宝物館編『東寺の建造物――古建築からのメッセージ――』（同館、一九九五年）および東寺創建千二百年記念出版編纂委員会編『新東宝記 東寺の歴史と美術』（東京美術、一九九六年）。総黌は明治一四年（一八八一）の創設。同一九年（一八八六）、真言宗事相講伝所に改組された。同三一年（一八九八）に真言宗高等中学林となり、以後校名変更を繰り返し、現在の種智院大学、洛南高等学校・附属中学校となる。

(36) 『六大新報』第三二五号（一九〇九年九月一九日）および山本忍梁『東寺沿革略誌』（教王護国寺事務所、一九三四年）。後者では太元堂を解説して「吉川栄次郎夫人ときの発願にて昭和四年一月建立。本尊太元帥明王五軀は悪運請来の霊尊と伝えられ、近時信仰するもの甚だ多し。神泉苑現本堂は、山内太元堂境内の太元堂なりしを、明治二十九年、済世病院開設の際、同苑に無償払下げしものなり」という。やや意味が通りにくいが、「山内太元堂境内の太元堂」が利生殿のことである。つまり、利生殿が神泉苑に譲渡されたので、昭和四年、現在地に太元堂を新築して本尊を安置したということである。同書の校閲をした松永昇道は、神泉苑住職をつとめたこともあるが、「明治二十九年」は誤りである。明治一六年作成の『寺院明細帳』神泉苑の項には、それまであった本地堂を四二年八月三日に取り壊して本堂を移築する許可を得たと追記している（『寺社明細帳附録』一一号一三にもあり）。明治四二年九月一九日、済世病院の開院式が行われたが、『六大新報』第三二六号（一九〇九年九月二六日）によれば、太元堂は「外賓休憩所」に当てられており、さらに『同』第四〇五号（一九一一年六月二五日）では六月一八日に行われた増築落成式でも太元堂が「外国来賓及び婦人席」に使われているので、移築はそれ以降であることが明らかである。なお、右に「山内太元堂」と書かれているので、「社寺境内外区別取調（絵図）」にいう「太子堂」が誤記であることが証明される。高崎光哲『東寺の全貌』二版（東寺顕揚会、一九三七年）でも「太元堂利生殿」とする。同書によれば、本尊太元明王などが明治三年の恵運僧都一千年遠忌の際に発見され、済世利民のため堂を構えたという。一方、金勝院に関しては、龍谷大学宗教法研究会編『宗教法研究』第七輯（同研究会、一九八六年三月）によると「明治の初めごろ、金勝院には常住の僧侶もなく、中古の堂宇も転倒して建築物もなくなったところ、明治六年一二月の一般上地の際、京都府の指示で、元塔頭仏乗院の跡地に移転し、明治一二年六月新たに堂宇が建築されたが、それもその後取りこわされ、本件堂宇は明治二六年九月以降に建築されたものである」とする。そして、昭和四八年（一九七三）五月ごろ境内建物は撤去されたという。「明治二六年九月以降に建築された」というのは、明治三三年（一九〇〇）のことである。『明教新誌』第四四三〇号（一九〇〇年三月四日）および第四五七〇号（一九〇〇年一二月一六日）によると、泉涌寺来迎院本堂を移築して金勝院本堂とし、一二月一一日に入仏式を行った。また『寺院明細帳』金勝院の項に従えば、昭和一二年（一九三七）二月に仏堂・鎮守堂が竣工した。同四七年（一九七二）発行の『京都市新家屋精密地図』（吉田地図株式会社）を見れば、金勝院北側および東側は空地になっており、ここが済世病院敷地であったことをうかがわせる。八条通に面して門があり、済世病院時代の名残りをわずかに留めている。

（37）小林参三郎については室田保夫氏に一連の研究がある。「近代における真言宗の社会事業――明治後期から大正期にかけての覚え書――」（『高野山大学論叢』第三〇巻、一九九五年二月）、「宗教と医療――小林参三郎と済世病院での実践――」（『密教文化』第一九〇号、一九九五年二月）、「ハワイ時代の小林参三郎――一九世紀末から二〇世紀初頭のハワイホノルルを中心に――」（『関西学院大学社会学部紀要』第一〇二号、二〇〇七年三月）。

（38）『京都地籍図』第壱編 上京之部、第弐編 下京之部、第参編 接続町村之部および『京都市及接続町村 地籍図附録』第

壱編 上京之部、第弐編 下京之部、第参編 接続町村之部（京都地籍図編纂所、一九一二年）から算出した。
(39) 吉田久一、前掲書および中西直樹『仏教と医療・福祉の近代史』（法藏館、二〇〇四年）。昭和初期に作成された「京都市明細図」ＳＷ25（京都府立総合資料館所蔵）では済世病院の位置に「済成院」と記している。『六大新報』第三一五号（一九〇九年九月一九日）所載の写真に見る建物の配置などから、これが済世病院であることは疑いない。ただ、前記のとおり昭和一二年には金勝院境内に仏堂と鎮守堂が新築されているので、そのころ済世病院の一部が削減された可能性もある。
(40) 田中緑紅『明治文化と明石博高翁』（明石博高翁顕彰会、一九四二年）および同『なつかしい京都』（京を語る会、一九五八年）。アポテーキは明治七年（一八七四）に建てられた。
(41) 坂部慶夫編『京都教会百年史』（日本基督教団京都教会、一九八五年）および『京都医事衛生誌』第一八七号、一九〇五年一〇月。まもなくアポテーキは取り壊された。
(42) 『京都医事衛生誌』第一五八号、一九〇七年五月および第一八九号、一九〇五年一二月。
(43) 『京都医事衛生誌』第二〇一号、一九〇六年一二月および第二〇二号、一九〇七年一月。
(44) 『京都医事衛生誌』第二〇九号、一九〇七年八月。
(45) 『京都医事衛生誌』第二一八号、一九〇八年八月および第二一九号、一九〇八年六月。
(46) 『京都医事衛生誌』第二二一号、一九一二年八月。
(47) 『京都医事衛生誌』第二二六号、一九一三年一月。
(48) 『京都施薬院事業概要』（京都施薬院協会、一九三二年）。
(49) 『京都医事衛生誌』第二三八号、一九一四年一月。
(50) 藪内、前掲書。
(51) 高橋義雄『箒のあと』下（秋豊園、一九三三年）。
(52) 『京都医事衛生誌』第二五一号、一九一五年二月。
(53) 『京都医事衛生誌』第二四三号、一九一四年六月。
(54) 『京都医事衛生誌』第二五五号、一九一五年六月。

(55)『京都医事衛生誌』第二三八号、一九一四年一月。精軒の日記には大正元年一二月一四日条に「訪竹岡友仙氏、施薬院考ノ件」とあるので、このとき原稿提供を依頼したものと思われる。
(56)赤松連城研究会編『赤松連城資料』下巻（本願寺出版部、一九八四年）。
(57)中村、前掲論文。
(58)『京都医事衛生誌』第二四六号、一九一四年九月。
(59)『京都医事衛生誌』第二五五号、一九一五年六月。
(60)京都市学区調査会編『京都市学区大観』（同調査会、一九三七年）、京都市総務部庶務課編『京都市政史』上巻（京都市役所、一九四一年）、松中博「防疫行政の展開と京都市の伝染病院」（伊藤之雄編著『近代京都の改造』所収、ミネルヴァ書房、二〇〇六年）。
(61)中村、前掲論文。施薬院の西隣は頼邸であり、久原邸は南隣である。
(62)久原房之助翁伝記編纂会編『久原房之助』（日本鉱業、一九七〇年）。
(63)『京都医事衛生誌』第二五七号、一九一五年八月。
(64)『京都医事衛生誌』第二五八号、一九一五年九月。
(65)『京都医事衛生誌』第二六〇号、一九一五年一一月。
(66)中村、前掲論文。
(67)高橋重蔵編『事業要覧 本館新築記念』（京都施薬院協会、一九三八年）。なお、本書によれば聚楽病院の建物は全部で一五棟（五三九坪）あったという。
(68)『大日本人物名鑑』第三冊（ルーブル社、一九二二年）。
(69)「安藤精軒文書」（京都府立医科大学所蔵）。賛同者には貴族院議員唐橋在正はじめ京都市長や参与、京都府医師会長、さらには主要寺院住職などが名を連ねている。
(70)『京都医事衛生誌』第二六五号、一九一六年四月。
(71)『京都医事衛生誌』第二六八号、一九一六年七月。
(72)『京都施薬院事業概要』（京都施薬院協会、一九三二年）。

(73)『京都医事衛生誌』第二八七号、一九一八年二月。
(74)中村、前掲論文。
(75)『京都医事衛生誌』第二九四号、一九一八年九月。なお、精軒の死亡月日について、八月五日（竹沢論文、『京都の医学史』）や九月五日（『京都市医師会五十年史』）などとする文献もあるが、いずれも誤りである。
(76)加藤静允『窯庭遊話』（湯川書房、一九九六年）。
(77)西原光太郎編『日本赤十字社京都支部沿革誌』（日本赤十字社京都支部、一九三一年）。このうち京都府立医科大学社会科学研究室に寄贈された「安藤精軒日記」は一二冊で以下のとおり。
①明治三五年六月五日～同年一一月二日　②明治三五年一一月二一日～明治三六年六月一七日
③明治三六年六月一八日～明治三七年一月一二日　④明治三七年一月一三日～同年九月三日
⑤明治三八年四月九日～同年一二月二八日　⑥明治三九年一月一日～同年九月一九日
⑦明治三九年九月二〇日～明治四〇年六月三〇日　⑧明治四一年五月二〇日～明治四二年三月一三日
⑨明治四四年一〇月二四日～大正元年一二月一〇日　⑩大正元年一二月一〇日～大正三年八月二二日
⑪大正四年五月一四日～大正五年三月一六日　⑫大正六年三月一七日～同年一二月三一日
(78)『京都医事衛生誌』第八二号、一九〇一年一月。京都府医師会医学史編纂室編『京都の医学史』（思文閣出版、一九八〇年）によると、精軒は鼎哉自筆本を所有していたが、明治二六年一月、佐伯理一郎に譲渡した。
(79)高橋、前掲書。
(80)『京都施薬院事業概要』および高橋、前掲書。なお、規則上「京都施薬院」と名乗るのはこれが最初である。古く『明教新誌』明治二七年三月二四日付に「京都施薬院」の表記はあるが、これは東京発行の仏教紙であるので、必ずしも正式名称とはいえない。精軒自身は明治三五年の患者表に「京都施薬院」を使用しているが、翌年は「施薬院」に戻っており、経緯が不明である。『京都医事衛生誌』は第一六五号（明治四〇年一二月）が「京都施薬院」の初出であるが、その後も「施薬院」とのみ表記することがある。明治四四年の『施療事業一班』でも内務省衛生局調査として「施薬院協会施薬院」とのみ記している。結局、明治の中ごろから名古屋施薬院など同様の施設が設立したのに伴い、四〇年ころから慣例的に「京都施薬院」の名称を使用しはじめ、財団法人化を機に正式名称にしたのであろう。

(81) 同右。

(82) 同右。買収地について『京都施薬院事業概要』は六五〇坪といい、『事業要覧 本館新築記念』は五七五坪余という。聚楽病院のときは二四七五坪あった。その後、石原耕太郎の所有地三三九坪と協会所有地一七二坪を無償交換したので、差し引き一六七坪増の二六四二坪になったはずである。両書とも買収されたあとは一九六七坪余になったというから、買収地は六七五坪の勘定となる。なお、京都市から土地代金として四万五九一二円九二銭、建物移転費として一万四一五一円五銭を得た。

(83) 『京都医事衛生誌』第五三〇号、一九三八年五月。

(84) 『京都施薬院事業概要』および高橋、前掲書。

(85) 高橋、前掲書。

(86) 同右。

(87) 『京都医事衛生誌』第五二一号、一九三七年八月。

(88) 高橋、前掲書。

(89) 『京都医事衛生誌』第五四九号、一九三九年一二月。松浦有志太郎については『京都医事衛生誌』第五三四号、一九三八年九月にくわしい。

(90) 『施薬院時報』第八八号、一九四〇年四月五日。

(91) 厚生省編『社会事業功労者事蹟』(厚生省、一九四二年)。

(92) 『京都医事衛生誌』第五六四号、一九四一年三月。

(93) 『京都医事衛生誌』第五六六号、一九四一年五月。

(94) 『京都医事衛生誌』第五六八号、一九四一年七月。

(95) 久下勝次『日本医療団史』(日本医療団、一九七七年)。

(96) 同右および『京都の医学史』(前掲)。中村正勁は昭和二一年(一九四六)六月一九日没(七九歳)。

安藤精軒・施薬院関係年表

年号	西暦	事項
天保六年	一八三五	六月、安藤精軒が福井藩医山田道意の次男として生まれる。
嘉永元年	一八四八	精軒が笠原良策について蘭方医を学ぶ。
二年	一八四九	一〇月、安藤桂洲が日野鼎哉の種痘に協力する。
六年	一八五三	精軒が桂洲の門下となる(室町通丸太町下ルに居住)。
安政二年	一八五五	六月、桂洲が梅田雲浜に住居(三条通東洞院西入)を提供する。 七月、桂洲が雲浜の腸チブスを治療する。
三年	一八五六	三月、精軒が帰郷すべきところ、雲浜の進言で延期となる。
六年	一八五九	七月、桂洲がコレラに罹患し死亡する。 精軒が安藤家を継ぐ(このころ桂洲の娘弘子と結婚か)。
文久元年	一八六一	九月、橘曙覧が精軒を訪ね水西荘(山紫水明処)に宿泊する。
慶応三年	一八六七	精軒が雲浜の未亡人千代子・娘ぬい子を養う。
四年	一八六八	閏四月、精軒が裁判所附属箱館出張を命じられる。 六月、精軒が箱館病院勤務を命じられる。 一一月、兵部省医員兼務を命じられる。
明治二年	一八六九	四月、精軒が五稜郭の戦いで敵味方等しく治療に当たる。 六月、精軒が軍医を辞し東京に戻る。 八月、精軒が開拓病院一等医師を命じられる。
三年	一八七〇	精軒が腸チブスに罹る。 六月、精軒が裁判所から三七〇〇疋を贈られる 一〇月、開拓病院一等医師を依願免職する。 精軒が富小路通二条下ルを住居とし乳牛を飼育して搾乳業を起す。
四年	一八七一	一月、精軒が京都府に出仕を願い出る。
五年	一八七二	一月、精軒が牧牛羊掛を命じられる。

		四月、精軒が牛乳の効能を広め京都府の価格設定に関与する。 四月、女紅場創立に際し精軒がイーバンスを槇村知事に推薦する。 一〇月、精軒が療病院当直医心得を命じられる。 一〇月、精軒が富岡鉄斎に水西荘を貸す(三年間)。
七年	一八七四	二月、精軒が療病院当直医に命じられる。 四月、精軒が種痘館医員を命じられる。 一二月、精軒が京都府から賞金三円七五銭・手当金一〇円を下賜される。
八年	一八七五	精軒が大田垣蓮月の最期の主治医となる。 精軒が盲唖院に音曲科を設けるよう提案する。
一〇年	一八七七	精軒が水西荘を長谷文に貸す。
一一年	一八七八	八月、精軒がコレラ治療に尽力し京都府から賞金二〇円を下賜される。
一二年	一八七九	四月、精軒が宮内省御用掛を兼務し桂宮参診を申し付けられる。 七月、精軒が判任に待遇される。
一三年	一八八〇	一〇月、精軒がコレラ治療に尽力し京都府から賞金一〇円を下賜される。
一四年	一八八一	五月八日、精軒が水西荘に「東三本木治療場」を創設する。 一一月、精軒が宮内省御用掛を免じられる。 一二月、精軒が医師試験委員を申し付けられる。 一二月、精軒が上京種痘医を申し付けられる。 一二月、精軒が桂宮診療により金員などを下賜される。 一二月、精軒が療病院建設に一〇円を寄付し木盃を下賜される。
一五年	一八八二	四月、精軒が地方衛生会委員を申し付けられる。
一六年	一八八三	七月、精軒が雲浜碑建立の幹事となる。 九月、精軒が地方衛生会委員を申し付けられる。 精軒がアポテーキ(京都合薬会社)を自宅に移築する。
一七年	一八八四	精軒が半井澄らと京都私立独逸学校を設立し金二〇円を寄付する。 五月、精軒が東三本木治療場で医祖神祭を行う。

		九月、精軒が地方衛生会委員を申し付けられる。
一九年	一八八六	六月、精軒が上京区公立避病院々長心得を嘱託される。
二〇年	一八八七	二月、精軒が伊藤博文に婦人慈善会設立を建言する。 三月、精軒が侍医局勤務(京都在勤)を命じられる。 春、精軒が京都医会設立発起人に名を連ねる。 六月、精軒が半井らと京都共立恵愛医院を開設する。 九月、精軒が博愛社創設を上申する。
二一年	一八八八	六月、恵愛医院を休業する。
二二年	一八八九	五月、精軒が日本赤十字社京都支部幹事になる。篤志看護婦人会を始める。 五月、精軒が日本医会設立を建議する。 一一月、精軒が雲浜の養子良三を養う。
二三年	一八九〇	二月、精軒が施薬院再興を発議する。 四月、精軒が日赤総会での皇后行啓に参会する。 九月、京都倶楽部で施薬院講員募集を決議する。 九月、京都医会設立総会が開かれ精軒が副会長に就任する。 頼龍三(庫山)が精軒から水西荘を買い戻す。
二五年	一八九二	五月、精軒が京都医会運営の改善を図る。 六月、精軒が京都医会で北里柴三郎の演説を企画する。 一〇月、精軒が京都医会に貧病院設立を発議する。 一一月、精軒が京都医会に貧病院設立調査委員を設ける。
二六年	一八九三	一月、精軒が佐伯理一郎に『白神除痘弁』を譲る。 貧病院設立調査委員が報告書を出し、貧病院を施薬院に改めるよう申し入れ医会は維持経営に参画しないとする。 施薬院再興主意起草委員が主意書を出す。 九月、精軒が地方衛生会委員を命じられる。
二七年	一八九四	二月、精軒が施薬院設立協会を起こし主意書などを作成する。

二八年	一八九五	四月、施薬院設立協会が演説会を催す。 一一月、京都医会が京都府療病院を施療病院とすべき旨主張する。 精軒が日清戦争に際し救護団を広島に派遣する。 九月、安藤得太郎(精軒長男)が検疫官に任じられる。 一〇月、精軒が日赤京都支部常議員を嘱託される。 一二月、精軒が日赤京都支部幹事を退任し感謝状を贈られる。 東三本木治療場を知恩院山内保徳院に移す。
二九年	一八九六	一月、安藤得太郎が検疫官の功績により慰労金を贈られる。 八月、精軒が日赤京都支部から常議員を嘱託される。 八月、精軒が日赤京都支部から金製赤十字社章手釦を授与される。 八月、精軒が日赤看護婦卒業式に参列し演説する。 八月、精軒が日赤看護婦委員に嘱託される。 冬、精軒が中村四郎に施薬院再興の協力を要請する。
三〇年	一八九七	一月、知恩院山内保徳院の治療場を施薬院に改称する。院主精軒、院長馬杉則知。 二月、施薬院が英照皇太后御大葬に際し救護に当たる。 三月、施薬院設立協会総会が開かれる。 一二月、精軒が正七位に叙せられる。
三一年	一八九八	英照皇太后から施薬院に金五〇円が下賜される。 一〇月二九日、中村四郎が死去する。 一一月、精軒が種痘創始五〇年祭に『白神除痘弁』を出品する。 一二月、施薬院が講法を設けて資金を募集する。
三二年	一八九九	一月、施薬院が府に補助金交付を願い出る。
三四年	一九〇一	五月、精軒が京都医事会の評議員になる。 一二月、施薬院の運営につき相談会が開かれる。 安藤仲次郎(精軒次男)が医会に入会する。
三五年	一九〇二	一月、施薬院が施薬院協会によって運営されることになる。会長内貴甚三郎。

三六年	一九〇三	三月、精軒が防瘧について建議する。 四月、安藤弘子（精軒夫人）・操子（精軒三女）が死去する。 二月、三宅宗淳宅に施薬出張所を設ける。 四月、施薬院協会第一回総会が開かれる（会長内貴甚三郎）。 四月、皇后から施薬院に金二五〇円が下賜される。 六月、施薬院協会主意書・規則が発表される。 七月、施薬院規則が発表される。 一〇月、賀陽宮から施薬院に金二〇円が下賜される。 一二月、施薬院が知恩院山内入信院に移転する。
三七年	一九〇四	一月、施薬院協会による施薬院が開院する。 二月、精軒が東上し皇后から袴地を拝領する。 八月、人円会が日露戦争の救護に当たる。
三八年	一九〇五	八月、精軒が日露戦争に際し軍人子弟のために保育所を設ける。
四〇年	一九〇七	四月、安藤仲次郎が智恵光院中筋北入に転居する。 五月、妙心寺僧侶が施薬院維持のため托鉢を始める。 施薬院の経営が困難になり始める。
四一年	一九〇八	一月、精軒が侍医寮御用掛を命じられる。 一月、施薬院の経営につき議論がなされる。 四月、精軒が日露戦争時の功績により金杯を下賜される。 九月、施薬院協会規則を改正する。 施薬院を拡張する計画を立てる。
四二年	一九〇九	施薬院拡張のため会員を募集する。 三月、施薬院の新築移転計画を決議する。 四月、施薬院に行旅病者を収容する。 五月、施薬院が国華座で東京女義太夫・落語を興行する。 七月、施薬院の診療を月金曜日の二回とする。

		九月、精軒・得太郎が新富小路通孫橋上ル讃州寺町に転居する。 一一月、安藤仲次郎が元誓願寺通大宮西入元妙蓮寺町に転居独立する。 一二月、安藤得太郎が祇園町南側花見小路に出張する。 一二月、精軒が従六位に叙せられる。
四三年	一九一〇	一月、施薬院新築移転につき知恩院との契約がまとまる。 五月、施薬院新築移転に着手する。 八月、施薬院が入信院南隣地に移転する。 一一月、安藤仲次郎が五辻通大宮西入五辻町に転居する。 精軒が宇治郡山科村字勧修寺に転居する。
四四年	一九一一	二月、施薬院協会が内務大臣から選奨され金四〇〇円を下付される(以後、定例化)。 三月、施薬院の診療を毎週月水金曜日の三回とする。 五月、施薬院が旧織物学校校舎・京都図書館書庫を下付される。 五月、施薬院が知恩院の救護班に協力する。 七月、安藤得太郎が粟田口町字三条坊に転居する。 一二月、済生会編『施療事業一班』発行。
四五年	一九一二	一月、安藤得太郎が朝鮮に転住する。 四月、施薬院が入信院南隣地に移転・新築される。 四月、精軒が新築の施薬院を見学する。 四月、安藤仲次郎が浄福寺通今出川上ルに転居する。 五月、精軒が仲次郎と同居する。
大正二年	一九一三	一月、施薬院始業式が行われる。 一月、『京都医事衛生誌』が「安藤精軒翁懐旧談片」連載を始める。 二月、施薬院が済生会の委託患者を収容する。 一〇月、昭憲皇太后から施薬院に金一五〇円が下賜される。
三年	一九一四	一月、施薬院始業式が行われる。 一月、施薬院の拡張を計画する。

		一月、精軒が「施薬院考摘要」(竹岡友仙著)を頒布する。 三月、精軒が施薬院のため西本願寺に「一楽荘」の下付を求める。 五月、精軒が慈善事業推進を上申する。 五月、施薬院に昭憲皇太后御大葬時の建物が下賜され記念館とする。 八月、施薬院協会が聚楽病院払い下げ願い出を協議する。
四年	一九一五	二月、施薬院協会に婦人部会ができる。 三月、聚楽病院が公売に付される。 久原房之助から寄付を受け施薬院移転計画が本格化する。 一〇月、施薬院が七本松通丸太町上ルに移転される。 一一月、精軒が大日本慈善会への賛成者を募る。
五年	一九一六	一月、精軒が正六位に叙せられる。 二月、精軒が勲六等瑞宝章を授与される。 四月、施薬院の落成披露が行われる。
六年	一九一七	三月、徳川家達が施薬院を視察する。 三月二四日、片山春子が二世井上八千代追善舞踏会の収益を施薬院に寄付する。 一二月、施薬院が日赤の委託患者を収容する。
七年	一九一八	六月、済生会が施薬院を視察する。 八月、安藤仲次郎が西九条横町に転居する。 九月七日、精軒が死去する。
一一年	一九二二	三月一一日、馬杉院長が死去する。
一三年	一九二四	二月、内貴甚三郎が宮内省から社会事業功労者として表彰される。 四月、施薬院創立二〇周年記念式が行われる。
一四年	一九二五	二月、施薬院協会が財団法人の認可を受ける。 一〇月、赤十字展覧会(岡崎図書館)で精軒関係資料が出展される。内貴会長が院長を兼ねる。 一一月、施薬院所有地の一部と石原耕太郎所有の接続地を無償交換する。
一五年	一九二六	七月九日、内貴会長が死去する。

昭和三年	一九二八	九月、丸太町通拡幅のため建物の一部を移転する。
五年	一九三〇	二月、紀念病舎が完成する。 二月、荘林維新が会長になる。 四月、倉庫が完成する。
六年	一九三一	一月、事務所・便所を新築する。 六月、門衛詰所を新築する。 一一月、炊事場・洗場・物置を改築し患者待合所を改修する。
七年	一九三二	一月、救護患者を収容する。 三月、京都施薬院協会編『京都施薬院事業概要』発行。
八年	一九三三	一月、施薬院が救護施設の認可を受ける。 南病舎を新築する。
九年	一九三四	四月、創立三〇年記念式を行う。 一二月、肺結核専用病舎を設ける。
一〇年	一九三五	二月、松浦有志太郎が会長兼院長になる。
一一年	一九三六	一一月、小泉俊太郎が社会事業功労者として観菊御会に招かれる。
一二年	一九三七	五月、中村正勁が済生会功労者として表彰される。 八月、中村正勁が院長になる。 一二月、本館・従業員住宅を新築する。
一三年	一九三八	四月、施薬院本館竣工披露を行う。 四月、京都施薬院協会編『事業要覧　本館新築記念』発行。
一四年	一九三九	二月、中村正勁が慶福会から表彰される。 一二月、中村正勁が施薬院協会の会長になる。
一五年	一九四〇	一〇月、中村正勁が厚生大臣表彰（救療）を受ける。
一六年	一九四一	四月、施薬院を京都厚生病院と改称する。 四月、京都厚生病院創立四五周年記念式を行う。
一九年	一九四四	厚生病院を京都府中央病院と改称する。

二一年	一九四六	六月一九日、中村正勁が死去する。
二三年	一九四八	六月、京都府中央病院を京都市中央市民病院と改称する。
四〇年	一九六五	一二月、京都市中央市民病院が市立京都病院と統合される。

あとがき

医科大学に着任して、およそ一〇年の歳月が過ぎた。中世文化史を勉強してきた私にとって、医学部はまったく異次元の世界であった。学生に教養教育として歴史を教えるとはどういうことか、模索の日々が続いている。研究面でも自然科学系の先生方から心地よい刺激を受けて、医学の歴史だけでなく疾病観や死生観の歴史など興味は広がっていった。扱う時代やテーマは変わったが、ようやく新しい水に慣れてきたところである。

そうしたなかで、安藤精軒という人物に出会った。写真を見ると、いかにも明治の人らしく威厳がある。京都府医師会の前身である京都医会を創設するに当たって、反対派の人を殴り飛ばしたという。一方で貧しい人々に無料診療をしたということもわかった。貧富の差が激しく保険制度のない時代にあって、最底辺の人々に暖かい手を差し伸べる。殴打事件と施療。二つは容易に結びつかなかったが、やがて何かにつけ情に厚い人であったと理解できた。交友関係は広く濃い。たとえば水西荘の治療場一件でも、頼家の人々はもとより梅田雲浜、橘曙覧、大田垣蓮月、富岡鉄斎などが続々と登場する。これらは日野鼎哉、安藤桂洲、笠原良策といった三人の師が核となって連鎖している。師への思いを原動力にして、みずからを省みず一銭にもならないばかりか、多大な犠牲を払って施療に執念を見せる精軒に惹かれていった。

調べを進めていくと、京都に精軒のご子孫がおられることを知った。加藤静允先生である。眼科医で医史学の泰斗・奥沢康正先生のご紹介を得て、お目にかかることができた。加藤先生は小児科医として左京区で開業しておられる。先生のお名前は、むしろ陶芸家として存じ上げていたが、まさか精軒と関係のある方とは思ってもいなかった。

先生の書斎にお邪魔すると、まさに文人墨客の風情で長時間にわたり貴重なお話を聞かせてくださった。さらに精軒の長男得太郎直系のご子孫である酒井民子様をご紹介いただいた。酒井様にも普通の伝記ではうかがい知れないお話をいただき、精軒ゆかりの史料を探してくださった。そして、見つかった史料を一括して平成二三年一月にご寄贈いただいた（京都府立医科大学社会科学研究室所蔵）。

歴史を学ぶものにとって一次史料は生命線である。伝来の貴重な史料を研究のために快くご提供いただいたことは感謝にたえない。本書ではそのすべてを活かすことができず、申し訳なく思っている。いずれ他日を期したいと念願している。精軒と変わらぬお二人のご厚情に、この場を借りて御礼申し上げる次第である。

史料といえば平成二一年（二〇〇九）年三月、木下煕のご子孫である木下實先生（東京大学名誉教授）からも関係史料をご寄贈いただいた（京都府立医科大学附属図書館所蔵）。本書で何点か紹介させていただいたが、これも機会を得て全貌を明らかにしたいと考えている。

また、今夏には中村正勁の孫に当たる細田四郎先生（滋賀医科大学名誉教授）とそのご子息である細田正則先生（宇治市で開業）とも知遇を得た。お二人から正勁や養父中村四郎についてくわしいお話をうかがうことができたことは大きな収穫であった。さらに昨年、筆者の担当する教養ゼミに澤井慎二君がいた。澤井君は京田辺市の澤井家に連なるとのことで、本家の澤井公雄先生がまとめた『澤井家の由緒と系譜』をもとに研究発表をした。のちにその書を拝見したところ、系図のなかに正勁の名を見出し大変驚いた。正勁が澤井家の出身であることは、これまで公にされたことがなかった。三先生はいずれも京都府立医科大学のご出身である。不思議なご縁と懇篤なご教示に感謝するばかりである。

本書は平成二二年（二〇一〇）三月に京都府医師会館で行った講演および六月発行の『醫譚』復刊第九三号（日本医史学会関西支部）に掲載された論文「安藤精軒と施薬院」を骨子としている。京都医学史研究会の諸先生からは有益なご教示をいただいた。厚く御礼申し上げる。医史学の勉強をはじめて日も浅く、一書をなす知見を持ち合わせているわけではないが、研究の一里塚としてご寛恕いただき、大方のご叱正をお願いしたい。

本書刊行に際しては思文閣出版の原宏一氏ならびに三浦泰保氏のご配慮にあずかった。深く感謝申し上げる。

平成二五年九月七日　安藤精軒翁祥月命日にしるす

八木聖弥

図版一覧

（書名扉裏）　安藤精軒／杉謙二編『医師写真帖』
（医事衛生研究会、一九〇九年、京都府立医科大学附属図書館所蔵）より……………2
図1　薬院社（施薬院稲荷）／京都市南区東九条烏丸町　城興寺内……………6
図2　明石博高／田中緑紅『明治文化と明石博高翁』（明石博高翁顕彰会、一九四二年）より……………8
（第一章扉裏）　江戸時代の水西荘／菅井梅関画『頼山陽　水西荘図帖』弘化三年（一八四六）刊……………14
図3　京都種痘術創始五十年記念碑／京都市中京区西ノ京栂尾町　京都府医師会館内……………20
図4　「明治五年創立京都牧畜場」／「旧一号書庫写真資料」一二（京都府立総合資料館所蔵）……………33
図5　「英学校及女紅場」／「旧一号書庫写真資料」一九（京都府立総合資料館所蔵）……………36
図6　「療病院址」碑／京都市中京区御池通木屋町東入北側（御池大橋西詰）……………37
図7　「創立当時の療病院」／「旧一号書庫写真資料」三七（京都府立総合資料館所蔵）……………38
図8　明治九年（一八七六）の療病院にて／山野栄蔵編『淮南詩存』（淮南会、一九三七年）より……………38
図9　明治一三年（一八八〇）の療病院にて／同右……………38
図10　明治一七年（一八八四）の療病院元医員（思友会）／同右……………39
図11　「日本最初盲唖院創建之地」碑／京都市中京区釜座通丸太町上ル……………43
（第二章扉裏）　中村正勁／杉謙二編『医師写真帖』
（医事衛生研究会、一九〇九年、京都府立医科大学附属図書館所蔵）より……………84
図12　半井澄／山野栄蔵編『淮南詩存』（淮南会、一九三七年）より……………86

図13　斎藤仙也／杉謙二編『医師写真帖』（医事衛生研究会、一九〇九年、京都府立医科大学附属図書館所蔵）より……88
図14　服部嘉十郎／同右……90
図15　遠藤大太郎／同右……90
図16　木下熙／同右……90
図17　田中秀三／同右……95
図18　大矢督／同右……95
図19　上田涼湖／同右……95
図20　佐伯理一郎／同右……96
図21　江阪秀三郎／山野栄蔵編『淮南詩存』（淮南会、一九三七年）より……100
図22　菅野弘一／杉謙二編『医師写真帖』（医事衛生研究会、一九〇九年、京都府立医科大学附属図書館所蔵）より……100
図23　保徳院境内図／『寺院明細帳』（京都府立総合資料館所蔵）より……115
図24　馬杉則知／杉謙二編『医師写真帖』（医事衛生研究会、一九〇九年、京都府立医科大学附属図書館所蔵）より……115
図25　三宅宗淳／三宅宗純氏提供……116
図26　中村良淳／杉謙二編『医師写真帖』（医事衛生研究会、一九〇九年、京都府立医科大学附属図書館所蔵）より……116
図27　西村千吉／同右……116
図28　日下京平／同右……117
図29　北脇範治／同右……117
図30　楢林建之／同右……147
図31　奥沢礼次郎／同右……147
図32　入信院境内図／『寺院明細帳』（京都府立総合資料館所蔵）より……148
（第三章扉裏）「私立施薬院」／「旧一号書庫写真資料」二三七（京都府立総合資料館所蔵）……156
図33　知恩院境内変遷図／藪内彦瑞編『知恩院史』（知恩院、一九三七年）より……187
図34　施薬院と久原邸／「京都市明細図」NE47（京都府立総合資料館所蔵）より……190

図35 「アポテキ」／「旧一号書庫写真資料」五（京都府立総合資料館所蔵）……200
図36 松浦有志太郎／杉謙二編『医師写真帖』（医事衛生研究会、一九〇九年、京都府立医科大学附属図書館所蔵）より……215
図37 安藤精軒墓（清閑寺）／京都市東山区清閑寺歌ノ中山町……221
図38 安藤精軒日記（一部）／京都府立医科大学所蔵……222
図39 施薬院構内平面図／高橋重蔵編『事業要覧　本館新築記念』（京都施薬院協会、一九三八年）より……240
図40 「施薬院協会跡」碑／京都市中京区聚楽廻松下町　京都アスニー内……258

索　引

き

く

す

せ

そ

た

ち

つ

て

と

な

に

の

は

ひ

め

も

や

ゆ

よ

◎著者略歴◎

八木　聖弥（やぎ・せいや）

1958年京都市生まれ．同志社大学大学院修了．博士（文化史学）．
京都府立医科大学准教授．著書に『太平記的世界の研究』（思文閣出版），
論文に「『医は意なり』の思想系譜」（『醫譚』復刊第89号）など．

近代京都《きんだいきょうと》の施薬院《せやくいん》

2013（平成25）年９月29日発行

定価：本体3,500円（税別）

著　者　八木聖弥

発行者　田中　大

発行所　株式会社　思文閣出版

〒605-0089 京都市東山区元町355

電話 075-751-1781（代表）

印　刷
製　本　株式会社 図書印刷 同朋舎

ISBN978-4-7842-1705-2　C1036

◆既刊図書案内◆

森本武利編著／酒井謙一訳

京都療病院 お雇い医師ショイベ

滞日書簡から

ISBN978-4-7842-1581-2

ショイベが滞日中に母へ送った書簡のコピーを、ショイベの遺族から得た編著者が、その翻訳を通して、ショイベの生涯をはじめ、ほかのお雇い外国人達との交流や居留地での生活から明治初期の京都の風俗にいたるまでを、生き生きとよみがえらせる。

▶A5判・346頁／定価7,350円

外山幹夫著

医療福祉の祖 長与専斎

ISBN4-7842-1107-1

日本近代の医療・衛生・福祉の確立者ともいうべき長与専斎の生涯に焦点をあて、明治新政府の政策のなかで近代医療福祉制度がどのように整備されていったのか、専斎の果たした功績に即して紹介。長与専斎とその家族・交友関係など幅広い視点から、医療の世界における“明治維新”を描く。

▶四六判・200頁／定価2,100円

中山沃著

緒方惟準伝

緒方家の人々とその周辺

ISBN978-4-7842-1563-8

洪庵の嫡子で、ポンペ、ボードインらに学んだ惟準は、宮廷医療への西洋医学導入、大阪大学医学部・軍医学校の前身創設、大阪での医療基盤確立などに貢献。自叙伝「緒方惟準先生一夕話」を軸として、著者が博捜した資料とともにその生涯と交遊を詳述。幅広く網羅された本書は、とりもなおさず幕末・明治初期の医学界をものがたる基本図書。

▶A5判・1018頁／定価15,750円

池田文書研究会編

東大医学部初代綜理 池田謙斎

池田文書の研究〔全2冊〕

ISBN(上)4-7842-1284-1
(下)978-4-7842-1337-5

池田文書とは、東大医学部の前身である幕府医学所関係文書およびその関係者からの書簡、ならびに池田謙斎宛の書簡などである。本書は、東京大学中枢部・陸軍軍医部・宮内省侍医として関係のあった各宮家、同僚侍医、また患者としての華族や高級官僚などによる謙斎宛書簡を上・下２分冊で収録。医学史の分野のみならず政治史や宮廷史に寄与する資料。

▶A5判(上)350頁／定価7,140円
(下)414頁／定価8,190円

磯貝元編

明治の避病院

駒込病院医局日誌抄

ISBN4-7842-0998-0

当時わが国の代表的な伝染病院であった駒込病院の勤務医が当直時に書き誌した医局日誌全十一帖(明治32年～42年)から編者(元駒込病院副院長)による脚注を付して翻刻抄録。医療史はもとより社会史・文化史・風俗史など近代史の一側面を明かす資料。

▶A5判・530頁／定価13,650円

日本医史学会関西支部(杏林温故会)編

医譚

〔全３巻〕(第１号～第17号)

ISBN978-4-7842-1424-2

昭和12年４月、長崎に次いで西洋医学発祥の地大阪に、医学史研究の会、杏林温故会創立が相談された。その機関誌『醫譚』は昭和13年２月に創刊され、昭和19年６月まで17号、そして戦後、昭和27年に復刊され、今日復刊87号を数える。入手困難な医学史・科学史研究の貴重な古典として、昭和19年刊行の17号までを限定出版。

▶A5判・総1090頁／定価25,200円

思文閣出版　(表示価格は税５％込)